一目でわかる
小児科学
第3版

監訳
岡 明 東京大学医学部小児科 教授

Paediatrics at a Glance

Fourth Edition

Lawrence Miall
MBBS, BSc, MMedSc, MRCP, FRCPCH
Consultant in Neonatal Medicine and
Honorary Senior Lecturer
Leeds Teaching Hospitals NHS Trust and
University of Leeds
Leeds

Mary Rudolf
MBBS, BSc, DCH, FRCPCH, FAAP
Professor of Population Health
Bar Ilan University Faculty of Medicine
in the Galilee, Israel
Visiting Professor of Child Health
University of Leeds, UK

Dominic Smith
MBBS, MMedSc, MRCP, MRCPCH
Consultant Paediatrician
Department of Child Health
York Teaching Hospital and Hull York Medical
School
York

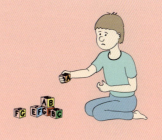

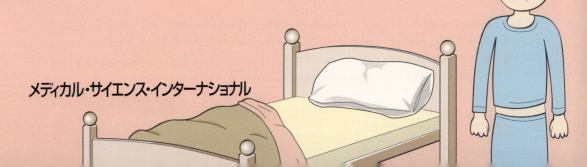

メディカル・サイエンス・インターナショナル

子どもたち，Charlie と Mollie と Rosie，Aaron と Becca，Edward と Daniel に
パートナーである Domini，Michael，Kathy に
そして長年ともに過ごしてくれたすべての患者さんに本書を捧げる

Authorized translation of the original English edition,
"Paediatrics at a Glance",
Fourth Edition
by Lawrence Miall, Mary Rudolf and Dominic Smith

Copyright © 2016 by John Wiley & Sons, Ltd.

© Third Japanese Edition 2018 by Medical Sciences International, Ltd., Tokyo

All Rights Reserved. Authorised translation from the English language edition published by John Wiley & Sons
Limited. Responsibility for the accuracy of the translation rests solely with Medsi-Medical Sciences International Ltd
and is not the responsibility of John Wiley & Sons Limited. No part of this book may be reproduced in any form
without the written permission of the original copyright holder, John Wiley & Sons Limited.

Printed and Bound in Japan

日本語版第3版 監訳者序文

本書の最大の特徴は，小児医学の最新知識のエッセンスを，たいへん簡明にまとめ，それを視覚化してわかりやすく読者に提供してきたことだと思います。本文をお読みいただければ納得いただけると思いますが，タイトルである「一目でわかる」（原題：at a glance）をまさに実現しているものだと思います。

本書の日本語初版は，私の前任である五十嵐隆先生（現国立成育医療研究センター理事長）が監訳をされ，2004年に上梓されました。今回が邦訳第3版となりますが，長く小児医療保健に関わる医師，看護師，保健師，医学生，看護学生など多くの皆さんに，非常にわかりやすいテキストとしてご利用いただいてきております。今回の改訂に際しては，これまでの翻訳も参照させていただき，原著で加筆修正となった部分を中心に，引

き続き，東京大学医学部小児科学教室関係者が翻訳を担当させていただきました。

原書の今回の改訂（原書第4版）では，遺伝学，スクリーニング方法，新生児，臨床研究，緩和ケアなどの項目は新たな章が設けられています。また，医学の進歩を踏まえた最新の知見や治療法が，各章で追記修正をされています。

医学情報が，電子上も含めて氾濫するなかで，本書のように信用のおけるソースから，わかりやすい情報を提示できることは，必ず医療現場や教育の場で役立つものだと思います。

今回もできるだけわかりやすい翻訳を心がけておりますが，ぜひ広く本書をご使用いただければ幸甚です。

東京大学医学部小児科　教授
岡　明

原書第 4 版 序文

アリスは思った。「絵がなくて，おまけに会話もない本なんて，いったいぜんたい，何の役に立つって言うの？」

Lewis Carroll, "*Alice in Wonderland*"

小児科学には解剖学，生理学，心理学，さらには家族志向の包括的なアプローチが求められる。小児科医は，専門家としてのさまざまな課題に日々直面する。例えばそれは，集中治療の技術的な側面から，自己決定権や自律性，子どもの人権問題に関する倫理的・社会的な問題に至るまで，多岐にわたる。小児医療を取り巻く環境は成人医療とは大きく異なる。これは専門分野に精通していない人にとっては，なかなか手ごわいことであるが，これらの課題をうまく管理するためのスキルと自信を培うことで，小児医療の専門家は子どもとその家族の生活に大きく貢献することができる。小児科学は，医学の専門分野のなかで最もやりがいが大きい。

今回，"*Paediatrics at a Glance*, 4th edition"の出版にあたり加筆修正を行い，旧版発行から 5 年間にわたる小児疾患の知見の変化を反映している。今版では，小児疾患の遺伝学，スクリーニング方法，治療の進歩を盛り込んだ。専用ウェブサイト（英語版）には，多肢選択問題を掲載しており，本書の内容に関する理解度を確認し，さらに深めることができる。この専用ウェブサイトには動画も掲載しており，臨床上の徴候と検査技術を確認できる［訳注：日本語版の読者は利用できない］。

子どもたちはそれぞれ多様なニーズをもっているため，医療従事者は子どもの健康増進，心理学，教育学，社会的ケアにおいて他の専門家と協力する必要がある。すべての医療従事者が立場の弱い子どもたちを守るという自らの役割を十分に理解する必要があるという意識が高まりつつある。今版では，子どもの健康における心理的な問題と倫理面に関して読者が理解を深

められるよう，新規章を追加した。新たな専門領域として確立されつつある緩和ケアに関する章も新たに加えた。

私どもは，本書が，子どもたちや彼らが抱える病気，逆境に直面した際の粘り強い回復力，回復に要する驚くべき力について学生や研修医が理解するうえで最初に学習する教材となってくれること，そして，優れた教材たりえ，新たな気づきを与え続けてくれることを願っている。本書は，数多くのイラストを取り入れながら重要なテーマを概説している。最新情報のアップデートにも有用である。本書の読者，とりわけ学生が，若い患者さんとの非常に重要な対話を始めるときに役立つことを願ってやまない。

Lawrence Miall
Mary Rudolf
Dominic Smith
Leeds, United Kingdom
February 2016

謝辞

本書の執筆にあたり，Dr. Tim Lee，Dr. Adam Glaser，Dr. Michael Harari，Dr. Claire Wensley，Dr. Jemma Cleminson に感謝する。

日本語版第2版 監訳者序文

医学研究の進歩は，知識量を5～10年ごとに約2倍に増大させている。限られた期間内に増大した医学の知識をすべて，これまでどおり学生に教えることは，実際には不可能になりつつある。医学生が身につけるべき医学の重要な知識を core curriculum として厳選して教え，その先の進んだ情報を，書物だけでなくインターネットやコンピュータなどを利用して，医学生が自分の力で得ることができるようにすることが，現在の医学教育の主流になりつつある。したがって，教えるべき内容を厳選することが最も重要である。このような明確な意図のもとで作成された小児科の教科書が，この"Paediatrics at a Glance"である。

　本書は，経験の浅い小児科医や医学生が，子どもの患者を診るときに役立ち，実際の診療に必要な基本的知識をわかりやすく伝授することを目的としている。本書では，小児科の医療現場で遭遇することが多い疾患や病態が厳選されており，疾患や病態に関する基本的・科学的なエビデンスが述べられ，具体的な治療法・対処法が簡潔に記載されている。すべての章で用いられているイラストと図表が，本書の記載内容を理解するうえで非常に役に立っている。

　医学生や看護学生だけでなく，将来子どもとの何らかのかかわりをもつ職業に就きたいと願うすべての方にとって，本書は，小児科学あるいは小児科診療のきわめて良質なエッセンスを学ぶための助けとなるだろう。本書は，東京大学大学院医学系研究科小児医学講座小児科のスタッフが中心になって翻訳した。たくさんの方に本書が利用され，ぜひとも多くの方に英国風の小児科学の良質なエッセンスと香りに触れていただきたい。

東京大学大学院医学系研究科小児医学講座小児科教授

五十嵐　隆

原書第2版 序文

小児医療の現場では，できるだけ子どもを入院させないことを最大限に目指している。以前には入院させて行われた専門家による治療の多くは，今では，しばしば専門看護師によって家庭で行われている。治療や技術は日々進歩しており，新しいスクリーニングや予防接種メニューが発展している。このような進歩とともに医学教育も進歩しており，医学教育においては，特にセルフアセスメント（自己評価）と，課題や症状に基づいた学習法の2つが重要であるとされる。

このような点を心にとめて，今回，『一目でわかる小児科学』の第2版を総合的に改訂した。どの章においても，新しい進歩を反映させ，全面的に新しくした。また，章立ても，子どもの正常な発達を反映するように並び替えた。第2版には，肥満，アレルギー，慢性疾患を抱えての生活，心肺停止（卒倒）などの新たな章を追加した。また，発展の進歩の著しい分野については，さらなる情報を得られるようにインターネット上でアクセスできる web site を提示した。巻末には，セルフアセスメントのための問題とその解答を付けた。

私どもは，小児科学を学ぶ学生，小児科研修医，看護や関連する健康に関する専門家，そして21世紀の小児医療を短期間で概観したいと願う人々に，この『一目でわかる小児科学』がこれからも有用な書物であることを願う。

Lawrence Miall
Mary Rudolf
Malcolm Levene

原書初版 序文

いかなる病気の原因をも知っていた。
それが熱気か寒気か湿気か乾気か，
またどこにそれが生ずるか，またどんな体液の性質かを知っている。
彼は実に完全な医者であった*。

Chaucer は，内科の医者が備えていなくてはならない特質についてかなり明確に記述し，適切な診断を導き出すには，病気の原因に関する知識をもつことが重要であることを強調している。私どもは，小児によくみられる症状や病気と，それらの原因として可能性の高いものについて解説するために本書を作成した。さらに，学生にとって必要な知識基盤だけでなく，彼らが医師になってから実際に子どもたちやその親御さんを相手にするときに，Chaucer のいう"完全な医者"になるために必要な技能を本書で学べるよう企てた。

Chaucer の時代に比べ世界は変わり，今や誰もが医学教育が情報過多の状態に陥っていると認めている。私どもは，本書の内容が英国の General Medical Council が勧告している"Tomorrow's Doctors"に準拠するように，最大限の努力をした。したがって，本書には，トレーニングを受けている医師が，ぜひとも身につけるべき核となる知識だけが記述されている。

本書の目指すところは，親本である"Paediatrics and Child Health"と同様である。すなわち，実際の現場に存在する子どもの病気や健康などの問題と，それらへの対応策を得るために必要なアプローチの仕方を提供することが目的である。本書は，あのおなじみの「一目でわかるシリーズ」の1冊であり，よくみられる症状を視覚的にわかりやすく提示し，病気の原因や診察するときに重要な要点を提示することにより，学生が適切な診断を行うことができるようになっている。また，小児の発達が読者に理解できるような章を設けるとともに，実際の現場で役に立つように，栄養，育児，教育，地域サービスなどに関する章も付け加えた。

本書は，本来医学生のためにつくられたものであるが，看護師や，子どものことや子どもとのかかわり方を深く知りたいと考える関連領域の専門職の方にもふさわしい本である。視覚的に学びたいと考える方に，特に本書は魅力的である。

"Aphorisms for Physicians（医師への警句）"という Hippocrates の著書で，彼は「人生は短く，学問の道は長い。好機は捕まえがたい。経験は危険である。正しい判断は難しい」，と述べている。コンパクトにまとめた本書を使って，学生が医学のトレーニング上の障害を無事に乗り越え，子どもを相手とする仕事に必要な鋭い洞察力を身につけることを期待している。

Lawrence Miall
Mary Rudolf
Malcolm Levene

---

* Geoffrey Chaucer（1340〜1400年）「内科のお医者さん」：『カンタベリー物語』の序文より〔西脇順三郎，渡辺一夫（訳）．筑摩世界文学大系 12. チョーサー ラブレー．筑摩書房，p.10，1972；A Doctor of Medicine, From Prologue to The Canterbury Tales〕．

監訳者・訳者一覧

監訳者

岡　　明　　東京大学医学部小児科 教授

訳者（翻訳章順）

松井　彦郎　　東京大学医学部小児科 講師（第1～3章）

元田　玲奈　　Raffles Japanese Clinic 院長（第4～6章）

西村　　力　　東京大学医学部小児科 助教（第7～12章）

柿本　　優　　東京大学医学部小児科 助教（第13～17, 64～68章）

小田洋一郎　　茅ヶ崎市立病院小児科 部長（第18～21章）

浦田　　晋　　東京大学医学部小児科 助教（第22～27章）

安藤　智暁　　順天堂大学大学院医学研究科アトピー疾患研究センター 助教（第28～31章）

中野　栄治　　東京大学大学院医学系研究科小児科学（第32～36章）

吉田　賢弘　　東京大学大学院医学系研究科小児科学（第37～40章）

森　　貴幸　　東京大学医学部小児科 助教（第41～45章）

野村　　滋　　東京大学医学部小児科 助教（第46～49章）

久保田泰央　　東京大学大学院医学系研究科小児科学（第50～52章）

下田　麻伊　　青梅市立総合病院小児科 医長（第53～57章）

林　健一郎　　東京大学医学部小児科 助教（第58～63章）

山口　有紗　　国立成育医療研究センターこころの診療部（第69～72章）

旧版からの訳者一覧（五十音順）

訳者が変更になった章については，前版の訳出を必要に応じて参照した。これまでの版に携わっていただいた訳者全員に対し，編集部一同御礼申し上げる。

五十嵐　隆	小林　茂俊	高見沢　勝	三浦健一郎
伊藤　純子	佐藤　敦志	滝田　順子	水口　　雅
稲冨　　淳	佐藤　詩子	竹下　和秀	三牧　正和
賀藤　　均	渋谷　和彦	戸田　雅久	横山　美貴
狩野　博嗣	清水　信隆	長尾　芳朗	渡辺　　博
北中　幸子	高橋　英彦	中村　嘉宏	
五石　圭司	高橋　　寛	平岩　幹男	

略語一覧

略語	英語フル表記	訳語
AABR	automated auditory brainstem response	自動聴性脳幹反応
ACTH	adrenocorticotropic hormone	副腎皮質刺激ホルモン
ADHD	attention deficit hyperactivity disorder	注意欠如・多動症
ADH	anti-diuretic hormone	抗利尿ホルモン
ADPKD	autosomal dominant polycystic kidney disease	常染色体優性多発性嚢胞腎
AFP	alpha-fetoprotein	αフェトプロテイン
AIDS	acquired immunodeficiency syndrome	後天性免疫不全症候群
ALL	acute lymphoblastic leukemia	急性リンパ性白血病
ALT	alanine transaminase	アラニンアミノトランスフェラーゼ＝GPT
ALTE	acute life-threatening event	突発的な生命に関わる事態[*1]
AML	acute myeloid leukemia	急性骨髄性白血病
ANA	antinuclear antibody	抗核抗体
APTT	activated partial thromboplastin time	活性化部分トロンボプラスチン時間
ARPKD	autosomal recessive polycystic kidney disease	常染色体劣性多発性嚢胞腎
ASD	atrial septal defect	心房中隔欠損(症)
ASOT	antistreptolysin O titre	抗ストレプトリジンO抗体価(ASO価)
AVPU	alert, voice, pain, unresponsive	意識清明，呼び掛けに反応，痛みに反応，無反応
AVSD	atrioventricular septal defect	房室中隔欠損(症)
AXR	abdominal radiograph	腹部X線
AZT	zidovudine (azidothymidine)	ジドブジン(アジドチミジン)
BCG	bacille Calmette-Guérin	bacille Calmette-Guérin
BMI	body mass index	body mass index
BP	blood pressure	血圧
BSER	brainstem evoked responses	聴性脳幹反応
CDH	congenital dislocation of the hip	先天性股関節脱臼
CF	cystic fibrosis	嚢胞性線維症
CFTR	cystic fibrosis transmembrane regulator	嚢胞性線維症膜貫通型調節因子
cfu	colony-forming unit	コロニー形成単位
CHARGE	coloboma, heart defects, choanal atresia, retarded growth and development, genital hypoplasia, ear anomalies	虹彩欠損，心疾患，後鼻孔閉鎖，発育発達遅延，外性器低形成，耳介奇形
CHD	congenital heart disease	先天性心疾患
CMV	cytomegalovirus	サイトメガロウイルス
CNS	central nervous system	中枢神経系
CONI	care of the next infant	care of the next infant
CPAP	continuous positive airway pressure	持続気道陽圧
CPR	cardiopulmonary resuscitation	心肺蘇生(法)
CRP	C-reactive protein	C反応性蛋白
CRT	capillary refill time	毛細血管再充満時間
CSF	cerebrospinal fluid	髄液
CSII	continuous subcutaneous insulin infusion	インスリン持続皮下注
CT	computed tomography	コンピュータ断層撮影
CXR	chest radiograph	胸部X線検査
DDH	developmental dysplasia of the hip	発達性股関節形成異常
DIC	disseminated intravascular coagulation	播種性血管内凝固
DKA	diabetic ketoacidosis	糖尿病性ケトアシドーシス
DM	diabetes mellitus	糖尿病
DMD	Duchenne muscular dystrophy	Duchenne型筋ジストロフィー
DMSA	dimercaptosuccinic acid	ジメルカプトコハク酸
DTPA	diethylenetriamine penta-acetate	ジエチレントリアミン五酢酸
EBV	Epstein-Barr virus	Epstein-Barrウイルス
ECG	electrocardiogram	心電図
EDD	expected due date	分娩予定日
EEG	electroencephalogram	脳波
ENT	ear, nose and throat	耳鼻咽喉
ESR	erythrocyte sedimentation rate	赤沈

*1 訳注：ALTE は昨今 BRUE(brief resolved unexplained events)として，定義も改められている。

略語一覧　IX

略語	英語フル表記	訳語
FBC	full blood count	血算(血球計算)
FDP	fibrin degradation product	フィブリン分解産物
FSGS	focal segment glomerulosclerosis	巣状分節性糸球体硬化症
FTT	failure to thrive	成長障害
G6PD	glucose 6-phosphate dehydrogenase	グルコース-6-リン酸脱水素酵素
GCS	Glasgow Coma Scale	Glasgow Coma Scale
GER	gastro-esophageal reflux	胃食道逆流(現象)
GH	growth hormone	成長ホルモン
GI	gastrointestinal	胃腸
GP	general practitioner	かかりつけ医(家庭医，一般開業医，一般医)
GTT	glucose tolerance test	糖負荷試験
HAART	highly active antiretroviral therapy	高活性抗レトロウイルス療法
Hb	hemoglobin	ヘモグロビン
HbF	fetal hemoglobin	胎児ヘモグロビン
HbS	sickle-cell hemoglobin	鎌状赤血球ヘモグロビン
HIE	hypoxic-ischemic encephalopathy	低酸素性虚血性脳症
HIV	human immunodeficiency virus	ヒト免疫不全ウイルス
HL	Hodgkin lymphoma	Hodgkin リンパ腫
HPLC	high-performance liquid chromatography	高精度液体クロマトグラフィー
HSP	Henoch-Schönlein purpura	Henoch-Schönlein 紫斑病
HSV	herpes simplex virus	単純ヘルペスウイルス
HUS	hemolytic uremic syndrome	溶血性尿毒症症候群
IBD	inflammatory bowel disease	炎症性腸疾患
ICP	intracranial pressure	頭蓋内圧
Ig	immunoglobulin	免疫グロブリン
IM	intramuscular	筋注，筋肉内へ
INR	international normalized ratio	国際標準率
IO	intraosseous	骨髄内投与，骨内へ
IRT	immunoreactive trypsin	免疫反応性トリプシン
ITP	idiopathic thrombocytopenic purpura	特発性血小板減少性紫斑病
IUGR	intrauterine growth retardation	子宮内発育遅延
IV	intravenous	静注，静脈内へ
IVC	inferior vena cava	下大静脈
IVF	*in vitro* fertilization	体外受精
IVH	intraventricular hemorrhage	脳室内出血
IVU	intravenous urogram	経静脈的尿路造影
JCA	juvenile chronic arthritis	若年性慢性関節炎
LFT	liver function test	肝機能検査
LIP	lymphocytic interstitial pneumonitis	リンパ球性間質性肺炎
LMN	lower motor neuron	下位運動ニューロン
LP	lumbar puncture	髄液検査，腰椎穿刺
Mag-3	radioisotope technetium ^{99m}Tc mertiatide	MAG-3(メルカプトアセチルグリシルグリシルグリシンテクネチウム)
MCAD	medium-chain acyl-CoA dehydrogenase deficiency	中鎖アシル CoA 脱水素酵素欠損症
MCGN	minimal change glomerulonephritis	微小変化型ネフローゼ症候群
MCH	mean cell hemoglobin	平均赤血球ヘモグロビン(濃度)
MCUG	micturating cystourethrogram	排尿時膀胱尿道造影
MCV	mean cell volume	平均赤血球容積
MDI	metered dose inhaler	定量噴霧器
MLD	mild learning difficulty	軽度知的(学習)障害
MMR	measles, mumps, rubella	麻疹，おたふくかぜ，風疹
MRI	magnetic resonance imaging	磁気共鳴画像
NEC	necrotizing enterocolitis	壊死性腸炎
NF	neurofibromatosis	神経線維腫症
NHL	non-Hodgkin's lymphoma	非 Hodgkin リンパ腫
NICU	neonatal intensive care unit	新生児集中治療室
NPA	nasopharyngeal aspirate	鼻咽頭吸引
NSAID	non-steroidal anti-inflammatory drug	非ステロイド性抗炎症薬
OAE	otoacoustic emissions	耳音響放射
OFC	occipitofrontal circumference	後頭前頭囲
ORS	oral rehydration solution	経口摂取による脱水の治療(経口輸液)

(次頁へ続く)

略語	英語フル表記	訳語
Pco_2	partial pressure of carbon dioxide	二酸化炭素分圧
PCOS	polycystic ovary syndrome	多嚢胞性卵巣症候群
PCP	*Pneumocystis* pneumonia	ニューモシスチス肺炎
PCR	polymerase chain reaction	ポリメラーゼ連鎖反応
PCV	packed cell volume	充塡赤血球量
PDA	patent ductus arteriosus	動脈管開存（症）
PEFR	peak expiratory flow rate	最大呼気流量率
PKU	phenylketonuria	フェニルケトン尿症
PNET	primitive neuroectodermal tumour	未分化神経外胚葉性腫瘍
Po_2	partial pressure of oxygen	酸素分圧
PPHN	persistent pulmonary hypertension of newborn	新生児遷延性肺高血圧症
PSAGN	poststreptococcal acute glomerulonephritis	溶連菌感染後急性糸球体腎炎
PR	per rectum	直腸内投与
PT	prothrombin time	プロトロンビン時間
PTT	partial thromboplastin time	部分トロンボプラスチン時間
PUJ	pelviureteric junction	腎盂尿管移行部
PUO	pyrexia of unknown origin [*2]	不明熱
PVL	periventricular leucomalacia	脳室周囲白質軟化症
RAST	radio-allergosorbent test	ラスト法（放射性アレルゲン吸着試験）
RBC	red blood cell	赤血球数
RDS	respiratory distress syndrome	呼吸窮迫症候群
RNIB	Royal National Institute for the Blind	王立英国盲人援護協会
ROP	retinopathy of prematurity	未熟児網膜症
RSV	respiratory syncytial virus	RS ウイルス
SCBU	special care baby unit	乳児特別治療室 [*3]
SCID	severe combined immunodeficiency	重症複合免疫不全（症）
SGA	small for gestational age	不当軽量児
SIADH	syndrome of inappropriate antidiuretic hormone secretion	抗利尿ホルモン不適合分泌症候群
SIDS	sudden infant death syndrome	乳児突然死症候群
SLD	severe learning difficulty	重度知的（学習）障害
STD	sexually transmitted disease	性感染症
SUDIC	sudden unexpected death in childhood	小児期の突然の予期せぬ死亡
T_4	thyroxine	チロキシン
TAPVD	total anomalous pulmonary venous drainage	総肺静脈還流異常（症）
TB	tuberculosis	結核
TGA	transposition of the great arteries	大血管転位症
TNF	tumour necrosis factor	腫瘍壊死因子
TORCH	toxoplasmosis, other (syphilis), rubella, cytomegalovirus, herpes simplex	トキソプラズマ，その他（梅毒），風疹，サイトメガロウイルス，単純ヘルペス [*4]
TS	tuberous sclerosis	結節性硬化症
TSH	thyroid stimulating hormone	甲状腺刺激ホルモン
tTG	tissue transglutaminase	組織トランスグルタミナーゼ
U & E	urea and electrolytes	血液尿素窒素（BUN）と電解質
UMN	upper motor neuron	上位運動ニューロン
URTI	upper respiratory tract infection	上気道感染（症）
UTI	urinary tract infection	尿路感染（症）
UV	ultraviolet	紫外線
VACTERL	vertebral anomalies, anal atresia, cardiac anomalies, tracheo-esophageal fistula, renal anomalies, limb defects	椎骨，鎖肛，心臓，気管食道瘻，腎，四肢（橈骨欠損）
VER	visual evoked response	視覚誘発反応
VKDB	vitamin K deficiency bleeding	ビタミン K 欠乏性出血症
VSD	ventricular septal defect	心室中隔欠損（症）
VUR	vesicoureteric reflux	膀胱尿管逆流
WCC	white cell count	白血球数

＊2 訳注：fever of unknown origin（FUO）とも呼ばれる。
＊3 訳注：日本では，出生直後に全身状態の悪い児を収容する部署は，新生児集中治療室（NICU）や未熟児室などと呼ばれている。
＊4 訳注：TORCH の H は，原著では肝炎（hepatitis）とヒト免疫不全ウイルス（HIV）になっているが，一般には単純ヘルペス（herpes simplex）を指すため，変更した。

目次

Part 1　小児の評価

1　小児科学と子どもの健康　2
2　小児科の診察　4
3　系統的診察　6
4　発達とその評価　12
5　成長と思春期　16
6　検査結果の解釈　20

Part 2　小児期：新生児から思春期まで

7　スクリーニング　26
8　遺伝学と遺伝性疾患　29
9　新生児　32
10　先天異常　34
11　よくある新生児の問題　36
12　未熟児　38
13　小児期の栄養　40
14　よくある行動上の問題　42
15　保育と教育　44
16　小児の健康増進　46
17　予防接種スケジュール　48

Part 3　成長，内分泌・代謝疾患

18　体重増加不良と成長障害　50
19　低身長と身長増加不良　52
20　肥満　54
21　糖尿病　56

Part 4　心血管疾患

22　先天性心疾患　58
23　年長児の心疾患　60

Part 5　発熱

24　急な発熱　62
25　持続性発熱および重篤な反復性発熱　64

Part 6　呼吸器疾患

26　咳と喘鳴　66
27　吸気性喘鳴　68
28　頸部腫大　69
29　気管支喘息　70
30　嚢胞性線維症　72

Part 7　腹部疾患

31　急性の腹痛　74
32　嘔吐　76
33　急性下痢と脱水　78
34　慢性下痢　80
35　反復性腹痛　82
36　便秘　84

Part 8　泌尿器疾患

37　尿路感染症　86
38　血尿と蛋白尿　88
39　夜尿と昼間遺尿　90
40　鼠径部・陰嚢の腫脹　91

Part 9　神経疾患

41　発達遅滞　92
42　頭痛　94
43　ひきつけ，失神，転倒発作　96
44　てんかん　98
45　脳性麻痺　100

Part 10　筋骨格系疾患

46　関節腫脹　102
47　若年性特発性関節炎　103
48　脚の痛みと跛行　104
49　頻度の高い小児の骨格異常　105

Part 11　血液疾患

50　貧血と血小板減少症　106
51　黄疸　108
52　白血病と小児がん　110

Part 12　皮膚疾患

53　発疹：皮膚病変の種類　112
54　発疹：乳児期と先天性病変　114
55　紅斑：感染と外寄生　116
56　発疹：一般的な炎症性疾患　118
57　アレルギー　120

Part 13　救急疾患

58　急性期重症小児の評価　122
59　小児の卒倒　126

XII

60 意識障害 **130**
61 けいれん **132**
62 事故と熱傷 **134**
63 中毒 **135**

Part 14 地域社会における小児の健康

64 慢性疾患を抱えての生活 **136**
65 障害との共存 **138**
66 知的障害と自閉症 **140**
67 視力障害および聴力障害 **142**
68 ネグレクトと虐待 **144**
69 思春期の問題 **148**
70 乳児突然死 **150**
71 倫理，研究，同意 **152**
72 緩和ケアと終末期医療 **154**

索引

和文索引 **156**
欧文索引 **163**

注意

本書に記載した情報に関しては，正確を期し，一般臨床で広く受け入れられている方法を記載するよう注意を払った。しかしながら，著者(監訳者，訳者)ならびに出版社は，本書の情報を用いた結果生じたいかなる不都合に対しても責任を負うものではない。本書の内容の特定な状況への適用に関しての責任は，医師各自のうちにある。

著者(監訳者，訳者)ならびに出版社は，本書に記載した薬剤の選択，用量については，出版時の最新の推奨，および臨床状況に基づいていることを確認するよう努力を払っている。しかし，医学は日進月歩で進んでおり，政府の規制は変わり，薬物療法や薬物反応に関する情報は常に変化している。読者は，薬剤の使用に当たっては個々の薬剤の添付文書を参照し，適応，用量，付加された注意・警告に関する変化を常に確認することを怠ってはならない。これは，推奨された薬剤が新しいものであったり，汎用されるものではない場合に，特に重要である。

【訳者注：本書にある薬剤については，原則として，現在，日常診療で用いられているものは日本語名で，また日本で用いられていないもの，未発売のもの，特殊なものについては欧文で記した。】

一目でわかる小児科学

小児科学と子どもの健康

小児科学と子どもの健康

国連子どもの権利憲章によれば、「すべての子どもたちは、到達しうるかぎり最高水準の健康をはぐくみ、病気の治療や健康回復のための施設にアクセスできる権利を有する」とされている。

21世紀の小児罹患率
これまでは小児の疾病に関する主要な課題は感染であった。予防接種と抗菌薬の導入により新たな課題が生じている。
- 感情や行動の問題
- 小児肥満
- 事故やけが
- 児童虐待とネグレクト
- 性感染症と10代の妊娠
- 障害や慢性疾患の増加
- 薬物乱用、自殺と自傷行為
- 不良ワクチンの接種

健康に関する社会的要素
健康は遺伝的要素とともに心理社会的要素によっても決定される。特に貧困と社会経済状態は重要な決定要因である。Dahlgren-Whiteheadモデルは、個人の健康に関連するさまざまな影響を検討するうえで有用である。

子どもの死因
乳児期	未熟性 先天異常 乳児突然死症候群(SIDS) 感染 呼吸障害
幼児期	事故 先天異常 感染症
学童	悪性腫瘍 事故 感染症

小児期は特に脆弱な期間である

要因	長期的な結果
持続的貧困	失業、低所得、低労働時間
虐待とネグレクト	うつ病、不安、薬物乱用、自殺企図、性感染症、健康障害、人間不信
幼少期の精神健康障害	情緒的問題、早期退学、刑事事件、身体的健康障害
問題行動	反社会的行動・犯罪行為
健康障害と栄養不良	さらなる健康問題(学業成績不振、留年)

幸い、初期の介入によって長期的な結果の改善をもたらすことが示されている。

ピラミッドケア
- 病院入院部門
- 病院外来部門/外来観察室と救急室
- かかりつけ医もしくは小児科医によるプライマリ・ケア
- 保健師や訪問看護師による保健指導や小児医療の紹介をする母児クリニック

子どもを見守る奉仕者は誰ですか？
- 親が中心的役割を担っている
- 託児サービス提供者と看護師
- 教師
- ソーシャルワーカーとケアワーカー

看護師
- 保健師／訪問看護師
- 学校看護師
- 一般看護師
- 専門看護師

療法士
- 言語療法士
- 理学療法士
- 作業療法士

医師
- 一般医(かかりつけ医)
- 小児科医

小児科学とは，ただ単に小児の病気を発見したり治療をするだけではなく，成長・発達・小児の健康増進および病気の予防といった，小児の健康を網羅する領域である。それは出生から成人までのあらゆる側面を含んでいる。英国だけでなく多くの国で，小児医療は18歳まで延長され，早産児から就労している10代の若者に至るまですべての小児をカバーしている。

小児科学の特徴は，あらゆる面において，子どもは身体的にも感情的にも成長し発達しているということである。小児の医療に携わる人は誰でも，正常な小児の発達を学び，「小児は小さい大人ではない」という事実を理解しておかなければならない。小児科診療においては，他のどの診療部門よりも，家族や養育者の要望を考慮する必要がある。小児期の終わりには，特に慢性疾患がある患者にとっては，成人医療への円滑な移行が必要である。

小児科学と小児医療の変遷

100年前には，感染症が小児の疾病や死亡に関する主たる原因であった。環境・衛生状態・住宅事情の改善により，人々の健康増進の取り組みがはじまり，予防接種と抗菌薬の導入により，これに拍車がかかった。社会にも同様の変化が生じ，その多くが小児の健康や発達において有益に作用している。1世紀前に比べると，小児はより良好に，かつ広く保護されている。教育基準，社会的支援，医療，小児の発達に関する知見はいずれも改善され，児童虐待は受け入れられなくなっている。

一方で，貧富の差や健康格差は増加しており，最も富める者と最も貧しい者の格差は子どもの生活に大きな影響を与えている。また，感情的・行動的な問題に関する問い合わせは劇的に増加しており，現代において小児肥満は新たな主要な公衆衛生上の問題となっている。小児科学の比較的新しい知見として，成人の健康に関する多くの要因は出生前・幼児期や小児期に原因があると考えられている。

小児を取り巻く医療も変化してきた。過去40年間，我々は多くの小児患者が入院する姿を見てきたが，入院による経験は異なってきている。かつては両親の面会は1日30分に制限されていたが，今では両親が子どもと一緒に付き添い受診することが通常となっている。子どもを入院させないための最善の取り組みがなされ，それぞれのコミュニティで専門的かつ複雑な医療が利用できるようになっている。急性期の子どもでさえ，短期観察病棟で重症疾患を除外したうえで，退院して自宅で回復することもある。入院はかなりの割合において，社会的理由（例えば，家族が対処できないとか，遠方に住んでおり自宅までの安全が確保できないといった懸念がある場合）によるものである。

健康を決定する要因

健康の考え方もまた，ここ数十年で変化してきた。20世紀初頭には，病気が存在しないことが健康とされてきた。しかし，1948年，WHOは健康に対する定義を変更し，「健康とは，完全な肉体的・精神的及び社会的福祉の状態であり，単に疾病又は病弱の存在しないことではない」とした。これは，小児科領域においては，特に慢性疾患や慢性障害も含めた健康な状態を強調することで，小児に対してより総括的なアプローチをすることと関連している。

これまでに小児のケアやサービスに関して，2つの主要な要素が変更された。第一は，小児の健康は多くの場合，社会経済状態に強く影響されるということである。現在，貧困は，健康のさまざまな尺度の重要な予測因子として知られている。以下に例を挙げる。
- 出生体重
- 周産期死亡
- 乳児突然死症候群(SIDS)
- 入院数・肥満

もう1つの要素は，Barker仮説に起因する疾患に対する見方が変化したことである。Barkerとその同僚たちは，妊娠中および乳児期に，どのような事象が長期的な健康に影響するかに注目した。前世紀の乳児期の成長記録を調査してみると，週数に比して体重の小さい児は，特に生後1年で急激な体重増加を示した場合には，成人期を迎える際に高血圧・心血管疾患・糖尿病・肥満のリスクが著明に高いことが判明した。彼らの発見は，生後数年の状態が長期的な健康にいかに大きく関連しているかを物語っている。

経済学者らは，むしろ安心づけるように，「就学前の時期は子どもにとって脆弱な時期ではあるが，介入に適した時期でもある」と指摘している。幼児期の早い時期に社会が投資し，サポート・コミュニティプログラム・保護者への指導・教育を手厚く用意した場合，身体的健康・学業成績・メンタルヘルス・反社会的行動・薬物乱用に関する長期的結果に関して多くの場合，良い影響を与えるというきわめて有用な結果が示されている。

小児の問題の分類

時代とともに小児疾患が変遷していく中で，医療従事者はさまざまな状況に十分対応できるよう努める必要がある。さまざまな状況とは大まかに以下のように分類される。
- 急性疾患：細気管支炎，呼吸器感染症，アナフィラキシー
- 慢性疾患：気管支喘息，てんかん，糖尿病，悪性腫瘍
- 障害：身体的および神経学的
- 傷害：事故および非事故的
- 食事や栄養障害：体重減少，肥満，食欲不振
- 精神障害：注意欠陥障害，うつ病，不安神経症

我々が直面しなければならない特別な課題として，感情や行動上の問題，小児肥満，児童虐待，ネグレクト，事故や傷害，性感染症，10代の妊娠，障害や慢性疾患の増加，薬物乱用，自殺，自傷，不良ワクチン接種などがある。

子どもの個別の状況に直接介入すること，効果的なスクリーニングと予防プログラムを実施すること，より良い公的医療介入を提唱していくことで，小児科医および小児医療に携わる医療従事者は，患児の長期的な結果に影響するすばらしい機会を体験する。小児科はチャレンジングな専門領域だが，そこから得られるやりがいも非常に大きい。

2 小児科の診察

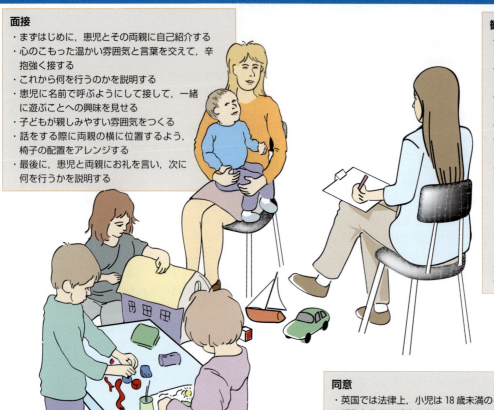

患者−医師関係の構築

面接
- まずはじめに，患児とその両親に自己紹介する
- 心のこもった温かい雰囲気と言葉を交えて，辛抱強く接する
- これから何を行うのかを説明する
- 患児に名前で呼ぶようにして接して，一緒に遊ぶことへの興味を見せる
- 子どもが親しみやすい雰囲気をつくる
- 話をする際に両親の横に位置するよう，椅子の配置をアレンジする
- 最後に，患児と両親にお礼を言い，次に何を行うかを説明する

観察
- 病歴の聴取をしている間に，患児・両親を観察しておく
- 患児と両親は互いにどのように接しているか？
- 動き，遊び方，話し方から患児の発達を推察する
- 他に何か異常所見はないか？
- 身体測定（身長・体重・頭囲）を行い成長曲線にプロットする
- 急性疾患の身体所見をとる
  - 脈拍
  - 体温
  - 毛細血管再充満時間（CRT）
  - 血圧
  - 呼吸数
  - 意識状態
- 痛みの徴候を評価する
- 各臓器の所見をとる

同意
- 英国では法律上，小児は18歳未満のことをいう
- 親権を有する成人は小児が18歳になるまでの意思決定を代理できる
- 小児は独立した個人の権利を有する存在である
- 検査や治療に関する同意は両親から取得するが，同意に関する話し合いには患児を含めるよう努める
- 診療の重要性に関して意思決定能力のある年長の子どもから，両親の同席がなくとも，検査や治療の同意を取得する場合もあるが，可能であれば両親にサポートしてもらうようにすすめるのが良い診療である

小児科でのコミュニケーションスキル

　小児科医は，砕けたスタイルを楽しみ，ユーモアに富み，子どもたちが訴えてくる予期しないことにも喜んで対応する必要がある。幼い子どもは医療の役割をよく理解しているわけではなく，慣れない環境に対しては自然と心配になったり不安になる場合もある。そして会話に登場するすべての言葉を理解しているわけではないが，医療従事者の温かさ・親しみやすさ，大人たちのリラックスしたムードといった感覚に対しては敏感に反応するだろう。絵・おもちゃ・ビデオを用意することで，診察室が良い環境であることを子どもたちに理解してもらう手助けになる。

　小児科診療では，年齢や患児の理解度により話す内容が異なってくる。乳児期早期では，代弁者としての親を通じてすべて話をすることとなる。一方で，年長児に対しては診療の話に加わるように促す必要があり，患児は自身の訴えと診療に関わる決定をする権利があると理解することが重要である。同時に，小児科医は，家族の訴えについても気をつけて把握し，家族全員とコミュニケーションをとることが必要である。

診療へのアプローチ

- 親しみやすく，自信にみちた態度を保ちながら，威嚇しないように努める。まずはじめに服を脱いで診察する前に，身体の表に出ている部分を診察したり，ぬいぐるみを診察するふりをしたりするのがよいだろう
- 床にひざまづいたりベッドに座ったりすることで，患児の視点まで自身の視点を下げるよう努める。各部位を診察するときには患児を見つめる。患児の年齢に応じた診察スタイルや言葉を使う（例えば，「**今からポンポン触るからね**」という伝

え方は幼児にはよいが，学童には不適切である）
- これから何をするのか説明する。ただし，「**胸の音を聞かせてもらってもいい？**」と疑問形で聞くと拒まれることがあるので，注意が必要である
- 乳児については，両親のそばでベッドに横になってもらい診察するのがよい
- 適切な診察を行うため，患児には服を脱いでもらう必要がある。両親に服を脱がせてもらうのが適切な場合が多く，診察に必要な部分だけの脱衣を1回のみ行う
- 年長児や青年児に対しては，常に医師以外の人（通常は親であるが，患児の希望によっては看護師）とともに診察するように努める。服を脱いだり着たりする際には，できるだけ患児のプライバシーに配慮する
- 時に，診察は臨機応変に，できる診察をできる時に行う必要がある。患児にとって不快な診察は最後に残しておく。例えば，喉の診察や耳の観察は患児にとってしばしば不快なものとなる
- 他の患者に感染が広がらないように，衛生状態を保つことは患児と小児科医の両方にとって重要である。診察前と診察後には常に手を洗う
- 患者に触れた器具（例えば舌圧子や耳鏡チップ）は，常に消毒するか，1回使用するごとに廃棄する

病歴の聴取

診察や検査をする前に，病歴から診断にたどりつけることも多い。病歴は，両親・養育者・患児から聴取でき，どのような内容を誰から聴取したのかを記録する。その国の言語が話せないケースでは，医療通訳を依頼する。

診察の開始：観察

患児を注意深く観察することにより，多くの情報を得ることができる。これは両親と会話を開始する時点から始められることである。
- 急性の重症疾患の徴候（緊急の介入が必要）
  - ・ショック
  - ・重症呼吸不全
  - ・意識障害
- 痛みや不穏の所見
- 成長や栄養状態
- 症候群の所見
- 発達の状態
  - ・粗大運動と微細運動
  - ・社会的交流
  - ・言語や理解
- 養育者との関係
- 衛生状態や衣服
- 雰囲気や振る舞い

個々の診察については，それぞれ以降の章で紹介する。

主訴	家族が述べたそのままの表現で，主訴や主な問題を記載する
主訴に関する病歴	患児が良好であった状態からの時間的経過を正確に記録する 家族には，自らの言葉で出来事を説明してもらう。そのためには，直接家族に質問してもよいし，ある質問をしてみて探りを入れてみてもよい 自由回答式の質問をしてみる。例えば，「朝方，咳がひどくなりますか？」と質問するよりも「咳について説明してください」と尋ねるほうがよい。直接的な質問は，可能性の高い診断の根拠を確固たるものにするか，または否定してしまおうと思った場合に用いるようにする
既往歴	患者が乳幼児の場合，母親の妊娠歴・分娩時の詳細な状況から尋ね，呼吸や哺乳の状態を含めて，新生児期の様子についても質問する。事故歴を含めた入院歴の有無や，罹患したことのある病気すべてについて質問する
発達	幼児期の発達の状況および学校での成績 心配していることはあるか？ 両親は子どもの発達を周りの子たちと同程度だと感じているか？ 学校での状況：学業上または行動上の問題がないか？
予防接種歴	定期接種や任意接種に関するワクチン接種歴を確認する。ワクチン接種の過不足を確認する
薬剤摂取歴・アレルギー歴	市販薬を含めて何か薬剤を内服しているか，食べ物や薬剤にアレルギーはあるかを確認する
一般的な質問	今回の主訴の他に何かあるか？　全身の臓器に関する一般的なスクリーニングとして一連の質問を確認する
家族歴	家族構成や同居者などについて尋ねる いとこ同士の結婚は遺伝病のリスクが高くなるため，近親婚の有無を確認し，家系図を記載する 家系内に疾患や発達に問題がある人がいるかを確認する 長期に罹患している疾患があるかどうかについても尋ねる 家族の誰かが公的補助を受けているか，小児期に亡くなった人がいるかも大切な情報となる
社会歴	どこの学校または保育園に通っているかを確認する 両親の教育・職業・身体精神的健康を確認する 家庭環境（家族喫煙や家庭の問題・家族のストレス）を確認する
プロブレムリスト	病歴聴取の最後に，今後の治療計画や方針を立てるために，プロブレムリストを作成する

6   Part 1　小児の評価

③ 系統的診察

呼吸器系

視診
- ・呼吸窮迫症状の有無
  - ・鼻翼呼吸，陥没呼吸
  - ・呼吸補助筋の動員
- ・呼吸数の確認
- ・呼気性喘鳴（wheeze），吸気性喘鳴（stridor），呻吟の有無
- ・不穏，傾眠状態の有無
- ・チアノーゼ，顔色不良の有無
- ・ばち指はあるか？
  - ・嚢胞性線維症，気管支拡張症など

胸部触診
- ・胸部挙上の評価
- ・気管が正中にあることの確認
- ・心尖部の拍動を確認
- ・胸郭変形の有無
  - ・Harrison 溝：喘息
  - ・樽胸：エアートラッピング（air trapping）
  - ・漏斗胸：通常は孤立性の変形だが，僧帽弁逸脱や Marfan 症候群に合併することがある
  - ・鳩胸：特発性か重症喘息
- ・断続性呼吸雑音（crackle）を"触れる"か

打診
清音	正常
過度共鳴	気胸またはエアートラッピング
濁音	炎症性細胞浸潤（右下胸壁の場合は正常肝臓）
硬い濁音	胸水

耳鼻咽喉
- ・耳鏡による鼓膜の観察
  - ・灰白色で光沢あり：正常
  - ・赤く膨隆している：中耳炎を示唆する
  - ・濁って陥凹：慢性滲出性中耳炎
- ・外鼻孔の観察。炎症，閉塞，ポリープの有無を確認
- ・舌圧子で咽頭を観察する（診察の最後に行う）
  - ・急性炎症の有無（発疹±膿疱または潰瘍），慢性肥大の有無（大きいが発疹なし）
- ・頸部リンパ節腫脹の触診

聴診
- ・適切な大きさの聴診器を使用
- ・空気の入り具合，呼吸音，過剰音に関して全肺野を聴取
- ・ある領域で呼吸音が聞こえない場合は，胸水・気胸・頑固な炎症性細胞浸潤を示唆する
- ・炎症性細胞浸潤（例：肺炎）では，炎症性細胞浸潤のある区域の真上で断続性雑音を伴う気管支呼吸音を聴取することが多い
- ・喘息や細気管支炎では，呼気に高調性喘鳴が全肺野で聴取できる
- ・年少児では，上気道音が胸部全体へ伝播することが多い。咳をしてもらうと，その上気道音が消失することがある

年齢	安静時呼吸数（回/分）
<1	30〜40
1〜2	25〜35
2〜5	25〜30
5〜12	20〜25
>12	15〜20

病歴聴取時のキーポイント

息切れ
- ・安静時息切れか？　活動時息切れか？
- ・乳児期に体重増加不良があったか（呼吸障害の一徴候として）？

咳嗽
- ・咳嗽の時間的推移（時間帯/活動/環境との関連）
- ・咳嗽の性質：乾性咳嗽（ウイルス性），湿性咳嗽（喀痰を伴う），犬吠様咳嗽（クループ），発作性の咳（百日咳）

乳児期の哺乳
- ・むせこみ（胃食道逆流）
- ・人工乳開始時と呼吸器症状が一致するか？（牛乳蛋白アレルギー）

発熱

呼吸雑音
- ・呼気性の呼吸雑音（wheeze，下気道の閉塞）
- ・吸気性の呼吸雑音（stridor，上気道の閉塞）

年少児の咳，喘鳴
- ・突然生じた場合には，異物誤嚥や窒息を確認する

耳鼻咽喉
- ・耳を引っ張ることはあるか？（中耳炎）
- ・嚥下障害があるか？（扁桃腺炎，喉頭蓋炎）
- ・口臭が強いか？（細菌感染）
- ・鼻汁，鼻出血

家族歴
- ・呼吸器疾患（喘息，嚢胞性線維症など）の家族歴はあるか？
- ・近親者に喘息，湿疹，花粉症があるか？（アトピー）
- ・家内に喫煙者やペットはいるか？
- ・結核高蔓延国に渡航したことはあるか？　または結核の疑いのある親戚と接触したことがあるか？

心血管系

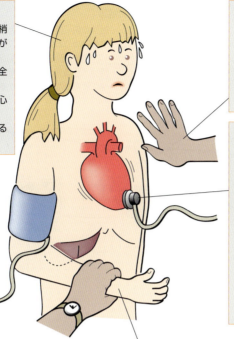

視診
- 中枢性チアノーゼはあるか？ 末梢性チアノーゼは，正常乳児や四肢が冷たい正常幼児でも観察される
- 息切れ，顔色不良，冷汗は，心不全を示唆する
- ばち指はあるか？（チアノーゼ性心疾患）
- 成長障害（failure to thrive）はあるか？（心不全を示唆）

年齢	収縮期血圧（mmHg）
<1	70〜90
1〜2	80〜95
2〜5	80〜100
5〜12	90〜110
>12	100〜120

触診
- 心尖部を触れる（位置とその触れ具合を確認）。左室機能を反映する
- 右室の隆起を胸骨の上で感じる（肺高血圧症）
- スリル（thrill）を触れる（触診可能な雑音）
- 肝腫大は心不全を示唆する。末梢の浮腫や頸静脈怒張は，小児ではまれである

聴診
- まず年齢・脈拍・皮膚色・心不全徴候をもとにして，どこが悪いかを予想したうえで，聴診で確認するという順番がよい
- 弁領域や背中で心雑音を聴診する（23章参照）。拡張期雑音はすべて異常である
- 心音聴診：正常か，亢進か（肺高血圧症）？ 固定性分裂か〔心房中隔欠損（ASD）〕？ 過剰音か〔心不全における調律（ギャロップリズム），大動脈弁狭窄における収縮期クリック音〕？

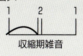

収縮期雑音

循環
- 年齢相応幅のカフ（上腕の2/3を覆う幅）を用いて血圧を測定する
- 毛細血管再充満時間（CRT）を5秒間，皮膚を圧迫して測定する：圧迫による蒼白が回復するまでの時間をCRTとする。正常は2秒以内。CRTが2秒よりも長い場合はショックの可能性を考える。寒い部屋にいる場合は，末梢のCRTは延長することがあるため，中心部（例：胸骨の上）でCRTをチェックする

脈拍
- 心拍数：頻脈か徐脈か，または正常か？

年齢（歳）	正常心拍数（回/分）
<1	110〜160
2〜5	95〜140
5〜12	80〜120
>12	60〜100

- リズム：整か不整か？ 散発性の期外収縮は，小児では正常範囲である
- 強さ：十分か？ 微弱か（ショック）？
- 性状：虚脱脈は，動脈管開存によくみられる。遅脈は左室流出路狭窄に多い
- 乳児では大腿動脈の触れを常に確認する：大動脈縮窄では大腿動脈の脈拍の減弱や遅延を示す

病歴聴取時のキーポイント

息切れ
- 急性感染症の徴候がないのに呼吸困難があるか？（心疾患の可能性）

運動
- 息切れ，動悸，胸部痛による運動制限があるか？
- 強度の強い運動で運動できなくなることがあるか？（心疾患の可能性）

皮膚色
- チアノーゼ：中心性か（口唇，舌）？ 末梢性か（手，足）？
- 蒼白，冷汗，循環不全があるか？（心不全または不整脈を示唆）

成長
- 息切れがあると哺乳量が減少するので，乳児では哺乳の様子を尋ねる
- 体重増加不良があるか？（成長曲線を確認する）

失神
- 原因不明の意識障害や失神があるか？
- 運動に伴う失神があるか？

- 動悸があるか？
- 両親に心拍リズムを実際に叩いてもらうようにしてもらうのもよい

心雑音
- これまでに指摘された心雑音（機能性心雑音は，病気のときまたは運動後にのみ聞こえる）

家族歴
- 先天性心疾患の家族歴はあるか？
- 若いときに突然死した人が家族にいるか？（先天性心筋症）

心疾患に関連がある医学的状況
- 先天性心疾患合併の率が高い症候群（例：Down症候群，Turner症候群，Noonan症候群）を合併しているか？
- 腎障害があるか？（高血圧）
- 化学療法の既往があるか？（薬剤性心障害）

腹部臓器と栄養状態

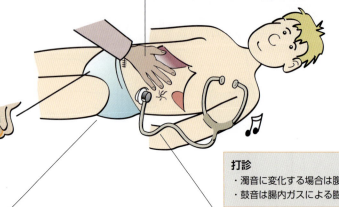

視診
- 患児がリラックスしていることを確認する
  - 乳幼児は両親の膝の上で、年長児は長椅子かベッドに寝てもらい診察する
- 栄養状態を評価する
  - body mass index(BMI)や上腕周囲径を使用
- 黄疸：皮膚および結膜の黄染があるか？
- 貧血による蒼白があるか？ 手掌線や結膜でよく観察できる
- 腹部膨満や浮腫があるか？
- やせ衰えた殿部：体重減少を示唆し、セリアック病の特徴である

触診
- 触診の前に腹痛の有無を確認する
- 手を温めておき、患児の視点まで下がって触診する
- 4本の指で優しく触診し、膨満を確認する
- 脾腫、肝腫大、腎肥大を確認するために深く触診する
- 他に腫瘤がないかどうかを触れる。腸内の便塊をチェックする

陰部
- 陰部の診察は上級医の監督下に付き添い人とともに行う
- 男児では尿道下裂、停留精巣、陰嚢水腫、ヘルニアを確認する

打診
- 濁音に変化する場合は腹水の可能性がある
- 鼓音は腸内ガスによる膨満の可能性がある

直腸診
- 小児で行うことはまれである。裂肛や外傷の場合は行うことがある

聴診
- 腸雑音亢進（通過障害）
- 腸雑音減弱（腸閉塞）

病歴聴取時のキーポイント

栄養
- 乳児では哺乳パターン（哺乳間隔）を確認する
- 哺乳に関する問題があったか？
- 哺乳に関して専門家からサポートがあったか？
- 人工乳の場合には、飲んでいるミルクの種類と量をチェックする（約29 mL）
- 哺乳量の確認（通常は100～150 mL/日を哺乳する）
- 離乳食開始年齢、むせこみ、飲み込み方
- 普段何を食べているかについて詳細に確認する
- 摂取カロリーと栄養バランスを確認する
- 食欲の程度と摂食困難の振る舞い
- 体重増加の推移を確認する
- 両親がもっている子どもの成長の記録（英国ではRed Book[*1]）は、これまでの身長、体重の計測値の最も重要な情報源である

嘔吐
- 嘔吐の頻度、色調
- 乳児の緑色の嘔吐は胆汁性嘔吐を示唆する（消化管閉塞）
- 乳児の少量嘔吐は胃食道逆流症の可能性がある
- 乳児の血性嘔吐は授乳時に母親の血液を嚥下した可能性がある
- 年長児の血性嘔吐は食道出血を嚥下した可能性がある

腸の具合
- 便性：頻度はどうか？ 変化があるか？ 色調はどうか？ 粘液便か？ 血便か？ 脂肪便か？
- 下痢：頻度はどうか？ 変化があるか？ 緊急度はどうか？ 血便か？ ダイエットに起因していないか？
- 新生児では通常、胎便は生後24時間で確認できる
- トイレトレーニングの年齢（子どもは便意を確認して、トイレを使うことを念頭において排便をコントロールできるようになる）
- 便秘：排便時の緊張、痛み、頻度の減少、硬便
- 水面下の便による汚れ（便秘による漏便でみられる汚れ）
- 便失禁（不適切な場所で排便を行う問題行動）

疼痛
- 腹痛—部位、広がり、時間経過、性状、増悪軽減因子

家族歴
- 肝腎腸管疾患の家族歴

尿路生殖器症状
- 頻尿、排尿困難、血尿
- 昼夜を問わない尿失禁（小児期における排尿不全）
- 初潮年齢、月経周期、定期的かどうか？
- 月経時の出血量、間隔、痛み

[*1] 訳注：日本では、母子健康手帳がこれに相当する。

神経学的評価

視診
意識レベル
- AVPUスケールの確認（A：意識清明，V：声かけに反応，P：痛みに反応，U：無反応）
- Glasgow Coma Scale (GCS)

一般的視診
- 姿勢，動き，歩行
- 四肢の変形，拘縮，過緊張
- 脳性麻痺による姿勢異常
  - 両側麻痺，片麻痺，四肢麻痺
  - 舞踏様アテトーゼ様動き
- 成長発達（身長・体重および頭囲）
- 神経疾患に伴う皮膚所見（色素沈着，血管腫）
- 神経学的問題に対する器具の使用（補聴器，下腿補助具，矯正ブーツ）

筋トーヌス
- 筋トーヌス低下は，下位運動ニューロン（LMN）障害を示唆する
- 痙直は上位運動ニューロン（UMN）障害を示唆し，脳性麻痺でみられる。この場合，特に大腿外転筋や腓腹筋で顕著となる〔尖足歩行の原因になりうる〕

筋力
- 上肢，下肢の両方で調べる
- 反対方向の抵抗に反して動くか，重力に反して動くかを確認する

四肢末端の診察
- 四肢：緊張度，筋力，協調運動，筋腫脹，反射
- 歩行（両麻痺，片麻痺，失調）
- 偏った靴摩耗を確認
- 感覚異常

脳神経
- 成人と同様に評価する
- 唇が垂れ下がった感じで無表情な顔貌は筋疾患を疑う（例：筋強直性ジストロフィー）

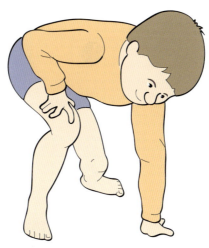

顔面の診察
- 脳神経異常の有無
- 眼球運動検査，瞳孔反射，眼底検査の確認

協調運動
- 鼻指試験，踵膝試験，歩行の観察
  - 脳腫瘍では，小脳徴候で出現することが多いので，協調運動の観察は非常に重要である

発達試験
- 小児の神経学的検査の一部として4章に記載

反射
- 膝反射，アキレス腱反射，上腕二頭筋反射，上腕三頭筋反射，回外筋反射を評価する
- 間代（クローヌス）がUMN障害でみられることがある
- 足底反射の場合，正常なら，生後8か月までは足指を背屈させるが，それ以後は足指を足底へ屈曲させる

病歴聴取時のキーポイント
- 周産期歴に問題はなかったか？
- 発達の確認
  - 発達段階に合った技量を獲得していない（退行や重大な異常の徴候）
  - 発達遅延パターン：全般性か？ 限局性か？（話し方の問題か？ 言語理解の問題か？）
- 頭痛の症状
- 早朝の嘔吐（頭蓋内圧亢進）
- 無意識な動き，けいれん，予期しない意識消失，意識レベルの変化
- 感覚異常
- 排尿排便障害
- 聴覚視野異常，斜視
- 学校でのパフォーマンス
- 普段の振る舞い，様子，感情移入，集中力
- 協調運動，不器用さ，歩行障害
- 機能：神経障害がどのようにして患児を制限しているか？
- 家庭環境：何らかの介護ケアを適用しているか？
- さらなるサポートを受けているか？
  - 誰が患児のケアを手助けしているか？
  - 両親のレスパイト
  - ケアや疾病に対する経済的なサポートは？
- 神経疾患の家族歴
  - てんかん，盲，難聴，学習障害，遺伝性疾患

視覚系

眼の視診
- 虹彩，強膜，瞳孔を観察する
- 瞳孔不同の有無，対光反射（直接反射および間接反射の両方）を確認する
- 白内障を除外するため，赤色反射をチェックする（特に新生児）
- 光の角膜反射を観察する：対称性か？ 片方が斜視か？（右のBOX「斜視の評価」）
- 内眼角贅皮を確認する（強い場合には疑斜視の原因となる）

正常対称性な光に対する角膜反射

内眼角贅肥による疑斜視

左斜視（光に対する角膜反射が非対称）

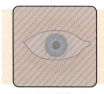
良好な眼を遮蔽すると斜視側の位置が正常化する

視力
- 物の固視および追視が180度の範囲で可能か？
- 小さいものが見えるか？〔例：小さいお菓子を使用したテスト（Hundreds and Thousands），小さな転がる玉を使用したテスト（Stycar Ball）〕
- 年長児は修正Snellen視力表で視力を測定できる[*1]

眼球運動と視野
- 麻痺筋や神経障害を見逃さないために，全範囲での眼球運動を確認する
- 眼振の有無を確認する
- 指を"振って"みて，それが見えるかどうかで視野を確認する

斜視の評価
- 生後6週間以降の乳児の斜視は，どのようなものであっても眼科医へ紹介する。斜視を未治療のまま放置すると，患側眼球の弱視（皮質盲）になりうる
- 子どもが疲れたときのみ，"潜在性"斜視が顕在化することがある。病歴は重要である
- いろいろな方向を凝視させて，光の角膜反射を確認する
- 眼球運動を確認する：両側眼球の間で，どこか固定する角度はあるか？ 麻痺性斜視はあるか？ 麻痺性斜視では，斜視が眼球運動とともに悪化する
- 視力をチェックする
- 眼底検査，赤色反射を検査する
- 目標物を固定して見るように患児に指示し，眼の遮蔽テストを行う。正常な眼を遮蔽して，目標物を注視した斜視の眼を観察する。潜在性斜視は，正常眼の遮蔽で顕在化することがある
- 外斜視は通常，病的意義が高い

眼底検査
- 最も重要であるが，技術的に熟練を要する：患者全員の眼底をみるよう努力する
- 前房を診る：角膜の濁りは白内障を示唆する
- 患者の眼からある程度の距離を保って，検眼鏡でのぞいて赤色反射をみる：赤色反射が消失していれば白内障である。白色瞳孔は網膜芽細胞腫を示唆する
- 視神経乳頭浮腫と網膜を注意深く検査する

乳幼児の神経学的検査法

乳幼児は，通常の神経学的検査に協力的でないため，視診がより重要となる。患児と遊びながら，彼らの動きを観察するのがよい。

- 患児は自発的に動いているか？：運動量の低下は筋力低下を示唆する
- どのような姿勢で横になっているか？：筋トーヌスの非常に弱い乳児では，"かえる肢位"をとる（下図）
- 頭蓋内圧を評価するため大泉門を触診し，頭位を測定する
- 姿勢の観察や，手で実際に触ったりして筋トーヌスを評価する。重症な低緊張なフロッピーインファントでは，診察医が持ち上げようとしても，ぬいぐるみ人形のように容易に手をすり抜けてしまう。腹臥位にして，腹部に手を当て患児を持ち上げてみる。筋トーヌス低下の乳児は，手の上でだらりとしてぶら下がってしまう。背臥位の患児の腕を持って，座位の姿勢まで引っ張ってみる。そのときに，頭部がどの程度遅れて動くかを評価する。筋トーヌス亢進は，四肢を他動的に動かして，そのときに受ける抵抗によって評価する。乳児を持ち上げたとき，下肢の鋏状交差をとる場合，筋トーヌスは亢進している（下図）

Moro反射	験者の手で頭を抱えて，頸を突然後屈させると，両側上肢が対称的に外転，それから内転運動する（下図）。生後4か月までに通常は消失する
把握反射	手掌をこすると握ろうとする反射。生後3か月までに通常は消失する
非対称性緊張性頸反射	顔をある方向に向けると，顔の向いた同側の上肢は伸展し，対側の上肢が屈曲する（"フェンシング体位"，下図）。生後6～7か月までには消失する

下肢の鋏状交差

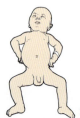
かえる肢位

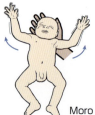
Moro反射

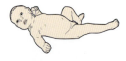
非対称性緊張性頸反射

[*1] 訳注：日本で一般的に用いられているランドルド環は3歳以上で使用が可能である。

筋骨格系

個々の関節の問題については，46，47章を参照。

視診
- 成長
- 関節の炎症所見
  - 腫脹，発赤，熱感，疼痛の有無
- 足のひきずりや他の機能障害
- 筋骨格系障害に関連した疾患の徴候
  - 神経学的（脳性麻痺・二分脊椎）
  - 遺伝学的（神経線維腫症，Marfan 症候群）
- 皮膚の徴候（Henoch-Schönlein 紫斑病，皮膚筋炎）
- 骨格異常（側弯症）
- 靭帯過伸展

関節の診察
- 両側を比較する
- 腫脹，水貯留，熱感を確認するためにすべての関節を触診する
- すべての関節において関節可動域を確認する
- 動きによる痛みを観察する
- 新生児では股関節の安定性を確認する
- 長さが同等であるかを確認する

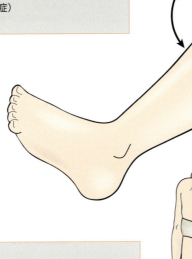

関節可動域
- 自発運動による関節可動制限を評価する。その後，受動的関節可動制限を評価する。痛みのサインとしての表情を観察し，痛みが生じる前に可動域確認を中止する
- 大関節すべてで，屈曲，伸展，回旋，外転，内転をチェックする
- 新生児と脳性麻痺の患児では，股関節脱臼を除外するために，股関節の外転運動を十分にチェックすることが特に重要である（45章参照）

側弯症
- 患児を立たせて観察する。左右差がないか？
- 患児に背中を曲げて足のつま先を触ってもらう
- 側弯症があると胸部の左右差が顕著になる
- 側弯症は症候群の一部の場合もあり，また小児期から成人期にかけて単独に生じる場合もある

歩行の分析
- いくつかの医療機関では，歩行異常と治療効果を判定するためにビデオでの歩行解析を行っている（例：脳性麻痺に対して過緊張を軽減するための下腿筋へのボツリヌス毒素注射のフォロー）

病歴聴取時のキーポイント

新生児
- 先天性股関節脱臼のリスク因子
  - 女性，骨盤位，家族歴

年長児
- 炎症：関節痛，腫脹，熱感，可動制限
- 運動制限（スポーツ，歩行距離）

- 歩行障害
  - 足の痛み，片麻痺
  - 両麻痺を伴うよたつき歩行，筋力低下，先天性股関節脱臼
  - 尖足歩行：多くは振る舞いに伴うものであるが，両麻痺性の脳性麻痺の徴候かもしれない
- 発熱または発疹（自己免疫疾患，敗血症性関節炎）

4 発達とその評価

- 何らかの遅れがあれば通常，親は心配するが，正常発達の指標を知らないだけなのかもしれない。そのため，就学前における節目ごとの重要な時期または予防接種などの医療機関受診の際に，熟練した医療専門家による発達評価が行われるべきである
- 発達は子どもの健康の重要な指標である。発達の遅れや異常は，将来深刻な結果を招く可能性がある
- 発達の問題は，遺伝性疾患，神経解剖学的構造異常や先天性代謝異常などの重要な病的状態を強く示唆しうる

発達評価を行うときのコツ

- 多くの場合，年少児はすぐには協力してくれないので，早めに形式ばらない状態で彼らを観察する機会を利用する
- 両親の報告にかなり頼らざるを得ないが，できる限り子どもを観察し，テストすることで，これらの報告を検証する
- 発達指標をすべて覚えるのは難しいので，重要な年齢（月齢）の必須項目を確実に頭に入れておく
- 課題は一度に1つだけ与える
- 早産児の場合，2歳までは月齢を修正する
- 発達指標を認証されたツール（例：Schedule of growing skills[*1]）で評価する
- その遅延が，全般的なものか特定の限られた発達領域だけのもの（例：発語および言語発達のみの遅れ）かを，はっきりさせる
- 数か月かけて評価を繰り返し，新しい機能の発達速度を測定する

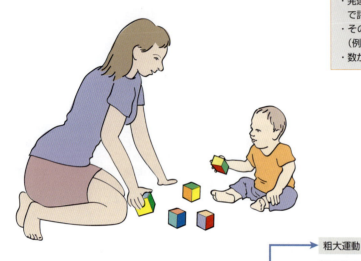

系統的に発達の4つの領域について順番に評価する
- 粗大運動
- 微細運動
- 発語と言語
- ソーシャル・スキル（社会技能）
- 視覚と聴覚も

粗大運動の発達

腹臥位

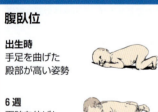

出生時 手足を曲げた殿部が高い姿勢

6週 下肢を伸ばし骨盤部が平らになる

4か月 前腕で支えて頭と肩を持ち上げる

6か月 腕を伸ばし，床から胸を持ち上げる

引き起こし反応

出生時 頭が体に完全に遅れる

6週 頸定が発達してくる

4か月 頭が遅れずについてくる

座位

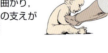

6週 背が曲がり，大人の支えが必要

6〜7か月 自分の両手で支えて座る

9か月 1人で座位がとれる

立位と歩行

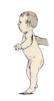

6か月 支えれば立てる

7〜10か月 はいはい／お尻をついていざる

10か月 つかまり立ちができる

12か月 立ち上がり，片手を引けば歩ける

15か月 1人で歩き，物を拾うときはかがむ

[*1] 訳注：英国でよく使われている発達検査キットの1つである。0歳から5歳までが対象。日本では遠城寺式乳幼児分析的発達検査法，新版K式発達検査，KIDS（キッズ）乳幼児発達スケールなどがある。

微細運動の発達

手を伸ばして握る

4か月 ガラガラを握り，意図的に振る

5か月 物に手を伸ばしてつかむ

6か月 片手からもう一方の手に物を持ちかえる

7か月 手づかみで食べる

積み木を積む

12か月 検者に積み木を渡す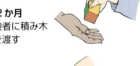

15か月 2個の積み木を積む

18か月 3〜4個の積み木を積む

手指の巧緻性

5か月 手のひら全体で握る

9か月 不完全だが，指でつまむ

10か月 ビーズを指さす

12か月 指で上手につまむ（ピンセットづかみ）

鉛筆での描画

18か月 なぐり書きをする

3歳 円を書く

4歳 ×を書く

5歳 三角形を書く

発語と言語発達

発語

3か月 声を出す（アー，ウー）

8か月 意味のないダダ・ババなどを言う（ダダ ババ ママ）

12か月 2〜3語，意味のある単語を言う（ママ）

18か月 10語を話す（あんがとう くまちゃん ミルク いぬ イヤ！ おふとん クッキー ババ）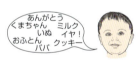

24か月 2語文を話す（ババ，行った）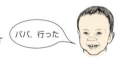

3歳 完全な文章でひっきりなしに話す（くまちゃんがねんねするよ くまちゃん疲れたって おやすみくまちゃん）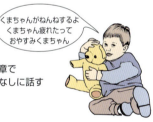

社会性の発達

6週 あやすと微笑む

16週 声を出して笑う

7か月 人見知りをする

9か月 いないいないバーをする，バイバイと手を振る

15か月 コップから飲む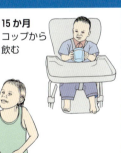

18か月 スプーンを使って1人で食べる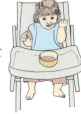

約2歳半（個人差が大きい）日中の排泄の自立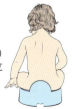

3歳（ボタンの掛け外しを除いて）1人で服を着られる

14 Part 1 小児の評価

発達過程の評価は，小児とのあらゆる臨床的関わりにおいて重要である。幼少期における正常の発達過程を理解し，さまざまな年齢の乳児および小児の発達を評価できる技能を身につけていくことが大切である。

発達指標

すべての発達指標を覚えるのは難しいので，以下の表に示す必須項目を頭に入れておくようにする。

覚えておくべき必須発達指標

年齢	発達指標
4〜6 週	顔をじっと見る
	あやすと微笑む
6〜7 か月	支えなしで座る
9 か月	1 人で座位がとれる
10 か月	指でつまむ
	バイバイと手を振る
12 か月	1 人で歩く
	有意語を 2〜3 語話す
18 か月	スプーンを使って自分で食べる
	物を指さす
	3〜4 個の積み木を積む
	落とさないでボールを投げる
24 か月	2〜3 語からなる文章を話す
	走る
	ボールを蹴る

発達上注意すべき徴候

発達指標の達成年齢には，大きな個人差がある。発達の重要な問題の手がかりとなる注意すべき徴候を次の表に示す。

発達上の手がかりとなる注意すべき徴候

年齢	注意すべき徴候
いかなる年齢でも	母親が心配している
	以前できた項目に退行がみられる
生後 10 週	笑わない
生後 6 か月	原始反射の残存
	斜視の残存
	片方の手(腕)しか動かそうとしない
	人，おもちゃ，音にほとんど興味を示さない
生後 10〜12 か月	座らない
	ダダ，ババなどの繰り返し音を言わない
	指でつまむことができない
	モグモグできない
生後 18 か月	1 人で歩けない
	6 語未満しか話せない[*1]
	何でも口に入れ，よだれが持続する
2 歳半	2〜3 語文が話せない[*2]
	1 語の指示に従えない
	1 枚もページをめくれない
	象徴的な遊び(見立て遊び・ごっこ遊び)をしない
4 歳	理解のできない会話をする

キーポイント

- 就学前のいろいろな乳幼児の発達を評価することで，自らの検診技能を磨く
- 早産児では月齢の修正をすること。ただし，早産児は発達の遅れのリスクが高いことを忘れない
- 早期発見は基礎疾患の診断を助け，その子どもを的確な療育につなげることができる
- 発達遅滞の原因については 41 章を参照

---

*1 訳注：日本では，「有意語が#語ないと要注意」として乳幼児健診でのスクリーニング基準が自治体によって決まっているところもあり，#は 3 語だったり 5 語だったりしているが，実際の臨床の現場では，有意語が 1，2 語しかなくても，宇宙語のような独り言を言い，視線を合わせてこちらの身振りなしの簡単な口頭指示を理解し，欲しいものを(自分の指や腕で)示せるのであれば，経過観察とすることも多い。すなわち，有意語の数のみならず，発語の仕方や関わり合い方，理解度などを総合的に判断する必要がある。

*2 訳注：一般的には日本では「2 歳で 2 語文が出ているかどうか」をポイントとすることが多いが，実際には，2 歳で 2 語文がまだ出ていなくても，言語理解がよければ単語数語でも問題ないとされる。言語理解が正常の児は，3 歳までに急激に言葉が増える。逆に 3 歳までに言語表出が増えない児は，言語理解の遅れがないか再度評価する必要がある。

5 成長と思春期

成長

小児の成長の評価には，正確な測定が不可欠である。成長を評価するには，対象とする児の測定値を標準成長曲線上に記入する。成長に関して心配がある場合は，最低4〜6か月あけて2回測定し，成長率を評価しなければならない。

身長（立位：height）
- 適切に調整された身長計を用いる
- 児は裸足で，膝を伸ばさせ，足底を平らに床に着けさせて測定する
- 児にそっと背を伸ばさせ，測定値を読む

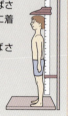

身長（臥位：length）
- 2歳までの児は，臥位で測定すべきである
- 乳児の身長測定には熟練を要する
- 適切な測定器具を用い，2人で児を固定して測定する

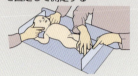

体重（weight）
- 体重計は正確に調整されていなければならない
- 乳幼児は裸で測定する（おむつは外す）
- 年長児は下着だけにして測定すべきである

頭囲（head circumference）
- 柔軟性のある，伸びないテープを用いる
- 連続して3回測定し，最大値を後頭前頭囲（OFC）とする

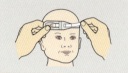

成長曲線

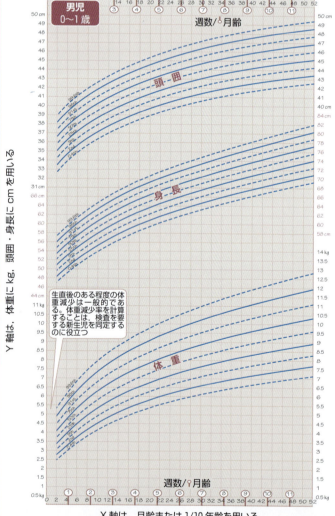

成長曲線への記入
英国では，0〜4歳の小児にはUK-WHO成長曲線を用いる。それ以上の年長児では1990年の英国成長参考値とWHO成長標準値を組み合わせて使用する[*1]。
- 9本の等間隔のパーセンタイル曲線が示されている
- 体重のパーセンタイル曲線はすそ広がりになっており，体重の重いほうに分布が偏っている
- 50パーセンタイルはその集団の中央値（median）である
- 98パーセンタイル上の測定値は，それよりも身長が高いか体重の重い児は2%しかいないことを表す
- 2パーセンタイル上の測定値は，それよりも身長が低いか体重の軽い児は2%しかいないことを表す

記入時の原則
- 測定値は点で記入すべきである（×や○は用いない）
- 早産児の場合，少なくとも1歳までは月齢の修正を行う
- 身長は2歳から思春期までは通常，同じパーセンタイル曲線上で経過する
- 乳幼児期の最初の1〜2年間は，正常でもパーセンタイル曲線を横切る発育をすることがあるが，成長障害（failure to thrive）の問題がないかどうかは検討しておく必要がある（18章参照）
- 児の最終身長は，両親のパーセンタイル値の中間になると予測される

出典：WHO Growth Charts. 2010. http://www.cdc.gov/growthcharts/who_charts.htm

[*1] 訳注：日本の母子健康手帳には，3〜97パーセンタイルの範囲を示した標準成長曲線が表示されている。医療機関では，2000年版の標準成長曲線（平均と標準偏差で表示）が広く用いられている。

成長曲線の例

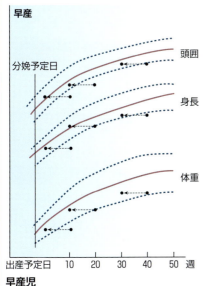

早産児
- この児は在胎30週で出生し，現在，生後40週（修正10週齢）である。横向きの矢印は，3回すべての受診における修正週齢を示している

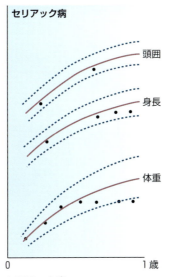

セリアック病
- 離乳期に小麦を食べさせてからの体重減少に注意する
- 身長の低下はその後に起こってくる

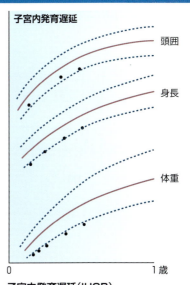

子宮内発育遅延（IUGR）
- 低出生体重児
- IUGR児の多くはキャッチアップを示すが，この児では明らかに認められず，成長の潜在能力が低いのかもしれない
- この児は頭囲や身長も影響を受けているので，妊娠初期からIUGRが始まっていた可能性がある

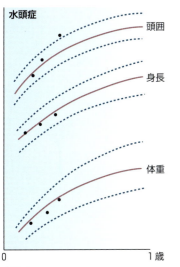

水頭症
- 頭囲は上向きにパーセンタイル曲線を横切っている
- 正常児の大頭の場合は，上方であっても，パーセンタイル曲線と平行な発育を示す

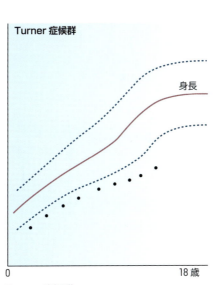

Turner症候群
- 幼少期からの低身長
- 思春期の成長スパートを欠く
- この症例では，年少のうちに，成長を促す治療を受けるため，専門医に紹介すべきであった

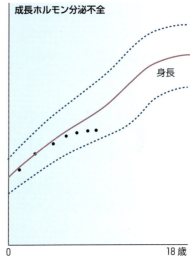

成長ホルモン分泌不全
- 年齢が進むにつれて，患児の身長が標準曲線から下へずれていくことに注意する
- 成長ホルモン分泌不全はまれである
- 先天性であるかもしれないが，成長が6歳で停滞しているため，脳腫瘍による下垂体機能不全を考慮すべきである
- 後天性の甲状腺機能低下症も類似の成長パターンを示す

思春期

思春期は，外性器，乳房，二次性徴の臨床所見によって評価される。評価の指標は，Tanner 分類として知られている。

男児

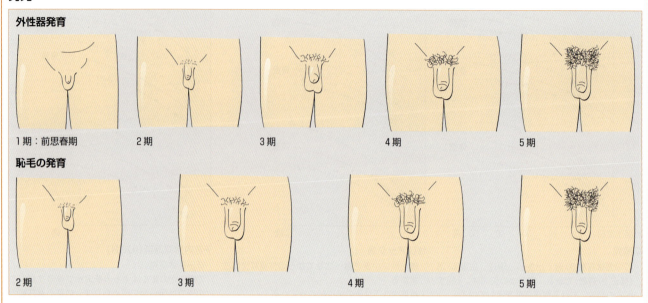

女児

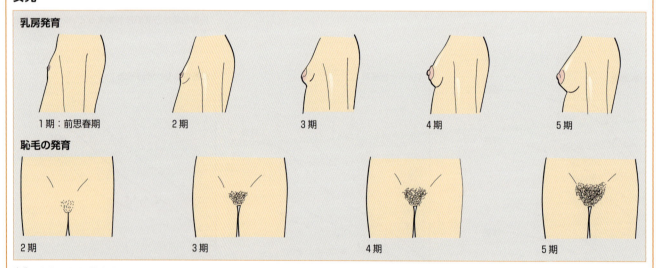

出典：Heffner, L. J. (2010) Chapter12, *The Reproductive System at a Glance*, 3rd edition, Blackwell Publishing Ltd., Oxford.

思春期の原則[*1]

- 思春期の最初の徴候は通常，男児では精巣の発育，女児では乳房の発育である
- 思春期の開始が女児で8歳半，男児で9歳半より早い場合，思春期早発である
- 思春期の開始が女児で13歳，男児で14歳以降の場合，思春期遅発である
- 成長のスパートは，女児では思春期のはじめに，男児では思春期の終わりにみられる
- 初潮は思春期の終わりにみられる。16歳までに初潮がない場合，遅延とされる

[*1] 訳注：英国の思春期早発，遅発の診断基準は，日本とは異なる。思春期早発の日本の診断基準は，男児の場合，(1) 9歳未満で精巣，陰茎，陰嚢などに明らかな発育が起こる，(2) 10歳未満で恥毛発生をみる，(3) 11歳未満で腋毛，ひげの発生や声変わりをみることであり，女児の場合，(1) 7歳6か月未満で乳房発育が起こる，(2) 8歳未満で恥毛発生，または小陰唇色素沈着などの外陰部早熟または腋毛発生が起こる，(3) 9歳未満で初潮をみることである。思春期遅発の日本の診断基準は，男児は17歳，女児は15歳で，思春期徴候の現れない場合となっている。

6 検査結果の解釈
1：血液一般検査と生化学検査

血液一般検査

正常値
- ヘモグロビン　11〜14 g/dL
- ヘマトクリット　30〜45%
- 白血球数　6〜15×10³/μL
- 網赤血球　0〜2%
- 血小板数　15万〜45万/μL
- MCV　76〜88 fL
- MCH　24〜30 pg
- 赤沈　10〜20 mm/時

血液像

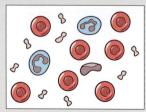

血液像は，赤血球，白血球，血小板を示す。血液像は異常な形態を示す細胞（例：球状赤血球症）や幼若な細胞（例：白血病のリンパ芽球）を見つけるのに役立つ。鉄欠乏性貧血では，淡色（低色素性）の赤血球が認められる

赤血球
- 赤血球数低値または赤血球内のヘモグロビン低値は，貧血を表す。赤血球数が多すぎると，多血症となる。（出生時は多血傾向があるが）生後6週間で赤血球数は下がっていく

Coombs試験
- 血液凝固を引き起こす赤血球表面に結合するIgG抗体の存在を検出する
- 自己免疫性溶血性貧血や新生児の溶血性疾患などの免疫を介する溶血性貧血の診断に役立つ

平均赤血球容積（MCV）
- 赤血球の容積を測定する
- 小球性貧血（MCV＜76 fL）の原因は通常，鉄欠乏，サラセミア，鉛中毒などである
- 大球性の赤血球を認める場合には，葉酸欠乏を考える

平均赤血球ヘモグロビン濃度（MCH）
- 単位赤血球あたりのヘモグロビン量を表す。鉄欠乏では通常，低下する（低色素性）

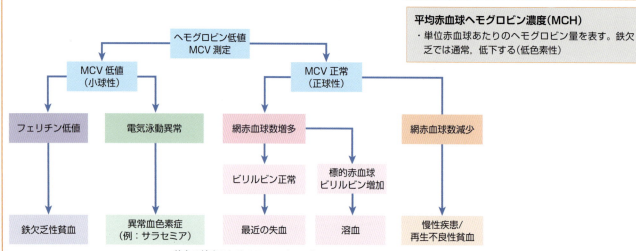

貧血の検査のためのフローチャート

血小板
- 血小板増多の原因は通常，出血や炎症（例：川崎病）などである
- 血小板減少は一般に，自然発症的な挫傷や出血のリスクが高い特発性血小板減少性紫斑病（ITP）で認められる。新生児で認められた場合は，母体由来IgGによる同種免疫性血小板減少症の可能性がある
- 時に血小板の機能異常（例：von Willebrand病，Glanzmann病やBernard-Soulier病）が存在する場合があり，追加の検査が必要となる

凝固
- 被検/対照プロトロンビン時間（PT）比は，国際標準率（INR）の計算に用いられる。正常は1.0である。主に外因系の凝固因子の異常を検出する。ビタミンK欠乏，肝疾患，播種性血管内凝固（DIC）でPTが延長する
- 活性化部分トロンボプラスチン時間（APTT）は，内因系の凝固経路を反映する。ヘパリンの過剰，DIC，血友病AでAPTTが延長する
- フィブリン分解産物（FDP）はDICで増加する
- 出血時間：文字どおり，人工的につくった傷からの出血が止血するまでに要する時間。von Willebrand病や血小板減少症で延長する
- 血友病や他の出血傾向を示す疾患が疑われる場合は，各疾患に特異的な凝固因子活性を測定する

白血球
- 白血球増多では，まず感染を考える。好中球増多や"核の左方移動"（未熟な好中球増多）を示す場合は，細菌感染の可能性が高い。ウイルス感染症，非典型的細菌感染症，百日咳では，リンパ球増多の頻度が高い
- 好中球減少（好中球数＜1.0×10³/μL）は，重症感染症や免疫抑制で起こる。日和見感染のリスクも高くなる
- 白血病：通常，芽球を伴った白血球増多（時に白血球減少）が認められる。骨髄穿刺が必要である（52章参照）

血液ガス検査結果の解釈

pHの測定によって，血液の酸性度を知ることができる。血液ガスは，動脈血を測定するのが理想的である。新生児や乳児では，時に毛細血管血が用いられるが，この場合，P_{O_2}は当てにならない。pHが高くなる場合をアルカローシスといい，pHが低くなる場合をアシドーシスという。pHはlog表示のため，pHの変化がわずかであっても，水素イオン濃度の変化は大きくなる。血液がpH7.0未満の重篤なアシドーシスになると，正常な細胞機能が失われてしまう。アシドーシスとアルカローシスの両方に，代謝性と呼吸性の原因がある（下図参照）。pHとP_{CO_2}のパターンによって，どの型の異常かが判別できる。

代謝性アシドーシス
- 重篤な胃腸炎
- 胎児・新生児仮死（乳酸の上昇）
- ショック
- 糖尿病性ケトアシドーシス
- 先天性代謝異常
- 重炭酸イオンの喪失（腎尿細管性アシドーシス）

呼吸性アシドーシス
- 呼吸不全や低換気

代謝性アルカローシス
- 通常，嘔吐による（例：肥厚性幽門狭窄症）

呼吸性アルカローシス
- 過換気（例：不安発作）
- サリチル酸中毒：最初は過換気を引き起こし，その後，過剰な酸によって代謝性アシドーシスとなる

$$CO_2 + H_2O \rightleftharpoons H_2CO_3 \rightleftharpoons H^+ + HCO_3^-$$

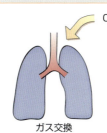

酸塩基平衡の調節

ガス交換　　　腎臓における調節

腎臓は，重炭酸イオンの分泌量を調節することで代償している。持続的な呼吸性アシドーシスの場合には，CO_2貯留によって産生される酸を緩衝するため，重炭酸イオンの蓄積が起こる。このため，**呼吸性アシドーシスが代償されている場合**には，pHは低下または正常，P_{CO_2}は上昇，重炭酸値は異常高値となる。

動脈血ガスの正常値
- pH　7.35〜7.42
- P_{CO_2}　4.0〜5.5 kPa（30〜41 mmHg）
- P_{O_2}　11〜14 kPa（82〜105 mmHg）（小児）
  8〜10 kPa（60〜75 mmHg）（新生児）
- HCO_3^-　17〜27 mmol/L

血液ガス異常の解釈の仕方

	pH	P_{CO_2}	P_{O_2}	HCO_3^-
代謝性アシドーシス	低下	正常	正常	低下
呼吸性アシドーシス	低下	上昇	正常/低下	正常
代謝性アルカローシス	上昇	正常	正常	上昇
呼吸性アルカローシス	上昇	低下	正常/上昇	正常
代償性呼吸性アシドーシス	正常	上昇	正常	上昇

電解質と生化学検査

正常範囲
- Na^+　135〜145 mEq/L
- K^+　3.5〜5.0 mEq/L
- Cl^-　96〜110 mEq/L
- HCO_3^-　17〜27 mmol/L
- Cr　20〜80 μmol/L（0.23〜0.90 mg/dL）
- BUN　2.5〜6.5 mmol/L（6〜20 mg/dL）
- Glu　3.0〜6.0 mmol/L（54〜108 mg/dL）
- Ca^{2+}　2.15〜2.70 mmol/L

Na^+不均衡の原因
高Na血症（Na^+ > 145 mEq/L）
- 脱水：体液の喪失または下痢
- 過剰なNa^+摂取
  - 不適切な食事組成
  - 故意の食塩中毒（非常にまれ）

低Na血症（Na^+ < 135 mEq/L）
- Na^+の喪失
  - 下痢（特に，補水液が低張な場合）
  - 腎臓からの喪失（腎不全）
  - 囊胞性線維症（発汗による喪失）
- 水分過多
  - 過剰な静脈内への輸液
  - 抗利尿ホルモン不適合分泌症候群（SIADH）

特徴的な血清電解質異常は，時に診断の助けとなる
- 肥厚性幽門狭窄症：代謝性アルカローシスのことが多く，低Cl血症，低K血症（繰り返す嘔吐および胃酸の喪失による）かつ低Na血症となる
- 糖尿病性ケトアシドーシス：代謝性アシドーシスで，重炭酸イオンの著しい低下，K^+・BUN・クレアチニンの上昇，血糖の異常高値がみられる
- 胃腸炎：BUNは上昇するが，血清Na^+値は，下痢便中のNa^+量や投与された輸液の種類によって上昇したり低下したりする

K^+
- 高K血症：血清K^+値が高いと重篤な不整脈を起こすため，迅速な対応が必要である。まず，心電図で幅の広いQRS波やテント状T波の有無を確認する。治療には，サルブタモールの投与，インスリン・デキストロース（グルコース）療法（K^+の細胞内への取り込みを促進する），Ca製剤の経直腸投与などがある。
- 高K血症の原因（> 5.5 mEq/L）
  - 腎不全または急激な乏尿
  - 著明な溶血または組織壊死
  - 先天性副腎過形成
- 低K血症（< 3.5 mEq/L）：低K血症は，筋力低下，イレウス，傾眠傾向の原因となる
- 低K血症の原因
  - 下痢・嘔吐
  - 利尿薬による治療
  - 摂取不足（例：飢餓）

Ca^{2+}
- 低Ca血症はビタミンD欠乏症が原因のことが多く，筋力低下，テタニー，不整脈およびけいれんを呈しうる。先天性低Ca血症は，DiGeorge症候群における副甲状腺機能低下症で引き起こされる
- 高Ca血症は小児期にはまれである。さまざまなタイプの副甲状腺機能亢進症が存在しうる。Williams症候群や新生児皮下脂肪壊死症で高Ca血症が認められることがある

検査結果の解釈2：放射線診断

胸部X線写真読影のポイント

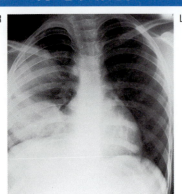
右中葉と上葉の肺炎のX線像

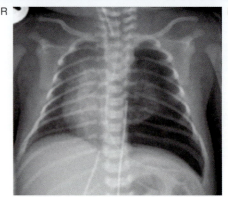
縦隔右偏位を伴った左側の緊張性気胸のX線像

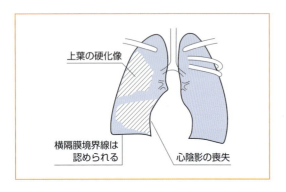

胸部X線検査

小児では，呼吸器疾患の頻度が高いため，胸部のX線写真を正確に読影できることはきわめて重要である．はっきりしない場合には，経験豊富な放射線科医に画像を相談すべきである．

- 患者の名前，日付，方向(左右)を確認する
- 透過性を確認する：椎体が心陰影の後ろ側に見えるのが望ましい
- 両鎖骨の頭部や両側の肋骨の形を見比べて，脊椎が中央にあること(左右対称であること)を確認する
- 中心静脈カテーテルのような異物の有無についてもコメントする
- 骨の構造(骨折，非対称，半椎のような異常の有無)について検討する．肋骨骨折は，患側にX線フィルムを置いた場合に最も見やすい
- 両側の横隔膜，肋骨横隔膜弓(角)が明瞭に見えていることを確認する．肝臓があるため，右の横隔膜は左に比べて高い位置にある．横隔膜下に空気像がないことを確認する(ある場合は腸管穿孔が疑われる)
- 心陰影をみる：最大でも，胸郭の幅の半分以下(心胸郭比＜0.5)が正常．ただし，乳児では胸部の前から後方に向かって撮影するため，心陰影の最大幅はより大きく見えることがある
- 縦隔をみる：乳幼児では，胸腺が心臓の真上に"ヨットの帆"のような陰影で見えることに注意する
- 肺の膨張をチェックする：肺野にエアートラッピング(air trapping)があると，横隔膜の位置は背側で第9肋骨よりも下になり，心陰影は細長く見える
- 硬化像，血管陰影，異常な腫瘍性病変，異物などの所見がないか，肺野を調べる
- 肺紋理がちょうど肺野の端のところで終わっていることをチェックする．そうでない場合は，気胸(暗い場合)か胸水(不透明な場合)を考えるべきである
- 硬化像には，斑点状のものや高密度の肺葉状に見えるものがある．どの肺葉病変なのかを正確に知るためには，側面像が必要である．目安としては，右中葉に硬化性病変があると右の心陰影が不明瞭となり，右下葉に硬化性病変があると右の横隔膜陰影が不明瞭となる
- 左肺の舌区に感染がないか，常に心陰影の"後ろ側"も注意して見るべきである．縦隔が不透明な領域側に偏位している場合は，硬化性病変よりも無気肺を考えるべきである

磁気共鳴画像(MRI)検査

MRIは，ラジオ波と強力な電磁場によって，異なる組織を識別する詳細な画像をつくり出す．どのような面の画像も撮ることができ，電離放射線がないという大きな利点がある．撮影装置は狭苦しく，音が大きいため，年少児の場合には鎮静が必要となる．

MRIは，脂肪を多く含む組織と水を多く含む組織を識別するのに特に優れている．脳の白質と灰白質も識別可能である．脊髄を含む中枢神経系異常を精査する場合に，選択すべき検査である．複雑な心臓や関節の画像検査としても使用することが多くなっている．標準的なT2強調画像では，水(例：髄液や浮腫)は白く見え，T1強調画像では黒く見える(図6.1〜6.3)．

図 6.1　乳児の脳の T2 強調軸位断像。皮質（暗灰色）と深部の白質（淡い灰色）が鮮明に区別できる。側脳室は髄液で満たされている。両側の出血（黒い部分）が脳室上衣下（矢印で示された側脳室外壁）に認められる。

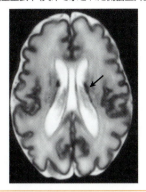

図 6.2　T1 強調矢状断像。脳周囲の髄液（暗い部分）の増加があり，脳萎縮を示す。脳梁，脳幹，小脳が鮮明に描出されている。

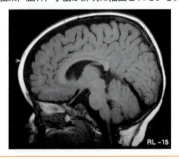

図 6.3　T1 強調矢状断像。大きな視神経膠腫を示す（矢印）。充実性と嚢胞性の部分からなる不均一な性状となっている。この腫瘍は，1 型神経線維腫症との関連が特徴的である。

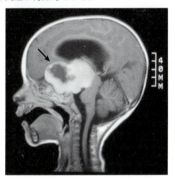

コンピュータ断層撮影（CT）検査

CT もまた，軸位断像（全身の"スライス"）を描出する。MRI 検査に比べて撮影時間が非常に短く，装置音も静かであまり閉鎖的ではないので，小児でも覚醒したまま検査ができる。頭部外傷の評価や肺病変の描出に有用であり，特に急性出血の検出に優れている。欠点は，放射線被曝量が多いことである（図 6.4，6.5）。

超音波検査

超音波検査は安全で，非侵襲的であり，装置を患者のベッド

図 6.4　CT 像。左側の頭頂後頭部の頭蓋骨折による大きな硬膜外血腫を示す。正中線の偏位と左側脳室の圧排が認められる。

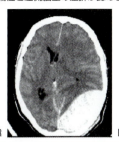

図 6.5　CT 像。右肺上葉の虚脱と気管支拡張症を示す。

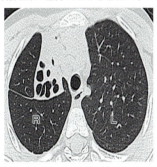

サイドまで持っていけるなど，小児に対しては優れた検査法である。腹部や骨盤腔内の臓器を検査するのに頻用され，新生児から乳児期早期においては，脳や脊髄の描出に使うことができる。また，リアルタイムで検査を行える利点もある。通常，在胎 18～20 週に行われる出生前超音波検査で，先天性の異常が見つかる例が増えている（図 6.6，6.7）。

図 6.6　早産児の大泉門からの超音波検査冠状断像。側脳室は拡張し，右脳室内出血と壁側の静脈梗塞を認める（矢印）。

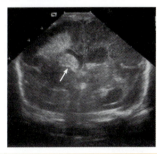

図 6.7　腎臓の超音波検査所見。著しい水腎症を認める。

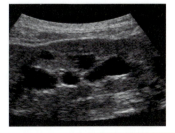

検査結果の解釈 3：微生物学

　感染を検出するには，さまざまな方法がある。血中の炎症性マーカーの変化をみるような非特異的な方法もあれば，特定の感染についての特異的な情報を得られるような方法もある。感染病原体の証明として，直接的な同定法〔例：顕微鏡検査，抗原同定法，ポリメラーゼ連鎖反応（PCR）法〕，抗体反応検査（血清学）あるいは本来無菌的な部位からの病原体の培養検出などがある。

感染の非特異的な指標	
白血球増多	白血球増多（>15×10³/μL）は，炎症や感染を示唆する
	好中球増多がある場合は，細菌感染を疑う
	リンパ球増多は，ウイルス感染やある種の細菌感染（例：百日咳）で認められる
C反応性蛋白（CRP）	急性相蛋白で通常，感染後24時間以内に上昇する
赤沈	炎症の非特異的な指標で，ほとんど使われない

血液培養

　血液からある細菌（または時に真菌）が純培養された場合は，感染の起因菌と断定できる。しかし，複数の病原体が培養検出されたり，分離菌が皮膚の常在菌のような病原性の低い細菌（例：コアグラーゼ陰性ブドウ球菌）であったりする場合，その結果の解釈については十分注意する必要がある。血液検体の採取の方法はきわめて重要で，消毒液で皮膚を十分に清潔にし，無菌的操作で行わなければならない。非常に少ない採血量（1 mL未満）だと検出率は低下する。血液培養は，結果の判明までに24～48時間かかるため，通常，臨床的に疑われた感染を後から確定診断するために使用されている。血液培養は，起因菌の薬剤感受性の情報を提供し，適切な抗菌薬治療に役立つ。最新の血液培養系は，小児の重大な菌血症を1つの培養液で検出できるように特別に考案されている。通常とは異なる培養結果が得られた場合は，必ず感染症の専門家に相談すべきである。

感染の血清学的証明

　特定の病原体に対する抗体検査によって，有益な情報が得られる。事前の免疫状態（例：B型肝炎ワクチンを接種した，感染リスクのある小児）をチェックしたり，既感染〔例：サイトメガロウイルス（CMV）〕を確認したりすることは重要である。IgG抗体は感染後，長期に存在する傾向があり，一方，IgM抗体は直近の感染を示唆する。このことは，新生児期には重要であり，IgG抗体は経胎盤性に母体から胎児に移行するため，先天感染（例：梅毒）と母体の感染なのかを区別できる。感染に対する抗体反応は，"力価"で表されることが多い。力価とは，ある抗体が検出できる患者血清の最大希釈の逆数である（例：1,024倍の力価というのは，患者血清を1,024倍に希釈しても抗体を同定できるということを表している）。力価が高いほど，抗体量も多いということである。抗ストレプトリジンO抗体価（ASO価）は，時に，リウマチ熱での溶血性レンサ球菌（溶連菌）感染の指標として使用されている。

直接的な検出法

　分子生物学的手法によって，従来，培養が困難であったウイルスのような病原体の検出が，今や可能である。これらの検査には，免疫蛍光法〔例：細気管支炎の小児の咽頭分泌物中からRSウイルス（RSV）を検出〕や特異的なプライマーを使って細菌やウイルスのDNAを増幅するPCR法がある。PCR法は，単純ヘルペスウイルス（HSV），BおよびC群髄膜炎菌（*Neisseria meningitidis*），HIVなどの小児の多くの重要な感染症の診断に有用である。これらの検査は，抗菌薬治療開始後の病原体の特定やウイルス性の中枢神経系感染症の診断に，特に役立っている。

腰椎穿刺と髄液検査

　腰椎穿刺は通常，髄膜炎を診断したり除外したりするために行う。頭蓋内圧亢進がある場合，循環不全状態（例：敗血症性ショック）にある場合，血小板数の減少や凝固異常がある場合は，行うべきではない。スタイレット付きの腰椎穿刺針を椎体間からくも膜下腔へ進め，数滴の髄液を採取し，微生物学的検査や蛋白・糖濃度の測定を行う。髄液検査には，顕微鏡検査，培養，その他の直接検出法（例：PCR法によるDNA検出）がある。正常な髄液は通常，"水様透明"である。不透明ならば，感染または出血が疑われる。血性の髄液が透明になれば，通常，手技の失敗によるものと考える。血性の髄液が続く場合は，広範な頭蓋内出血を疑うべきである。陳旧性の出血の場合は，"キサントクロミー"といわれる黄色調の外観となる。ルー

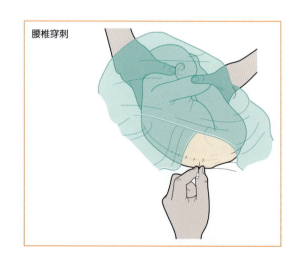

腰椎穿刺

髄液の分析

	正常	細菌性髄膜炎	ウイルス性髄膜炎
外観	水様透明	白濁, 病原体検出	透明
白血球数	<5/μL	↑↑↑(多核球)	↑(リンパ球)
蛋白質	0.15〜0.4 g/L	↑↑	正常
グルコース	>50%血糖	↓	正常

チンの検査ではないが，マノメータを使って髄液圧の測定も行われる。

これらは，各病原体による典型的な髄液所見を表しているが，すでに治療が行われている場合や特殊な病原体による感染の場合は，異なった検査結果になることもある。例えば，リステリア・モノサイトゲネス(*Listeria monocytogenes*)による髄膜炎では，髄液はリンパ球増多を示す。

尿検査

新鮮尿は，可能ならば，中間尿を無菌の容器で採取したものが望ましい。乳幼児では，採尿パックを外陰部に貼って採尿するが，しばしば会陰部の細菌によって汚染されてしまうため，カテーテル採尿または膀胱穿刺が行われることもある。
- 尿を観察する：混濁(感染を疑う)しているか？　透明か？
- どんな色か？：ピンク色や赤い場合は下部尿路からの血尿を，(コーラのような)褐色であれば腎性の血尿や溶血性疾患(ヘモグロビン尿)を疑う
- 尿の臭いをかぐ。ケトン臭や感染時の魚臭などがある。異常な臭いがする場合は，先天代謝異常を疑う
- 一般の尿検査試験紙を使って尿検査をする。これにより，以下のことがわかる
  ・蛋白：感染，腎障害やネフローゼ症候群
  ・グルコース：糖尿病
  ・ケトン体：糖尿病性ケトアシドーシス(DKA)
  ・白血球や亜硝酸塩：感染を疑う
- これらの試験紙は血液に鋭敏であり，たとえ外観が透明に見える尿であっても血尿を検出できる
- 顕微鏡で，白血球，赤血球，円柱，微生物の有無を検査する。感染を疑う場合は，細菌培養検査を行う。単一の細菌が10^5コロニー形成単位(cfu)を超え，尿中白血球が50細胞/μLを超えていれば，尿路感染症と診断する。膿尿のない尿路感染症はきわめて少ない

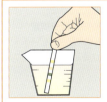 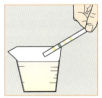 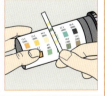

免疫学的検査

免疫不全が疑われる場合(重篤な，反復するまたは一般的でない感染：25章参照)や，若年性関節(47章参照)，全身性エリマトーデスや腎臓疾患などの自己免疫疾患がある場合，免疫学的検査が必要になる。

臨床診断を確定するために，または病歴や診察によって免疫異常が示唆される場合に限り，免疫学的検査を行うべきである。時に，より深刻ではあるがほとんど可能性のない疾患を除外するために施行されることがある。何らかの異常を"釣り上げたい"がために盲目的に検査をすることは，予期しない結果が出ると，しばしば不安を生み，さらなる検査を増やすだけである。

基本的な免疫学的検査には以下が含まれる。

白血球数	好中球とリンパ球を含む総白血球数を確認する(例：周期性好中球減少症)
T細胞分画	CD4陽性およびCD8陽性T細胞の数を確認する(例：HIV感染症)
免疫抗体 (IgG, IgM, IgAおよびIgE)	X連鎖無ガンマグロブリン血症や重症複合免疫不全症(SCID)などの，反復感染を伴う免疫不全症の検査
機能性抗体	ある免疫刺激(例えば，インフルエンザ桿菌に対する予防接種など)で，十分に免疫が反応するかを，特定IgGを検出して調べる
補体	特定の免疫介在性の腎疾患(例：膜性増殖性糸球体腎炎)では低値になりうる。補体欠損症(例：C3欠損症)は，莢膜をもった病原体(例：髄膜炎球菌 *Neisseria meningitidis*)の反復感染と関係がある
特異的IgE抗体	アレルギー性疾患の検査に用いられる(57章参照)
特異的抗体マーカー	セリアック病における抗組織トランスグルタミナーゼ2型(tTGA$_2$)抗体(34章参照)，若年性特発性関節炎における抗核抗体(ANA)(47章参照)

キーポイント
- 検査をオーダーする前に，その結果によって治療がどう変わる可能性があるかを考える
- 臨床的評価に基づく鑑別疾患を念頭に置いて，検査を絞るよう努める
- 検査は，重要または重篤な疾患をすぐに除外するのに役立つこともある(例：尿検査試験紙，髄液の顕微鏡検査)
- 検査を行った際は，必ず結果を確認し，適切に対応すべきである

7 スクリーニング

スクリーニング予定表（英国）

母体血液検査[*1]
- 鎌状赤血球症
- サラセミア

Down 症候群
- 生化学スクリーニング（トリプルテスト＝αフェトプロテイン，hCG，エストリオール）のみか，コンバインドテスト（トリプルテストに妊娠 11～13 週にエコーでの後頸部浮腫の測定を追加）
- 英国ではすべての妊婦に提示される[*2]
- スクリーニング陽性なら侵襲的検査が提示される（絨毛採取または羊水穿刺）

先天異常スクリーニング
- 妊娠 18～20 週での詳細なエコー検査
- 骨格異常
- 中枢神経異常
- 神経管欠損
- 口唇裂
- 腎無形性や尿路閉塞性疾患
- 先天性肺奇形

新生児聴覚スクリーニング（出生時）
- コットでの耳音響放射検査
- 高リスク児や新生児スクリーニング未施行例では脳幹誘発電位

新生児身体診察
- 生後 72 時間と 6 週目（9 章参照）
- 股関節，心臓，眼科，精巣（男児）

新生児ろ紙血スクリーニング（日齢 5～8）
- （次頁の表参照）

学校健診
- 視覚，成長，肥満（就学前）
- 肥満（11 歳時）

タイムライン

- 週 0
- 8
- 11
- 13
- 15
- 18
- 20
- 36
- 40 出生

遺伝学的検査予定表

受胎前
- 妊娠前遺伝カウンセリング
- 両親の保因者検査
- 着床前検査（体外受精）

NIPT（non-invasive prenatal testing，無侵襲的出生前遺伝学的検査）
- 妊娠 10 週で，母体血中の胎児 cell-free DNA を検出する
- 21，18，13 トリソミー，Turner 症候群，単一遺伝子病も可能[*3]
- 100 例の Down 症候群のうち 98 例を診断可能

絨毛採取（妊娠 11～13 週）
- 胎児クリニックで絨毛の生検が行われ，胎児由来の細胞を抽出し，検査する
- 100 回中 2 回の流産のリスクがある
- 染色体異常の診断や遺伝子検査のために行う

羊水穿刺（妊娠 15 週から）
- エコーガイド下で羊水を採取し，胎児細胞を抽出する
- 流産率 1 %

新生児の遺伝学的検査
- 核型（13 トリソミーなどの染色体異常，5p- などの欠失）
- 染色体欠失や再構成などを特定する分子細胞遺伝学的検査
- 特定の遺伝子検査（嚢胞性線維症，血友病など）

臨床診断を確定するための遺伝子検査
- 筋強直性ジストロフィーの CTG リピート
- DiGeorge 症候群における 22 q 欠失

[*1] 訳注：日本では一般的でない。
[*2] 訳注：日本では全妊婦には行われていない。
[*3] 訳注：日本医学会が認定する実施施設で，適切な遺伝カウンセリングの下で行うことが推奨されている。21，18，13 トリソミーのみ検査可能。

スクリーニング

スクリーニングの目的は明らかに健康に見える人を対象に，今までに気づかれなかった疾患を診断することである。検査費用は，のちに発症したときの治療費とのバランスを十分に検討する必要がある。スクリーニングに適した疾患は以下のとおりである。
- 未発症または発症早期に見つけられること
- 治療可能であること
- 早期に治療することで予後が改善すること

スクリーニングプログラムは国によって異なる。英国における妊婦，新生児，小児のスクリーニングは http://www.screening.nhs.uk/England を参照。

妊娠中のスクリーニング

妊娠中は母親が保健サービスと関わりをもつことから(それはしばしば小児期以来の経験である)，遺伝性疾患や水平感染をスクリーニングする理想的な期間であり，通常母親自身も意識が高まっていることが多い。英国の妊婦は全例，梅毒，B型肝炎の感染の有無，風疹抗体価についてスクリーニングを受ける。HIVスクリーニングは全例に提示され，98%以上が受けている。鎌状赤血球症やサラセミア(人種によってはその他のヘモグロビン異常症)のスクリーニングも提示される。陽性の場合パートナーの検査が勧められ，両者が陽性(もしくは検査不可能)の場合，胎児の出生前診断が提案される。鎌状赤血球症は出生後の新生児ろ紙血を用いても検査される。胎児の主要臓器の重篤な異常を見つけるために，全妊婦は妊娠18〜20週時にエコースクリーニングを受ける。時にMRIや胎児心エコー，羊水穿刺といったより詳細な検査が追加される。両親に重篤な遺伝性疾患の濃厚な家族歴がある場合，着床前診断が提案されうる。

Down症候群のスクリーニング

Down症候群は1,000出生に1例(胎児600例に1例)認められる。母体年齢の上昇と関連する(30歳なら880分の1, 40歳なら100分の1)。95%は減数分裂時の染色体不分離により，3%が不均衡転座，1%がモザイクで，これは体の細胞のうち一部のみ21トリソミー細胞となっている。Down症候群胎児の約55%がスクリーニングにより出生前診断される。その場合，妊娠継続を選択する夫婦は5%のみである。Down症候群の出生前スクリーニングは母体の年齢を問わず全例に提示される。妊娠第1三半期では，エコーでの後頸部の皮膚厚(後頸部の皮下組織)の計測と血清のβ-hCG, pregnancy-associated plasma protein A(PAPP-A)の検査を含むコンバインドテストを行う。妊娠第2三半期ではクアトロテスト(血清β-hCG, αフェトプロテイン，インヒビンA，非抱合型エストリオール測定)が提示される。これらの検査から危険率が計算され，高値の場合，診断のための絨毛採取や羊水穿刺が急がれることになる。最近の研究では，母体血漿中の胎児由来のcell-free DNA断片が13, 18, 21トリソミーを検出するのに使用でき，擬陽性率が非常に低い(1%未満)ことが示されている。

新生児ろ紙血スクリーニング

日齢5〜8に助産師が新生児のかかとからろ紙血上にスポット採血を行う。以前の呼び名は"ガスリーカード"，現在ではろ紙血で，さまざま疾患の分析がされ，さらなる診断的検査のた

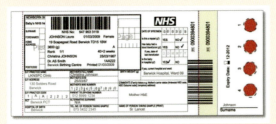

新生児足底採血検査(英国)

先天性甲状腺機能低下症	TSH高値をスクリーニングするが，下垂体機能不全による甲状腺機能低下症は検出できない。甲状腺ホルモン補充により正常発達が見込める
鎌状赤血球症	全妊婦スクリーニングはリスクのある夫婦の同定を目的としている。新生児ろ紙血は高精度液体クロマトグラフィーを用いてすべての型の鎌状赤血球症について検査される
フェニルケトン尿症	原法のガスリー法に代わってフェニルアラニンアッセイ法が用いられる。フェニルケトン尿症の児は早急に低フェニルアラニンミルクへの変更が勧められ，フェニルアラニン代謝産物による学習障害を防ぐため長期フォローアップが必要となる
囊胞性線維症	新生児ろ紙血で免疫反応性トリプシンが高値の場合，囊胞性線維症の主要な遺伝子変異解析が行われる
中鎖アシルCoA脱水素酵素欠損症(MCAD)	脂肪酸酸化反応の欠損で，なんらかの病気に罹患した時に重度の低血糖を引き起こしうる。アシルカルニチン異常はタンデムマスによって診断可能。MCADは乳児突然死症候群(SIDS)の原因となり，診断は予防につながる。頻回食で脂肪酸分解が必要になる状況を防ぐ
メープルシロップ尿症，イソ吉草酸血症，I型グルタル酸血症，ホモシスチン尿症	これら4つの代謝性疾患は2015年から英国でスクリーニングが追加された

めに保存される。英国でスクリーニングされているのは，先天性甲状腺機能低下症，フェニルケトン尿症，中鎖アシルCoA脱水素酵素欠損症（MCAD），囊胞性線維症，鎌状赤血球症である。2015年からはろ紙血スクリーニングでメープルシロップ尿症，イソ吉草酸血症，I型グルタル酸血症，ホモシスチン尿症が検査開始となった。超早産児では日齢28に再検が必要で，状態不良の児では輸血を行う前に少なくとも1スポット採血を追加することが重要である。

新生児聴覚スクリーニング

現在，英国の新生児は全例，退院前または生後数日以内に聴覚検査を受けている[2]。この検査は耳音響放射（中耳にある蝸牛からの振動で，外耳道から蝸牛の間の経路に問題がないことを示す）を検出するための小さなプローベを耳内に置いて施行される。反応がはっきりしない例では，聴性脳幹反応も検査される。このスクリーニングプログラムのおかげで，先天性高度難聴児の補聴器装着年齢が劇的に低下し，言語発達に重要な時期に聞こえる状態とすることができるようになった。人工内耳は外部装置が適さない例に埋め込まれる。

新生児身体診察（NIPE）

この診察は生後72時間以内と生後8週で行われるが，先天性心疾患，発育性股関節形成不全，先天性白内障，男児における停留精巣をスクリーニングすることを目的としている。一部地域では先天性心疾患のスクリーニングのため酸素飽和度測定が行われている。NIPEについては13章に記載あり。

小児期後期のスクリーニング

小児健康スクリーニングプログラムは地域内で就学前後も継続される。英国では視覚検査，身長計測（成長障害の抽出）が学校入学時，body mass index（BMI）のチェック（肥満の抽出）が小学校入学時と卒業時に行われる。

＊1 訳注：日本では出生体重2kg未満で出生したときは体重2,500g以上，生後1か月，または退院時に再検査が必要とされている。
＊2 訳注：日本では産婦人科学会が推奨はしているが，義務化はされていないため，全例スクリーニングはされていない。

8 遺伝学と遺伝性疾患

遺伝形式

我々の遺伝子は臓器発達の大部分を制御しているため，その遺伝子に変異や欠失が起こると，それが疾患の発症や外見（表現型）の変化につながりうることは驚くことではない。多くの疾患は遺伝と環境，またはいくつかの遺伝子間（多遺伝子遺伝）の相互作用により生じる。エピジェネティクスとは，実際の遺伝子配列の変化はなく，化学的な修飾（DNAのメチル化など）により遺伝子発現に変化を生じることをいう。他の遺伝子疾患は，ヌクレオチドの1塩基対が変化し，その一遺伝子の欠陥が起こることで生じる。それらはしばしば常染色体劣性，優性といった推定可能な遺伝形式により遺伝する。ミトコンドリアDNAの変異により起こる疾患もある。染色体の重複（3倍体），欠失，転座といった大きな単位での変化もありうる。

多遺伝子（多因子）疾患
- 複数の異なる遺伝子や環境因子の異常に起因する
- 特定の集団や家族内に多発することはあるが，はっきりした遺伝形式を示さない
- 再発の可能性は罹患者から子がいくつ遺伝子を共有するかによる。近親度に依存するため，いとこは同胞より再発リスクは低くなる
- 例としては，糖尿病，神経管欠損（下図参照），発育性股関節形成不全，統合失調症がある

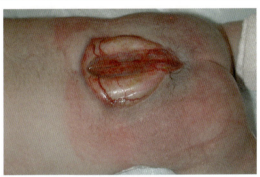

脊髄髄膜瘤（神経管欠損）

出典：Paul Chumas 医師提供の写真

X連鎖性劣性

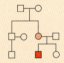

- X染色体上の遺伝子の変異による
- 一般的に男児は罹患し，女児は保因者となるが，時に罹患もしうる
- 例としては，血友病，色覚多様性，Duchenne型筋ジストロフィーがある

X連鎖性優性

- X染色体上の遺伝子の変異による
- 男児より女児のほうが罹患しやすい（男児はX染色体が1本のため，それが変異すると正常アレルが存在しなくなるため，男児はしばしば致死となる）
- 一世代内で男女ともに罹患することが多い
- 例としては，脆弱X症候群，色素性失調症，Rett症候群がある

常染色体優性（autosomal dominant：AD）

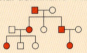

- 1コピーのみの遺伝子異常で発症する
- 新生突然変異によることが多いが，AD形式では通常どの世代にも罹患者を認める
- 罹患者の子は平均2分の1の確率で罹患する
- 例としては，神経線維腫症（NF1），遺伝性球状赤血球症がある

常染色体劣性

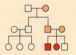

- 疾患発症には，遺伝子2コピーとも変異していることが必要（ホモの変異）
- 遺伝子の片アレルが正常，もう片方に変異がある（ヘテロの変異）場合は保因者を意味する
- 保因者同士の子は4分の1の確率で罹患者となり，2分の1の確率で保因者となる
- 例としては，嚢胞性線維症，鎌状赤血球症，先天性副腎過形成がある
- 罹患者は時に同一遺伝子内の位置の異なる変異を2つもつことがあり，これを複合ヘテロ接合体という。嚢胞性線維症患者の一部にみられる

共優性遺伝
- 1遺伝子のうちの2つの異なる型が同時に発現しうるもの。両アレルとも表現型に寄与する
- 例としては血液型抗原がある。例えば，父が血液型A（AとOアレルをもつ）で母がB（BとOアレルをもつ）の場合，子の4分の1はAB型（共優性）となり，これは赤血球上にA抗原，B抗原共に発現する。他，O型（OO），A型（AO），B型（BO）とが同じ確率で生まれる

ミトコンドリア遺伝
- 卵細胞内のミトコンドリアには少量のDNAが含まれており，時に変異を起こしていることがある
- 罹患母からはミトコンドリア病は子（男児，女児とも）に遺伝しうるが，罹患父から遺伝することはない
- 卵細胞ごとに異常ミトコンドリアDNAの量が異なるため，表現型には幅がある
- 例としては，ミトコンドリアミオパチー，難聴や視神経萎縮（病型がいくつかある）を伴う尿崩症がある

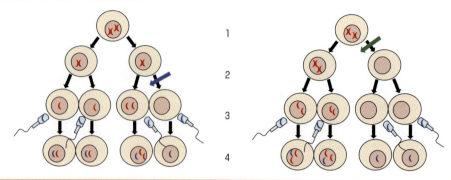

図8.1 卵母細胞からの配偶子形成時，第1減数分裂(右図の緑矢印)，第2減数分裂(左図の青矢印)で起こる染色体不分離によるトリソミー。受精時(第4ステージ)に一部受精卵においてトリソミーが生じうる。

非典型的な遺伝形式

インプリンティング：ある種の遺伝病はインプリンティングと呼ばれる現象を示す。インプリンティングとは，アレルの発現が両親のどちらから受け継いだかに依存することを言う。例えばAngelman症候群では，母由来の15番染色体上の遺伝子が欠失するが，正常な父由来のコピーはインプリンティングにより発現しないことから，神経変性疾患やけいれん，羽ばたき様の手の動き，容易に引き起こされる笑いなどがみられる症候群となる。同じ15番染色体の領域で，父由来のアレルが欠失し，母由来遺伝子がインプリンティングされていることで，Prader-Willi症候群が起こる。これは新生児期の筋緊張低下，哺乳不良，発達遅延や将来の肥満，二次性徴の遅延を伴う。

Beckwith-Wiedemann症候群(新生児期の高インスリン血症，巨舌，四肢肥大)では，しばしば11番染色体の**片親性ダイソミー**，すなわち母アレルが欠失し，父アレルが倍化して置き換わっている。これによりIGF2(insulin like growth factor)遺伝子の異常発現が起こる。Beckwith-Wiedemann症候群の85%は散発例である。

先天性筋強直性ジストロフィー(I型)などいくつかの常染色体優性遺伝病は，**遺伝的表現促進**と呼ばれる現象を示す。これは世代が進むにつれ，疾患がより早期に発症，またはより重症になりやすくなる現象である。先天性筋強直性ジストロフィー(I型)では，19番染色体上にある遺伝子のCTGリピート数が異常に増加することで起こり，数百リピートに達することもある。

染色体疾患

染色体疾患は配偶子形成時，第1または第2減数分裂における染色体不分離によるため(21, 18, 13トリソミー)，通常散発例となる(図8.1)。とある染色体が2コピー含まれる卵子が形成されることがあり，そこに精子由来の3本目が加わった結果，3倍体となる。大きな染色体の3倍体は通常致死的となるが，21, 18, 13番については生存可能である。実際21番染色体は最小の染色体であり(22番は間違って番号が付けられた!)，増える遺伝要素がより少ないため，21トリソミー(Down症候群)は成人まで生存可能である。過剰な染色体は核型検査で確認できる(図8.2)。トリソミーは母親の年齢が上が

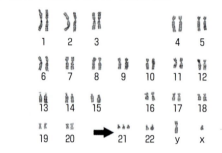

図8.2 47,XY + 21(21トリソミー)を示す核型

るにつれ起こりやすくなる。染色体不分離によるのと同様に，トリソミーは"均衡型転座"という，とある染色体の一部が他の染色体に付着することが原因となることがある。その場合，受精により最終的にとある染色体を部分的に3コピーもつことになる。親からの遺伝がありうるため，もし見つかったら両親の核型も検査することが重要である。

染色体疾患は1つの染色体全体が欠失することでも起こる。X染色体が1本欠失した，45,XO(Turner症候群)では，低身長や翼状頚，大動脈縮窄，卵巣形成異常による不妊のリスクをもつ。他に性染色体異常としては，47XXY(Klinefelter症候群)があり，高身長，性腺機能不全を伴う。5番染色体の短腕が欠失する5p−(猫鳴き症候群といい，特徴的な猫が鳴くような声，認知障害や行動異常などを呈する)など，染色体の一部のみが欠失することもある。

遺伝病の検査

新生児を対象に鑑別される疾患はほとんどが遺伝学的な背景をもつ。遺伝子や染色体の異常を同定するために分子遺伝学的方法が用いられることが増えてきている。異常結果が包含する意味を理解するため，家族が適切なカウンセリングを受けることが重要である。遺伝学的検査はさまざまな局面で施行されうる(7章参照)。

- **着床前検査**は体外受精でのみ可能で，着床前に調べることができる
- **出生前検査**は絨毛採取や羊水穿刺をして行われ，妊娠中絶を選択することが可能となる。陽性結果であっても妊娠継続を選択する家族もあり，その場合，家族は分娩までに診断を受

遺伝学的診断検査

核型	染色体数や特徴を顕微鏡レベルで調べる。細胞培養が必要で，5日間で結果がわかる
FISH	蛍光遺伝子プローブ法のことで，DNA 配列をターゲットにしたプローブを使用。コピー数（光る点の数）を顕微鏡で数える。24時間以内に13, 18, 21 トリソミーの診断をするのに使える（図 8.3）
QF-PCR	定量的蛍光 PCR は蛍光標識したプライマーと自動 PCR 法を用いて特定の DNA 配列のコピー数を測定する。13, 18, 21 トリソミー，45XO の迅速診断に用いられる
比較ゲノムハイブリダイゼーション comparative genomic hybridization array（CGH アレイ）	蛍光分子による in situ ハイブリダイゼーション法を用いて，標準サンプルと検体とで DNA コピー数を比較する。この自動化解析法では，比較的小さいサイズ（5〜10 Mb）のゲノムの重複や欠失を検出することができる。遺伝子病を強く疑った時のスクリーニングとしてはよい方法だが，遺伝子全体を検査するため，時に予後情報が不明の異常が検出されることがある
シークエンス	異常が疑われる領域の塩基配列を読むことで，既知の変異を検出することができる
直接的遺伝子検査	正確な遺伝子変異がわかっているとき，変異した DNA 配列に結合する RNA プローベを作成し，変異を検出することができる
連鎖検定	他の罹患血縁者から遺伝子解析サンプルが得られるも，可能な遺伝子検査法がない場合に，出生前診断に使用できる検査法

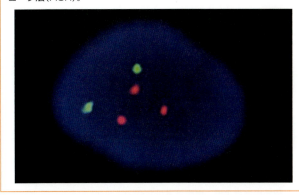

図 8.3 18 番染色体プローブ（赤）が3つ，13 番染色体プローブ（緑）は2つのみで，Edward 症候群（18 トリソミー）の診断を示す蛍光遺伝子プローブ法（FISH）。

け入れる時間をもつことができる
- **新生児の遺伝学的検査**は，臨床診断の確定（Down 症候群，先天性筋強直性ジストロフィーなど），またはスクリーニング陽性時の診断確定（新生児ろ紙血検査で IRT（免疫反応性トリプシン）が異常だった場合，引き続いて行われる CF（嚢胞性線維症）遺伝子検査）のために行われる
- **年長児の遺伝子検査**は，小児期後半に明らかとなる疾患の診断に必要となる（脆弱 X 症候群や Duchenne 型筋ジストロフィーなど）。一般的に成人期発症の遺伝子疾患については，小児期に治療方針が変わることがなければ，小児の検査はすべきではない

9 新生児

妊娠期間
- 正期産：在胎37週以上，42週未満で出生
- 早産：在胎37週未満で出生
- 過期産：在胎42週以上で出生

胎脂
- 皮膚にしばしば付着している白いろう状の物質で，特に早産児に認められる。被覆剤，潤滑剤としての役割があると考えられている

死亡統計
- 死産：(在胎24週[*2]以降で)出生後，生命徴候が全く認められない児(心拍停止も含む)
- 周産期死亡率：年間の1,000出産に対する死産，生後1週以内での死亡数。英国では約7/1,000
- 乳児死亡率：年間の1,000出生に対する生後1年以内の死亡数。英国では約5/1,000

出生体重
- 不当軽量児(SGA)：出生体重が平均の10パーセンタイル未満[*1]
- 極低出生体重児：出生体重が1,500g未満
- 超低出生体重児：出生体重が1,000g未満

母乳栄養
- 健康な児は，乳房に近づけると生後すぐでも吸啜する(13章参照)

臍帯
- 動脈2本と静脈1本からなるのが正常
- 結紮後は乾燥し，通常生後1週間以内に脱落する。感染を起こすことがある

第1呼吸
- 臍帯の結紮と寒冷刺激が引き金となり，新生児は生後1分以内に第1呼吸を始める
- 肺水は能動的に再吸収されると同時に，分娩中に吐き出される
- 肺胞内のサーファクタントの作用により，肺胞は広がり空気で満たされる
- ほとんどの児は，身体の羊水をぬぐった後くるまれて，母親の手に渡される。児の呼吸開始が遅れることがあり，その場合蘇生が必要となる

蘇生
- 通常，皮膚刺激，皮膚乾燥，保温だけで十分であるが，蘇生処置が必要となる児もいる
- 空気や酸素(必要時)はフェイスマスクと圧制限装置を用いて投与可能で，児はウォーマーの下に置く
- 特に児が胎便を吸引している場合や継続した人工換気が必要な場合は，気管内挿管が必要となることもある

胎便
- 生後1日以内に出る暗緑色の便のこと
- 胎便で混濁した羊水を認めた場合，胎児ジストレスを意味することがあるが，正期産児では正常でも認められる
- 仮死状態であえぎ呼吸をすることで，肺に胎便を吸引し呼吸障害を引き起こすことがある

ビタミンK
- 新生児はビタミンK欠乏になりうる。それは時に重篤な出血性疾患を引き起こす
- ビタミンKは新生児全例にルーチンで経口または筋注[*3]で投与される。母乳は人工乳に比べてビタミンK含有量が少ないため，母乳栄養児ではビタミンKの投与が3回必要である[*4]

Apgarスコア

スコア	0点	1点	2点
心拍数	なし	<100/分	≧100/分
呼吸	なし	不規則な呼吸	強く泣く
筋緊張	だらりとしている	四肢をやや屈曲	四肢を活発に屈曲
吸引刺激への反射	反応なし	顔をしかめる	咳またはくしゃみ
皮膚色	蒼白	末梢チアノーゼ	ピンク色

- Apgarスコアは，出生時の児の状態を表わすのに使用されることが多い
- スコア(0～10点)は，生後1分後と5分後に記録する
- 生後1分での正常児のApgarスコアは，7～10点である
- 生後1分でのApgarスコアが0～3点の児は死に瀕しており，急いで蘇生を行う必要がある

---

*1 訳注：ICD-10(1995年)では，light for gestational age は出生体重が在胎週数に比して10パーセンタイル未満，不当軽量児(SGA)は出生体重および身長が10パーセンタイル未満と区別されている。
*2 訳注：1991年に当時の厚生省(現在の厚生労働省)からの通知で，優生保護法(現在の母体保護法)の「胎児が，母体外において生命を保続することのできない時期」の基準が妊娠24週未満から22週未満に変更されたため，現在日本では，在胎22週以降の児を対象としている。
*3 訳注：日本では，筋注ではなく静注されることが多い。
*4 訳注：日本では3か月間週1回経口投与法へ移行してきている。

正常新生児

大多数の新生児は，満期で状態もよく，医療的処置が必要ない状態で生まれてくる。英国では，ほぼすべての児は病院で出生する。病院では，小児科医が蘇生が必要と予想されるハイリスク分娩に立ち会うことができる。健康な正期産の新生児は，生後すぐに啼泣して皮膚色はピンク色になり，四肢の筋緊張が良好，心拍数が正常で呼吸も規則的である。児は皮膚を拭かれ

て母親の胸に置かれる。臍帯は1，2分後に結紮される。早期母児接触は母乳栄養を確立する助けとなる。新生児，特に早産児は，胎脂といわれるろう状のものに覆われている。過期産児の皮膚は，非常に乾燥してひび割れていることもある。新生児は胎便といわれる暗緑色の便をし，数日後には通常の黄茶色顆粒便に変わる。新生児は，重篤な出血をきたす可能性があり，それを予防するため出生時にビタミンKの投与が推奨されている。新生児は先天異常を除外するために，生後数日以内に診察を受けることになっており(10章参照)，日齢5ごろに甲状腺機能低下症と先天性代謝異常症のスクリーニング[*1]のため，踵から採血を受ける(7章参照)。

新生児仮死と蘇生

英国の周産期死亡率は，ここ20年でほぼ半減したが(現在7/1,000)，この多くは産科管理の進歩によるところである。新生児死亡率の減少(現在1,000出生あたり3未満)は，複合的先天異常合併例の管理や早産児のケアの改善による。いまだ出生直後に蘇生を要する児は存在するため，分娩に立ち会うスタッフは，有効かつ素早く蘇生ができるよう訓練を受ける必要がある。蘇生が必要かどうかは多くの場合，予想可能であり，立ち会いには経験ある専門医が入るべきである。そのような状況として以下の場合が挙げられる。

- 早産
- 胎児仮死
- 強い羊水混濁
- 緊急帝王切開
- 鉗子分娩・吸引分娩
- 胎児の先天異常が判明している場合
- 多胎

Apgar スコア

出生直後の児の状態を表すため，Apgar スコアをつける(前頁参照)。5項目について，それぞれ0〜2点をつける。生後1分でのApgar スコアが7〜10点なら正常，4〜6点なら軽度新生児仮死[*2]，0〜3点なら重度新生児仮死で救命のために緊急蘇生術が必要とみなされる。その場合，気管挿管や心臓マッサージが必要となることが多い。また，最重症の仮死児では，心拍出を再開させるため，アドレナリンや炭酸水素ナトリウムなどの投与が必要となることがある。こうした児は予後不良である。

低酸素性虚血性脳症(HIE)

非常に状態の悪い児のなかには，妊娠中や分娩時に低酸素性または虚血性の傷害を受けている児が含まれる。健康な胎児であれば，ある程度の時間の低酸素には耐えることができるが，すでに弱っている胎児の場合は消耗してしまい，血中の乳酸の上昇を代償しきれないことがある。これらの児は，不可逆的な臓器障害(特に脳)をきたすことがある。臍帯血液ガス分析を行うべきである。重症仮死の証拠としては，臍帯血 pH<7.0，生後10分のApgar スコア<5点，10分を超える自発呼吸開始遅延，けいれんなどの神経学的異常所見といった典型的な脳症症状を呈することが挙げられる。最重症仮死の正期産児の75%以上が，死亡したり重度の後遺症を負う。72時間の低体温療法(33.5℃へ冷却する)により，中等症から重症の低酸素性虚血性脳症における二次的な神経損傷を防止できる。しかし，多くの正常新生児の場合は，出生後，やさしく身体をぬぐい，母親の素肌に直接抱かせて，低体温を防ぐことが重要である。早産児では特に低体温のリスクが高いため，分娩は暖めた部屋で行い，処置前に体温保持のためヒーター下に置いて，清潔なプラスチックラップで体を覆うようにする。

子宮内発育遅延(IUGR)

出生体重が10パーセンタイル未満の児を，不当軽量児(SGA)という。これは家系的なこともあるが，子宮内発育遅延(IUGR)が原因であることもある。発育不全のパターンによって，その原因が推測できることもある。感染症などの妊娠初期の障害では，身長，頭囲共に小さい対称性発育不全となる。妊娠後期の障害(多くは胎盤機能不全による)では，比較的頭囲が保たれた非対称性発育不全をきたす。これは発達期にある脳へは選択的に血流が保たれるためである。臍帯や胎児の血流異常はドップラー超音波検査で検出することが可能であり，これらは，いつ児へ介入や娩出を行うかの指標として用いられる。

IUGR の原因には以下のものが含まれる。

- 多胎
- 胎盤機能不全
- 母体喫煙
- 先天感染(例：トキソプラズマ，風疹)
- 遺伝的症候群(例：Down 症候群)

重度のIUGR が認められる児では，先天感染〔"TORCH"(トキソプラズマ，その他(梅毒)，風疹，サイトメガロウイルス，肝炎，ヒト免疫不全ウイルス(HIV))〕の鑑別をしておかなければならない。IUGR の児はグリコーゲン貯蔵や皮下脂肪が少ないため，生後数日間，低血糖と低体温のリスクがある。症候性低血糖は神経発達を障害しうる。胎児期に頭囲発育不良がみられた場合，知能へ悪影響が起こりうる。IUGR の児では生後の過剰な体重増加が将来の高血圧や虚血性心疾患，糖尿病を引き起こすことがわかってきたため，乳児期に栄養を与えすぎるべきでない。

ビタミンK

ビタミンK 欠乏や遷延性閉塞性黄疸は，ビタミンK 依存性凝固因子合成障害を引き起こし，出血傾向がみられることがある。その出血は，軽い出血斑程度のこともあれば，重篤な頭蓋内出血のことまである。これは，新生児出血性疾患と呼ばれていたが，現在では，ビタミンK 欠乏性出血症(VKDB)と呼ばれている。人工乳にはビタミンK が添加されているが，母乳にはビタミンK が少量しか含まれていない。このため，すべての新生児や乳児にはルーチンにビタミンK を投与する必要がある。ビタミンK は，単回の筋注投与，または出生直後，生後1週，生後6週の3回，経口で投与する[*3]。遷延性黄疸が認められる児には，さらに投与する必要がある(51章参照)。

キーポイント

- ほとんどの児は健康に出生し，蘇生処置を必要としない
- 出生後の児の状態の評価には，Apgar スコアを用いる
- ビタミンK はすべての児に投与することが推奨されている
- 重度の子宮内発育遅延の児では，仮死や低血糖，低体温のリスクが高くなり，知的障害のリスクにもなりそうである

[*1] 訳注：国によってスクリーニングの項目は異なる。日本では従来，甲状腺機能低下症〔甲状腺刺激ホルモン(TSH)〕，先天性副腎過形成症(17-OHP)，先天性代謝異常症(フェニルアラニン，メチオニン，ロイシン，ガラクトース)のスクリーニングが行われていたが，タンデムマス導入自治体では20種程度の代謝性疾患のスクリーニングが可能となっている。

[*2] 訳注：成書によっては，Apgar スコア8〜10点を正常，4〜7点なら軽度新生児仮死としているものもある。

[*3] 訳注：日本では3か月間週1回経口投与法へ移行してきている。

10 先天異常

新生児の診察

すべての新生児は，健康かどうかの確認と先天異常のスクリーニングのための注意深い診察を，生後24時間以内に受けさせる。先天異常のなかには，両親には見分けられないものもある。児は暖かい部屋で裸にし，頭からつま先まで診察する。何か心配なことがないかどうか，何か特記すべき家族歴，例えば難聴や先天性股関節脱臼がないかどうかを母親に尋ねる。

全身状態の観察
- 体重，身長，頭囲
- 成熟度
- 筋緊張
- 反射：Moro 反射，把握反射，吸啜反射，口唇探索反射
- よく乳を飲んでいる健康な児かどうか？

顔貌：異形性
- 耳介低位，耳介奇形
- 内眼角贅皮
- 眼裂斜上，斜下
- 顔と口の左右対称性
- 副耳，耳瘻孔
- 小顎

心臓
- チアノーゼ
- 心不全徴候（多呼吸，肝腫大）
- 心雑音
- 大腿動脈の拍動（大動脈縮窄症の鑑別）
- 心尖拍動（右胸心の鑑別）
- 上下肢（動脈管前後）の酸素飽和度

背部と脊椎
- 二分脊椎，脳瘤
- 正中部母斑や脂肪腫，深い仙骨部小窩は潜在性の脊椎奇形を示唆する

殿部
- 発達性股関節形成不全（以前の先天性股関節脱臼）に対する Barlow テスト，Ortolani テスト
- 発達性股関節形成不全のリスク因子の確認（骨盤位分娩，家族歴）

外陰部，肛門
- 尿道下裂（陰茎の裏側に尿道口がある）
- 停留精巣
- 外性器形成不全：両側の精巣が触知されない場合，先天性副腎低形成による女児の男性化かを考慮する
- 鎖肛（膀胱や腟に通じる瘻孔から胎便排泄を認めることがある）

皮膚
- 蒼白
- 黄疸
- チアノーゼ
- 発疹（中毒疹は正常である）
- 母斑（54 章参照）

四肢
- 内反足
- 多指（趾）症
- 合指（趾）症
- 単一手掌線，sandal gap（Down 症候群）
- 関節拘縮（羊水過少，先天性筋疾患）
- 橈骨欠損（VACTERL 連合）

頭部
- 大泉門
- 頭血腫（骨縫合線を越えない頭頂部の膨隆）
- 吸引カップ痕

眼
- 赤色瞳孔反射（白内障除外のため）
- 強膜（黄疸の確認）
- コロボーマ（虹彩欠損）

口
- 口唇口蓋裂
- 中心性チアノーゼ
- 魔歯

胸部
- 呼吸数
- 呼吸窮迫
- 胸郭運動の左右対称性（例：気胸や横隔膜ヘルニア）

腹部
- 腹部膨満や胆汁性嘔吐は消化管の閉塞を示唆する
- 腎臓が触知可能（水腎症）
- 腹壁欠損（腹壁破裂，臍帯ヘルニア）
- 臍帯血管が正常に3本あるか？

気づくべきよくある症候群
- 21 トリソミー（Down 症候群）
- 13 トリソミー（Patau 症候群）
- 18 トリソミー（Edward 症候群）
- Turner 症候群（45, XO）
- Noonan 症候群（リンパ浮腫）
- VATER 連合，VACTERL 連合
- Pierre-Robin シークエンス

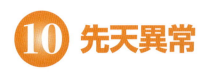

先天異常のパターン

先天異常の発生率は，1,000 出生あたり 10～15 である。最も頻度が高いのは先天性心疾患（1,000 出生あたり 8）である（22 章参照）。先天異常には小さな母斑から，症候群として診断されるようなものまで幅がある。先天異常の多くは遺伝学的に診断されるが，遺伝的要素と環境因子両方によるものや（例：二分脊椎），完全に環境因子による場合もある（例：胎児アルコール症候群）。

症候群とは，複数の形態異常が一定のパターンで認められ，

遺伝的な原因が示唆されるもののことをいう。シークエンス（複合）とは，1つの異常がその他の異常を引き起こすもののことをいう。例えば，Pierre-Robinシークエンスでは，下顎が小さいこと（小顎症）が舌の後方偏位の原因となり，そのために口蓋の正常な形成が障害され，口蓋裂を引き起こす。連合とは，複数の異常が非偶発的に合併することをいう（以下の表参照）。

症候群と連合	
症候群	
Down 症候群	21 トリソミー：7 章，66 章参照
Patau 症候群	13 トリソミー：正中線欠損，口唇口蓋裂，頭皮欠損 全前脳胞症，多指（趾）症，心疾患（心室中隔欠損，動脈管開存症，心房中隔欠損）
Edward 症候群	18 トリソミー：子宮内発育遅延，羊水過多，揺り椅子状の足底，握りしめた手，後頭部の突出，心疾患（心室中隔欠損，動脈管開存症，心房中隔欠損），無呼吸
Turner 症候群	（45,XO），19 章参照
Noonan 症候群	臨床症状は Turner 症候群と類似しているが，男児にも女児にもみられる。低身長，浮腫，肺動脈狭窄
連合	
VACTERL	椎骨，鎖肛，心臓，気管食道瘻，腎，四肢（橈骨欠損）
CHARGE	虹彩欠損，心疾患，後鼻孔閉鎖，発育発達遅延，外性器低形成，耳介奇形

口唇口蓋裂

　口唇裂は1,000人に1人で認められる。約70％で口蓋裂も合併している。口唇裂は胎児期に診断されることもあり，事前に両親がカウンセリングを受けておくことができる。出生後，触診，視診で口蓋の欠損を確認する。粘膜下口蓋裂は視診ではなく，触診で触れることができる。口蓋裂は形成外科，顎歯科，言語療法士を含めた複数の専門分野のチームで管理するのが最適である。口唇の修復術は生後3か月，口蓋は生後9か月に行われる。術後整容面は著しく改善する。術前と術後の写真（図10.1）は，両親の不安を和らげるのに役に立つ。哺乳困難，ミルク誤嚥，伝音性難聴，言葉や歯の問題などが予想される。定期的な耳鼻科診察が必要不可欠である。

神経管閉鎖不全（二分脊椎）

　二分脊椎は，正常では妊娠早期に起こる神経管の閉鎖が障害されることで生じる。以前は身体障害の主要原因であったが，妊娠初期に葉酸を補充することで発生率は75％減少した。ルーチンの出生前超音波スクリーニングと選択的妊娠中絶により，二分脊椎はまれな疾患となっている。神経管閉鎖不全症は，常に身体の正中線上に発症する。その重症度は，神経管の発達が障害された範囲による。

- **無脳症**：神経管の頭蓋内部分が欠損し，脳皮質が形成されない。児は生後早期に死亡する
- **脊髄髄膜瘤**：薄い髄膜で覆われた脊髄の開放性病変。下肢の重度の運動障害や膀胱直腸障害，水頭症の合併が認められる。生存例は重度の身体障害をもつ
- **髄膜瘤**：脊髄は損傷がないが，髄膜の囊が露出し破裂しうる状態で，髄膜炎のリスクがある
- **潜在性二分脊椎**：椎体後部の癒合が障害された"隠れた"神経管閉鎖不全症である。ある程度の潜在性二分脊椎は，正常乳児の5〜10％に認められる。背部下方の正中部にある毛巣洞や母斑，脂肪腫，深い仙骨部小窩が唯一の手がかりのこともある。脊髄超音波検査検査の適応となる

図10.1　(a)口唇裂（手術前），(b)修復後の口唇裂

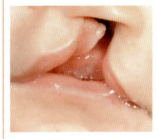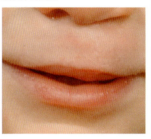

出典：Queen Victoria Hospital NHS Foundation Trust

発達性股関節形成異常

　発達性股関節形成異常（DDH）は，全乳児の1％に発症する。股関節の臼蓋窩が浅く大腿骨頭を十分に覆っていないため，股関節が脱臼しやすいまたは脱臼した状態になっている。リスク因子には，骨盤位分娩，家族歴，女児，下肢の運動障害がある。内反尖足とも関連がある。真の先天性股関節脱臼（CDH）は，乳児1,000人あたり2人に発症する。検査法としては，皮膚のしわの対称性や脚長の確認，Ortolaniテスト（脱臼している股関節は完全に外転できず，股関節が臼蓋窩に復位する際にクリック音がする），Barlowテスト（股関節が臼蓋窩から抜けるクリック音がする）がある。リスク因子のある児や異常所見のある児は修正2か月に股関節の超音波検査をすべきとされる。治療は数か月間，股関節を外転屈曲位に固定する装具を用いる。

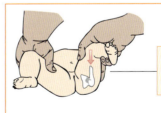

Barlow テスト
・股関節を後方に押し，股関節が脱臼するかどうか確認する

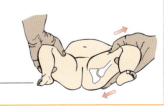

Ortolani テスト
・股関節を外転させ，股関節が復位するか確認する
・指で大腿骨を臼蓋へ向けて前方に押す

11 よくある新生児の問題

よくある新生児の問題

ほとんどの新生児は全く健康であるということを覚えておくことは重要だが，およそ10人に1人は，未熟性（12章参照）や先天異常（10章参照），もしくは呼吸障害，感染症，黄疸といった周産期疾患のために何らかの対応が必要になる。生後1週間時点で問題が生じた児は，さまざまな環境下で，さまざまな程度の家族や医療関係者のサポートを受けている状態にある。医療関係者は両親の不安に対し真摯に対応することが重要である。早々になんでもないことがわかることもあるが，両親の"何かおかしい"という感覚が，重篤な，生命に関わることすらある敗血症の最初の糸口になることがある。

胎便吸引
- 分娩前から分娩中に起こる
- 40週以降がより多い
- 胎児仮死を反映することがある
- 出生直後に症状が顕在化する
- 肺炎になったり，気胸のリスクもある
- 出生後環境への生理的適応が遅れることで，新生児遷延性肺高血圧症（PPHN）を起こしうる

早発型敗血症
- 生後7日以内の敗血症と定義される
- 最大10％の児が精査されるが，血液培養陽性の敗血症は1,000出生中1.5である
- 大腸菌やB群溶連菌が主な起因菌だが，ウイルス（ヘルペスなど）もありうる
- 嗜眠，哺乳不良，発熱や呼吸障害，ショックなどを呈する
- 早期発見，早期治療が重要

黄疸
- 最大50％の児に生理的黄疸が生じる
- 赤血球が多いことと，肝臓でのビリルビン抱合が追い付かないため，一過性の非抱合型ビリルビン上昇と臨床的黄疸を生じる
- 黄疸の児は傾眠傾向と哺乳不良を呈しやすい
- 血液型不適合，敗血症，先天性ウイルス性肝炎など，病的な原因もありうる（51章参照）
- 24時間以内や日齢14以降の黄疸は原因検索が必要となる

臍帯・皮膚疾患
- 臍帯は通常7～10日で乾燥して脱落する
- 6週間臍脱しない場合は食細胞機能不全の可能性がある
- 臍帯内に腸管脱出がある場合（臍帯ヘルニア），手術が必要だが，臍ヘルニアはほぼ全例が手術なしに治癒する
- 臍肉芽腫は，臍脱部に肉芽組織の増殖をきたした状態である。必要に応じて硬化薬や硝酸銀で治療する（ただし，ワセリンで皮膚を保護する必要がある）
- 臍周囲の感染は早急に治療しなければならない
- 中毒疹や稗粒腫は非常に多い（54章参照）
- その他の皮疹は重篤な場合があるため，精査が必要

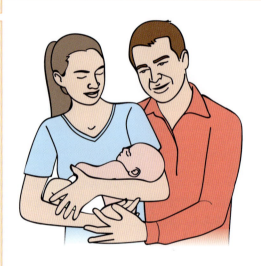

哺乳障害
- 特に初産婦では珍しくない
- 日齢1から母乳栄養支援が受けられることが必要
- 低血糖をきたしうる
- 舌小帯短縮症は哺乳を妨げることがある。多くは特に処置を必要としないが，哺乳障害が重度の場合は，舌小帯切除術により改善しうる
- 哺乳障害から早発型敗血症や，口蓋裂などの先天奇形が判明することがある

体重減少
- 多くの児は，特に母乳栄養の場合，最初の1週間で10％の体重減少を認める
- 過剰な体重減少は原因を精査し，追乳もしくは胃管を用いての経管栄養が必要になることがある（母乳栄養支援も）
- 哺乳不良のために重度の高Na血症になった場合，脱水の徴候がはっきり認められないことがある（大泉門の陥凹がなく，児は静かでおとなしくなる）

両親の不安/うつ
- 新しく親となった場合，特に若年者や1人目の子，サポートがない場合，親はしばしば不安に陥る
- 親は児の呼吸パターン（不規則になることがある）や動き（反射的にかなり大きくビクッとしたりする）をよく心配する。しかしそれらの訴えは常に真摯に聞く必要がある
- 母親は過度の疲労とホルモンの変化により，涙もろくなっていることが多い（ベビーブルー）
- 産後うつ（精神疾患レベルも含む）はより深刻で，至急精神状態の評価が必要で，場合によっては児の保護が必要なことがある

遅発性敗血症
- 日齢7を超えて発症する敗血症
- しばしば髄膜炎を合併する
- 過敏，哺乳不良やおとなしいといった症状がみられる
- 元気だった児が呻吟したり，あえぎ呼吸をする場合は常に緊急事態である
- 敗血症を疑う症状がある場合，血液培養や腰椎穿刺を行うべきである
- B群溶連菌やリステリア，ヘルペスウイルスは水平感染であっても，遅発性に発症することがある

両親，特に1人目の子をもった親は，子のささいな症状にも不安を感じるのはもっともなことである。ただ「大丈夫」という声かけだけで十分なこともあるが，少数ながらけいれん，敗血症など，生命を脅かす疾患であることがあり，常に訴えをよく聞き，出生当日だったり，生後数週以内の児は注意深く診察する必要がある。

出生時の呼吸障害

未熟性に伴う呼吸窮迫症候群については12章で説明するが，正期産児も出生後に呼吸障害を呈することはよくあり，原因はさまざまである（次頁の表を参照）。

正期産児における出生後の呼吸障害の主要な原因

胎便吸引	羊水混濁の既往がある。胸部X線で肺野全体に斑状陰影が認められる。肺炎で多呼吸となり，何日にもわたって酸素投与が必要になることが多い。人工呼吸管理が必要になることもある。遷延性肺高血圧になることが多く，その場合動脈管の血流が右-左シャントとなり*1，チアノーゼを呈する
気胸	新生児100人中1人は軽い自然気胸を起こすとされる。他のリスク因子は，蘇生時の過剰なマスクバッグ換気による肺過膨張，胎便吸引(末梢気道における胎便によるチェックバルブ作用)や肺低形成
先天性肺形成異常	肺低形成(妊娠早期の破水，胎児腎不全や尿路閉塞性疾患など羊水過少をきたすことに伴う二次性のもの) 先天性嚢胞状腺腫様奇形(CCAM) 先天性横隔膜ヘルニア
先天性肺炎	細菌性またはウイルス性肺炎。B群溶連菌が多い
新生児一過性多呼吸(TTN)	帝王切開児，特に母体が陣痛未発来であった場合に多い。胸部X線では，肺野は過膨張で，筋状の肺門部陰影増強を伴い，小葉間裂に胸水を認める。24時間以内に軽快するが，酸素や呼吸補助が必要なことがある
ミルク誤嚥や気道閉塞	時にミルクを気道に吸い込むことがあり，特に神経学的に正常でない児は起こしやすい。先天性の気道閉塞(後鼻孔閉鎖など)や，乳房圧迫によって，または母と添い寝中に窒息事故が起こることがある(まれではあるが，生後に生命に関わるリスクとして重要である)

早発型敗血症

産道は無菌ではなく，児は分娩前，分娩中に細菌を保菌しうる。分娩前の感染は通常絨毛羊膜炎(羊水の感染)を伴う上行性感染で，18～24時間を超える遷延性の破水があった場合に起こりやすい。全体として早発型敗血症が起こるリスクは少ないが(1,000出生中1～2例)，気がつかれずに，早期に治療が開始されないと重篤な合併症が起こりうる。

現在敗血症の原因として多いものを以下に示す。
- B群溶血性レンサ球菌(GBS)感染症
- 大腸菌性敗血症
- その他のGram陰性菌感染症
- リステリア
- 黄色ブドウ球菌
- ウイルス—単純ヘルペスウイルス(Ⅰ，Ⅱ型)，エンテロウイルス，パレコウイルス

B群溶連菌(GBS)敗血症

約20～30%の女性はGBSを保菌しており，新生児が保菌するのはそのうち10%で，さらにその1%が敗血症を発症する。死亡率は高い。米国では妊娠36週時にGBSのスクリーニングを行い，陽性者は予防的抗菌薬投与がされる。英国ではリスク因子に基づいた対応をしており，GBS感染がある(尿路感染など)か，妊娠中の腟培養でGBS量が多い場合，前児にGBS敗血症の既往がある場合にペニシリン静注が行われる。新生児GBS敗血症は通常生後12時間以内に発症し，肺炎，PPHN，敗血症性ショックの形をとる。しばしば人工呼吸管理が必要で，起因菌がGBSと判明したら，特に髄膜炎合併例では長期の抗菌薬投与が必要となる。

遅発型敗血症

日齢7を超えて発症する敗血症というのが定義である。垂直感染の場合もあり，環境(新生児病棟での院内感染など)，面会者(単純ヘルペスなど)，母乳(GBSなど)からの感染もありうる。きわめて重要なことは早期発見である。遅発型敗血症は髄膜炎や脳炎の合併がより多く，早期に治療を開始しないと神経学的予後が不良となる。

体重減少と哺乳障害

母乳栄養が児にとって最適であるというのは疑いようがないが，よく絵に描かれるような，容易で自然なものであるとは限らない。新しく母になった女性には母乳栄養支援がなされ，初回授乳時に適切なアドバイスがなされることが重要である。母乳支援の専門家もいる。

出生後，児の体重が5～10%減少することは異常なことではない。これは細胞外液の喪失が影響しており，またこの体重減少は将来的に糖尿病や心臓病発症の予防効果があるのではないかとされている。母乳分泌が少ないと，生下時体重の10%を超えて体重が大きく減少してしまうことがあるが，児が次第に傾眠傾向となり，哺乳したがらなくなって，母乳量がさらに減るという悪循環に陥ることがある。一部の児では，Na濃度が160～170 mmol/Lにも達する高Na血症を伴う脱水となることがあるが，これは数日かけて非常に慎重に補正する必要がある。一番安全な方法は，搾乳か人工乳を胃管を用いて与える方法である。急速に補正するとけいれんを誘発しうる。

哺乳障害は児に起因することもある。神経筋の協調運動失調(Down症候群など)や，小顎，舌小帯，口蓋裂(ミルクが鼻腔に漏れる)などの解剖学的な問題も原因となる。舌小帯は切除する必要はない。程度がより重い場合(舌がけん引される)は哺乳障害の原因となり，切除により改善することがある。

黄疸

黄疸については51章で詳述する。胎内では胎児ヘモグロビン由来のビリルビンは胎盤を通じて代謝されるが，出生後は自分の肝臓で大量に抱合しなければならないため，さまざまな程度の高ビリルビン血症を呈する。非抱合型ビリルビンでは神経毒性があるため，傾眠傾向となったり飲みたがらないといった症状が起こりうる。24時間以内に肉眼的黄疸がみられた場合，ABO不適合や感染といった病的原因を十分に精査すべきである。日齢2～4における軽度の黄疸は通常水分補給でよく改善するが，黄疸の程度は見た目で判定しがたいことはよく知られている。黄疸を認める場合は，経皮的黄疸計，もしくは血清サンプルでのビリルビン測定をすべきである。総ビリルビン濃度が治療基準(日齢と在胎週数による。http://www.nice.uk/guidance/cg98/chapter/appendix-d-the-treatment-threshould-graphs 参照)*2を超えた場合，光線療法を行う(青色波長光)。ビリルビンが水溶性に変化し，排泄されやすくなる。

---

*1 訳注：静脈血が右室から動脈管を経由して大動脈へ流れる状態。
*2 訳注：日本にも独自の黄疸の治療基準法がいくつかある。

38　Part 2　小児期：新生児から思春期まで

12 未熟児

未熟児の合併症

目
- 未熟児網膜症は，発育過程にある網膜の異常な血管新生によって起こる
- 定期検査が必要で，網膜剝離と失明を防ぐためにレーザー治療が必要になる可能性がある

呼吸
- 呼吸窮迫症候群（サーファクタント欠乏）
- 無呼吸発作と徐脈発作
- 気胸
- 慢性肺疾患

心血管系（22章参照）
- 低血圧
- 動脈管開存症

体温調節
- 体重あたりの体表面積が大きいため，熱喪失が大きい
- 未熟な皮膚は体温や水分を十分に保持することができない
- 皮下脂肪が少なく断熱効果が乏しい

代謝
- 低血糖をきたしやすい。症候性低血糖はすみやかに治療しなければならない。血糖値は 2.6 mmol/L[*1] よりも高く保つべきである
- 低 Ca 血症
- 電解質異常
- 未熟児骨減少症（骨折のリスクがある）

脳
- 脳室内出血
- 出血後水頭症
- 脳室周囲白質軟化症
- 脳性麻痺のリスク

栄養
- 経静脈栄養が必要になることがある
- 32〜34になり吸啜反射が確立するまでは経管栄養
- 子宮内と同じ発育速度を達成するのは困難である

胃腸
- 壊死性腸炎：虚血や感染により起こる，生命に関わる腸管壁の炎症で，腸穿孔をきたすこともある
- 胃食道逆流
- 鼠径ヘルニア（嵌頓を起こすリスクが高い）

感染症
- 特に B 群溶血性レンサ球菌や大腸菌による敗血症を起こすリスクが高い
- 肺炎が多い
- 栄養輸液のための中心静脈ルートは感染元となりうる

血液
- 未熟児貧血
- 新生児黄疸（51章参照）

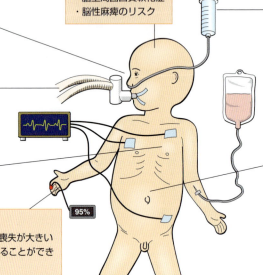

診察時に必要なこと

妊娠経過
- **早産のリスク因子**：若年母体，多胎，感染症，母体疾患（例：妊娠高血圧症候群），頸管無力症，分娩前出血，喫煙，アルコール摂取，感染症
- **完全な産科病歴**
- **出生時の状態**：Apgar スコア，蘇生を必要としたか？
- **出生体重**：在胎週数相当か？
- **在胎週数**：正確な予後を説明するために必ず把握しておく。月経周期から計算する方法，妊娠早期の超音波検査から推定する方法，出生後の成熟度評価法（Dubowitz スコア）がある
- 双胎妊娠（神経学的予後不良となるリスクがより高い），先天異常，感染症（絨毛膜羊膜炎は早産の引き金になることがある）などの関連する問題点
- **出生前ステロイド投与**：出生後の呼吸窮迫症候群と脳内出血の発生を減らす

長期的合併症
- **救命率**：在胎24週出生の児は約45％が救命される（次頁参照）。在胎27週までに救命率は80％に上昇し，在胎32週以降では，ほぼ全例救命可能[*2]
- **慢性肺疾患（気管支肺異形成）**：肺の発達が中断されることで発症する。数か月，時に数年にわたる長期間の酸素投与が必要となることがある
- **神経学的予後**：頭蓋内出血後，二次的に水頭症を発症するリスクがかなり高い。頭蓋内圧を緩和するためにシャントが必要となることがある。低血圧が遷延すると脳室周囲白質軟化症（PVL）を引き起こしうる。これは脳性麻痺，特に両麻痺となるリスクがある
- **失明**：重症の未熟児網膜症の結果として生じる。未熟児網膜症の予防，診断，治療が改善してきたため，失明に至ることはまれになりつつある
- **発育不良**：特に，乳幼児期に発育の遅れを取り戻せないと生じる

[*1] 訳注：日本では，血糖値の単位は mg/dL を用いることが多い。2.6 mmol/L は 46.8 mg/dL に相当する。
[*2] 訳注：英国での成績。日本では在胎24週出生の児の80％以上は救命可能となってきている。

全出生児の7%が早産児(37週未満)で、1%が超早産児(28週未満)、または極低出生体重児(出生体重1,500g未満)である。早産児は在胎23週から生存可能であるが、死亡率は60〜70%で、後遺症なき生存例は25%のみである。30〜32週を超えてくると予後は良好である。早産児や胎児発育不全の児は低体温、低血糖、哺乳不良のリスクがある。

早産児は、乳児特別治療室(SCBU)[*1]や新生児集中治療室(NICU)での治療を要する。早産児の皮膚は薄く、体温や水分の喪失を防ぐための十分なバリア機能がないため、低体温になるのを防ぎ、皮膚を保護するため、保育器内を加温加湿する。経腸栄養の問題は多い。34週までは吸啜-嚥下の協調が確立していないため、経鼻胃管による経管栄養が必要となる。非常に状態の悪い早産児や胎児発育不全児、仮死の児は、壊死性腸炎(NEC)のリスクが高いため、経静脈栄養を行う。早産児は脳障害や、母体からの垂直感染、病院環境からの院内感染のリスクが高い。

呼吸窮迫症候群

肺炎、気胸、心不全、先天性肺形成異常はすべて早産児の呼吸障害の原因となるが、最も頻度が高いのはサーファクタント欠乏による呼吸窮迫症候群(RDS)である。

RDSの症状としては、多呼吸、肋間の陥没呼吸、チアノーゼ、呼気時の呻吟がある。胸部X線写真では、肺胞の虚脱によるスリガラス様陰影が認められる。サーファクタントは、肺胞の表面張力を小さくするリン脂質である。在胎35〜36週までは十分に産生されないが、出生時のストレスが産生を促進するため、RDSは通常5〜7日間の持続で自然治癒する。早産が予想される場合は、出生前の母体への副腎皮質ステロイド投与によりRDSを減らすことができる。胎児発育不全の児は生理的に"ストレス"状態であり、内因性の副腎皮質ステロイドが分泌されているため、重症RDSは少ない傾向がある。

RDSの治療は、十分な酸素と、持続気道陽圧(CPAP)やnasal high flow、気管挿管下での人工呼吸器による呼吸補助である。RDSの児の20%がその後未熟性による慢性肺疾患(気管支肺異形成)に進展し、重症の場合は在宅酸素療法が必要となる。

壊死性腸炎(NEC)

腸管虚血により発症する重篤な合併症である。粘膜が虚血となると腸内細菌が腸管壁に進入し、重篤な出血性腸炎を引き起こす。母乳やプロバイオティクス(善玉菌)は発症予防効果があるが、経腸栄養量(特に人工乳)の増量スピードが早すぎると、動脈管開存症(PDA)と同様に発症のリスクとなる。NECの児は、腹部膨満、胆汁性嘔吐、血便、時にショックをきたす。X線写真では、腸管壁内ガス像や門脈内ガス像が認められることがある(図)。管理としては、経腸栄養の中止と循環補助、抗菌薬投与である。消化管穿孔が認められると、開腹術が必要となる。合併症として消化管狭窄や短腸症候群をきたしうる。

未熟児網膜症(ROP)

未熟児網膜症(ROP)は特に未熟性の強い児に多く、35%が合併する。ほとんどの児は治療を必要としないが、約1%で失明の原因となる。ROPは、発達段階の網膜の中で比較的血流の乏しい領域に新生血管が増殖することによって起こる。遺伝的素因もあるとされるが、酸素毒性は原因の1つである。リスクのある児は、眼科医によるROPのスクリーニング検査を受ける必要がある。ROPが確認された場合、網膜剥離から失明へ至るのを防ぐため、網膜レーザー凝固術を行うことがある。

脳障害

早産児は脳障害のリスクがあり、長期予後に関わる最も重要な因子である。

- **脳室内出血(IVH)** は、極低出生体重児の多くて30%に発生する。出血は側脳室の底部(上衣下胚層)に起こり、脳室内に穿破する。少数例で、閉塞性静脈性梗塞のため脳室周囲の白質にも出血が起こることがある。この場合片麻痺となるリスクが高い(45章参照)。IVHは無症候性のこともあり、頭部超音波検査によって診断される
- **出血後水頭症** は重度のIVHの15%に発生し、脳室腹腔シャント術が必要となることがある
- **脳室周囲白質軟化症(PVL)** は、脳室周囲白質の虚血性の障害が原因である。これは、IVHよりは少ないが、救命例の脳性麻痺の原因として最も頻度が高い。絨毛膜羊膜炎や重篤な低血圧、一卵性双胎では特に合併しやすい。嚢胞性変化を認めた場合、80%が脳性麻痺となる
- **未熟性に伴う神経発達合併症**：超音波検査が正常であっても、超早産児の学習障害が増加傾向にある。注意欠陥障害はよくあり、軽微な高次機能障害(数学など)は就学時まで明らかにならないこともある。生存例の予後を以下の図に示す

2006年英国で在胎22〜26週で出生した児全例の3歳時予後を示している(Epicure 2データに基づく)。

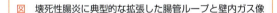
図 壊死性腸炎に典型的な拡張した腸管ループと壁内ガス像

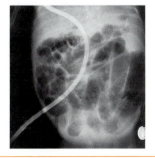

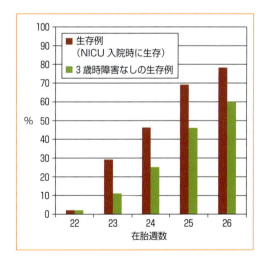

[*1] 訳注：日本の場合、出生直後に全身状態の悪い児を収容する部署はNICUや未熟児室などと呼ばれている。

13 小児期の栄養

母乳栄養

母乳栄養確立を促進する方法
- 出生前に，両親に母乳栄養の考え方を知ってもらう
- 出生直後に児に乳首を吸わせる
- 特に最初の数日間は，児が欲しがるたびに飲ませる
- 人工乳を与えないようにする
- 母親に十分な栄養と休息を与える
- 母乳栄養に伴う初期の問題に対し，熟練のアドバイザーが母親を援助していく
- よい姿勢で抱き，児が口を大きく開けてしっかりと"乳房をくわえられる"ようにする

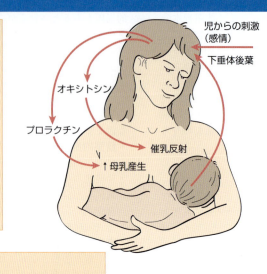

母乳栄養の利点
- 成分バランスが完全
- 細菌汚染のリスクが低い
- 感染に対する免疫物質を含む〔例：免疫グロブリンA（IgA），マクロファージ〕
- 脳の発育・発達に理想的
- 利便性がある
- ミルク代がかからない
- 心理的満足感が得られる
- アトピー性疾患のリスクが減る

母乳栄養時に起こりうる問題（まれ）
- 感染源になりうる（HIVなどの場合でも，発展途上国ではもっぱら母乳栄養が勧められている）
- 薬剤によっては，母乳中に分泌されることがある（例：ワルファリン）
- 最初は母親が疲れてしまうことがある

母乳分泌
- 出生時，母体のプロラクチン値は急激に上昇し，これは，児の乳首への吸啜刺激によってさらに促進される。プロラクチンは乳腺からの母乳産生を規定しており，吸啜の頻度，時間，強さによって上昇する
- 実際の母乳の分泌は"催乳反射"によって促進される。児が乳首を探す仕草は，母体の下垂体後葉からのオキシトシン分泌を求心性に刺激する。オキシトシンは，腺房・腺管周囲の平滑筋を収縮させ，乳房からの母乳分泌を促す。催乳反射は，児の泣き声を聞いたり，児に触れたりすることで刺激され，ストレスなどによって抑制される
- 乳房中の母乳の大部分は，最初の5分間で摂取され，それ以降は吸っても栄養的意義は少ない

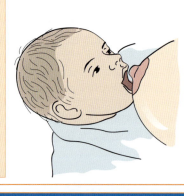

離乳
- 0～6か月：母乳または人工乳のみ
- 6か月：裏ごしまたは液状の食べ物
- 7～9か月：手づかみで食べる，ジュースをコップで飲む
- 9～12か月：1日3回家族と一緒に食事をする，1日3回おやつを食べる
- 1歳以降：牛乳をコップで飲む，大人と同じ食べ物を細かく切って与える

人工栄養[*1]

- 人工乳は牛乳をベースにしているが，成長する乳児に必要な基本的栄養条件を満たすよう注意深く調整されている。その脂肪成分は，適正な必須脂肪酸を含むように，一般には多価不飽和脂肪酸の植物油が代用されている。さらに，ミネラルやビタミン，微量元素が添加されている
- 人工乳は通常，乾燥粉末（育児用粉ミルク）さじすり切り1杯を湯冷まし30 mLに溶かして調整する[*2]。哺乳瓶と乳首はしっかりと滅菌消毒し，感染を起こさないように十分注意する。ミルクは飲ませる前に温め直す。飲ませる前にミルクが安全で快適な温度にあることを確認する。温め直しに電子レンジは使用すべきではない。飲ませるたびに新しく調乳する

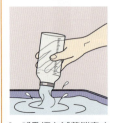
1. 哺乳瓶を滅菌消毒する

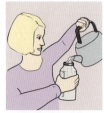
2. 哺乳瓶に適切な量の湯冷ましを入れる

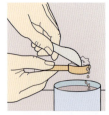
3. 湯冷まし30 mLに対し，さじすり切り1杯の粉ミルクを加える[*2]

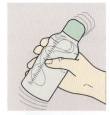
4. 哺乳瓶をよく振る

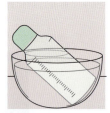
5. 飲ませる前にミルクが安全で快適な温度にあることを確認する

[*1] 訳注：日本の人工乳とは，製品や調整法が一部異なる。
[*2] 訳注：日本では20 mLに溶かすものが大部分である。

乳幼児の栄養

　ミルクは，新生児から生後6か月までの乳児に必要なすべての栄養素を含んでいる。ヒトの乳児にとって母乳がいちばん理想的であるが，代わりに人工乳が必要な場合もある。新生児は，カロリーと水分の必要量が多く，適切な成長のためには，1日約150 mL/kgの水分と110 kcal/kg（462 kJ/kg）のカロリーが必要である。このエネルギーの約40％は，炭水化物（主に乳糖）から，50％は脂肪から得られる。ミルクはまた，カゼイン，ラクトアルブミン，ラクトフェリンといった蛋白質を含んでいる。初乳は，出産後の数日間に分泌される濃い黄色の乳汁であり，免疫グロブリンを多く含む。

　乳児はまた，適切な量のカルシウムやリンなどのミネラル，およびビタミンや微量元素を必要とする。新生児の出血性疾患を防ぐために，すべての新生児には，出生時にビタミンKを投与する。通常，6か月ごろから固形食への離乳を開始する。1歳を過ぎるまでは牛乳を与えるべきではない。

　母乳栄養児の排便パターンは，人工栄養児の場合とは異なる。不快なにおいではなく，おかゆくらいの粘性の黄色い便が，最初は授乳のたびに出る。その後，排便の頻度は減り，便秘ではないが，1週間に1回しか出ないこともある。

母乳栄養の方法

　母親には，出産直後に児を胸の上に置き，乳首を吸わせるよう促す。母乳はほとんど出ないが，吸啜によって母乳分泌が促される。児が口を大きく開けて乳房をしっかりと"くわえられる"よう，教えていくことが重要である。そのためには，乳首だけでなく乳輪部まで口の中に入るようにする。母乳の大部分は，最初の5分間で摂取され，それ以降は，吸っていてもほとんど栄養にはなっていない。児を乳房から離すときは，引っ張らずに，清潔な指を児の口の脇に入れて吸啜を止めるようにする。先に吸わせる乳房は，授乳ごとに左右交互にする。

　最初の数日間は，乳房は母乳で張って痛み，乳首がひりひりすることがある。特に児の吸い方が適切でない場合に起こりやすい。母乳栄養を続けることで痛みが和らぎ母乳分泌も維持されるので，母親には励ましが必要である。

　人工栄養は，母乳栄養が禁忌の場合や，完全に失敗してしまった場合にのみ導入すべきである。人工乳を"足し"たり，母親を休ませるために哺乳瓶を使用したりすることは好ましくない。短期的には有益かもしれないが，母乳分泌が次第に減り，ついには母乳栄養が完全に失敗してしまう。

離乳食[*1]

　最近は，離乳を生後6か月から始めることが勧められている。英国では，最初は，シリアルやラスク，米をベースにした混合物を，搾った母乳や人工乳と混ぜた形で開始するのが一般的である。これを授乳前にスプーンで与える。裏ごしした果物や野菜も適している。最近の乳児用シリアルはグルテンが除去されており，セリアック病の発生率減少と関連している可能性がある（34章参照）。児が大きくなるにつれ，食べるものもより硬くなり，1日3回食に移行していく。生後7〜9か月は，自分で手づかみで食べたがる。生後9か月ごろからは通常，大人の食事をつぶしたり，細かく刻んだりした形状のものを食べられるようになる。希釈されていない脂肪分無調整の低温殺菌牛乳は，生後12か月以降なら与えてもよい。牛乳をより早くから飲ませ始めたり，母乳のみの栄養が続いたりすると，鉄欠乏を起こしやすい。母乳栄養児では，離乳食に進むまでは，生後6か月からビタミンの補充が必要なこともある。

就学前の栄養

　幼児になると，スプーンを上手に持って自分で食べられるようになり，コップから飲むようになる。ミルクはもはや栄養の主要源ではないが，1日約500 mLはまだ飲むべきである。5歳までは，肥満でない限りは，十分なカロリーをとるために脂肪分無調整のミルクがよい。バランスのとれた食事は，以下の4群の食物を含むべきである。

- 肉，魚，卵
- 乳製品（ミルク，チーズ，ヨーグルト）
- 果物，野菜
- 穀類，イモ類，米

　う歯と肥満を防ぐためには，甘い食べ物や飲み物を頻回にとらないようにすることが重要である。3回の食事と2回のおやつというのが望ましいが，個々の児に合わせて変更してもよい。この時期は，成長による鉄の必要量が多いのに対し，食事からの摂取量が少ないため，鉄欠乏性貧血（50章参照）が起こりやすい。"好き嫌いの激しい子ども"では特にそうである。オレンジジュースに含まれているビタミンCは，腸管からの鉄の吸収を促進する。摂食困難は就学前ではよくみられる（14章参照）。

学童期の栄養

　学齢では，児は家庭以外の場で食事することを学ばなければならない。通常，昼食があり，休み時間に果物やミルクをとることもある。健康的な食事の原則は維持されなければならないが，ポテトチップスや甘いお菓子のような高カロリーの食べ物を食べようという友だちからの誘惑も強くなる。学校は，健康的な食事や生活習慣を奨励する教育的役割も担っている。思春期には，成長率の増加に伴ってエネルギー必要量が増す。この時期に，間食をして食事を抜いたり，食事制限をしたり，ファストフードばかり食べたりするような生活習慣が形成されることがある。肥満や摂食障害は，この時期に発症することが多い。

キーポイント

- 母乳は乳児にとって理想的な栄養である
- 離乳食開始は生後6か月が最適である
- 人工乳を与える際は感染に注意して調整しなければならない
- "普通の牛乳"は1歳までは与えるべきでない
- 5歳までは，脂肪分無調整のミルクを与えたほうがよい
- 幼児が食べ物で遊んだり汚したりすることを大目にみながら，自分で食べることを習慣づけていく必要がある
- 前述した4群がバランスよく含まれた食事を摂る必要がある

[*1] 訳注：離乳食の内容は日本人と異なる部分が多い。

14 よくある行動上の問題

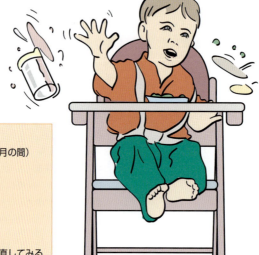

赤ちゃんが泣いているときには
- おむつが濡れている，汚れている
- 暑すぎる，寒すぎる
- おなかがすいている
- 風が肌に当たる
- どこかが痛い（疝痛）
- 環境が気に入らない
- 逆流性食道炎
- 歯が生え始めでむずむずする

急に激しく泣き出したときに考えるべきなのは
- 何らかの急性疾患
- 中耳炎
- 腸重積
- 絞扼性鼠径ヘルニア

かんしゃく発作
- 正常でもよくある（特に生後18～36か月の間）
- 泣き叫ぶ
- 叩かれた，ぶつかった
- 何かに噛まれた
- 泣き入りひきつけ（43章参照）

役に立つかもしれない手だて
- 空腹や疲労などがないかを考えてみる
- 気をそらさせて（気分を変えて）機嫌を直してみる
- 気分を静めるようになだめる
- よいことをしたら褒める
- 悪いことをしていたらやめるまで無視する
- タイムアウトにする（とりあえず時間を区切ってその場から離す）

睡眠の問題
- 眠りにつくときの障害（入眠障害）
- 夜中に歩き回る
- 両親と一緒に寝たがる
- うなされたり，怖がったりする

幼児早期での食事の問題
- 拒食
- 偏食：限られた種類のものしか食べない
- 過食
- 食べること，食べる時間をめぐっての親との戦い
- 間食
- ジュースの飲みすぎ

好ましくない習慣
- 指しゃぶり
- 爪噛み
- 自慰
- 頭を叩く
- 髪を引っ張る
- 夜尿
- 遺糞（不適切な場所に排便してしまう）

攻撃的な行動
- かんしゃくを起こす
- 他の児を叩く，噛みつく
- おもちゃを壊す
- 家具や建具を壊す
- 男の子や大家族に多い
- 家族内の攻撃的行動が影響を及ぼす
- 穏やかな首尾一貫したアプローチが必要
- 攻撃的な反撃をしない
- タイムアウトの応用や"うまくいった，いかなかった"を星取り表にしてみる

診察時に必要なこと

病歴
- 両親にとって何がいちばん大きな問題であるかを聞いてみる：子どものことなのか，それ以外の生活のストレス，例えば，疲労や仕事の問題，人間関係の問題などなのか？
- 厄介な問題や好ましくない行動をとったきっかけは何か？ それは，子どもがおなかがすいているときや疲れているとき，または1日の特定の時間帯に生じるものなのか？
- 腹痛（疝痛）は夕方に起こりやすく，かんしゃくは疲れているときに起きやすい傾向がある
- 問題になっている行動はどんな場所でも時間でも起こるのか，それとも特定の時間や場所で起きているのか？ 例えば，保育園ではよい子なのに，家でだけ悪い子になるのではないか？
- 子どもの行動は，父親に対する場合と母親に対する場合で異なっていないか？
- 問題になっている行動に両親がどう対応しているか？：怒ったり攻撃的になったりしていないか，その場しのぎの対応ではないか，物でつったり，最後には投げやりになったりしていないか？
- 困ったときに，今まで実際，どのように対応しようとしてきたか？
- けがをしかねないような重大なリスクがあるか？ 例えば，遺糞症や自傷行為などは，重度の情緒不安を反映していることがある。幼児早期に偏食がみられても，多くは問題なく成長し，その後の栄養上の問題を残すことは少ない
- おなかを痛がる赤ちゃんは，生後3か月未満のことが多く，顔を真っ赤にし，おなかが張って足を持ち上げるようになる。これは突然起こり，排便や排ガスで治まる

診察
- 通常，身体診察よりも病歴の方が役に立つ
- 赤ちゃんが突然泣いたり激しく泣いていると両親が訴えている場合には，髄膜炎や尿路感染症などの重症感染症，腸重積，ヘルニア，中耳炎などを除外することが重要である

管理
- たいていの場合，両親は，この行動がごく普通に認められ，ほぼ正常で，時間と常識でコントロールできることを知って安心する
- ぐずった場合は，以下のABCのアプローチが役立つ
  A（**A**ntecedents：ぐずる前の事柄）：ぐずる前に何があったか？ このエピソードのきっかけは何だったか？
  B（**B**ehavior：行動）：以前はどうだったか？ なだめたり，気をそらさせたり，やめさせたりできたか？
  C（**C**onsequences：ぐずった後の事柄）：その行動の後，子どもをしかりつけたり怒鳴ったか？ それとも抱きしめたか？
- 一般に，よいことをしたら褒め（子どもがよいことをしているのを見つける），悪いことをしたらやめるまで無視するのが最善である。星取り表のような方法はとても役立つ。例えば，よい行動（例：ベッドでおとなしくしている）をしたら星を1つもらえ，いくつか星が集まったらご褒美がもらえる，といった具合に
- 両親は，悪いことをした子どもを怒ったり攻撃的にならないように努めるべきである。なぜなら，両親が怒ったり攻撃的になるだけでは，子どもは気を引こうとするような行動をさらに増長するからである

よくある感情や行動の問題

これらの問題はよくみられ，多くは正常とみなされる。しかし，ほんの一部であるが，その行動が破壊的なため家族に大きな混乱を引き起こすことがある。かかりつけ医や小児科医は，両親を支えていくために，子どもが発達していく過程のなかで，両親が，ストレスを感じたり，かんにさわったり，疲れを感じたりするのを乗り越えられるよう，よくみられる行動の扱い方について，基本的な心理学的助言を与えるべきである。

泣いている子どもと疝痛

通常，泣くのは周期的であり，不快感やストレスあるいは気性に関連している。しかし，突然始まったときは，特に重要な問題を示していることがある。ほとんどの場合，十分に食事を与えられ，暑すぎない程度に暖かくしてもらい，おむつもきれいで，気持ちよい衣類，静かな幸せに満ちた環境におかれていることを確認するだけでよい。赤ちゃんが，ずっと泣き続けることは，経験の少ない両親にとって大きなストレスとなる。これ以上は対処できず手助けを受けるのはいつか，というのを認識させることが重要である。

乳児疝痛は，生後3か月までの乳児が，周期的に泣く場合に用いる用語である。啼泣は突然始まり，空腹，呑気，母乳やミルクの飲みすぎによる不快感と関連する。夕方に多く，数時間泣き続け，顔は赤くなり，おなかは膨張して張り，うずくまる。疝痛と疝痛の間は，子どもは機嫌がよく，状態もよい。腸重積や感染症などのより重篤な病気を考えることも重要である。疝痛は，食事について助言を与えたり，食後にガス抜きしたり，赤ちゃんをあやしたりして対処する。疝痛があっても母乳を中止する必要はないが，母親の食事から牛乳を除くことが効果的かもしれない。さまざまな治療法があるが，効果があったという証拠はほとんどない。乳児疝痛はたいてい，3か月までに自然に軽快する。

食事の問題

いったん離乳すると，乳児はスプーンを使って食べさせてもらう状況から，徐々に，指で食べたり，自分自身で食べるようになる。これは厄介なこともあるが，乳児の好きなように食べ物を探らせるようにし，強制的に食べさせたり，乱雑にしたからといって叱ったりしないことが必要である。

よちよち歩きの子どもの食習慣は予測できない。とんでもなく大量の食事を1回に食べているかと思うと，食事をとるのが難しくなることも時々ある。この年齢では，食事をしている間はすぐさま戦いになる。したがって，児がリラックスし，食べることにプレッシャーを感じていないことが重要である。食べ切れる少量を盛り，全部食べ切ってからもまだ欲しがるようであったら追加してみてもよい。子どもが家族の一員として一緒に食事することは，社会のなかで食べたり行動したりすることの手始めである。食事を間延びした戦いの場にすべきではない。

睡眠の問題

赤ちゃんや子どもに必要な睡眠時間には個人差があり，両親が子どもにつきあって，夜中にどのくらい起きていられるかも人それぞれである。たいていの睡眠"困難"は，実際，単に習慣の問題であり，就寝時刻を確立せずに育てられてきたことが問題であるだけである。睡眠困難は，家族の衝突や不安を反映している可能性がある。例えば，学校が始まることや，死への恐怖である。睡眠の問題を解決するには，決断と支え，さらに安心させることが必要である。

● **夜，寝かせられることを拒否する**：眠ってすぐベッドに1人で寝かされただけで，赤ちゃんはぐずることがある。年長児では，お風呂に入れたり，物語を聞かせたり，飲み物を与えたりするなど，明確な就寝時の日課が大切である

● **夜中に歩きまわる**：両親を疲れさせ，大きなストレスとなることが多い。子どもを安心させ，静かにベッドに戻して寝かしつけることが大切である。"泣くことをコントロールする"方法を試してみると役立つことがある。子どもを数分間泣くままに放っておき，それから安心させ，今度は前よりも長い時間放っておく。両親が子どもを自分のベッドへ連れて行くのも無理はないが，後でこの習慣をやめようと思ったときに，かなり面倒なことになる。

● **悪夢(夜うなされる)**：悪夢のために覚醒し，すぐに意識清明になり，通常，夢の内容を思い出す。子どもを安心させ，寝かしつけるべきである。特に重症だったり持続したりするときは，ストレスの反映である可能性があり，心理的援助が必要なこともある

● **夜驚症**：就学前の子どもに起こる。子どもは混乱して覚醒し，見当識がなくおびえており，両親もわからないことがある。数分で見当識は戻るが，夢の内容は思い出せない。これらのエピソードをてんかんと間違えてはならない。夜驚症は長くは続かず，両親を単に安心させるだけでよい

かんしゃく(ぐずり)

生まれてから3年目(いわゆる"魔の2歳児")には当たり前のことであり，許容される行動や両親のコントロールの範囲を子どもが学ぶ過程の一環である。特に公共の場では，きわめて厄介であることもある。

この時期のかんしゃくに対処する鍵はまず，そのような状況になるのを避けることである。これは子どもの要求すべてに従うということではない。子どもを疲れすぎや空腹にさせず，また穏やかで一貫性のある方法で限度をはっきりさせる。子どもが落ち着くまでかんしゃくを無視するのが最善である。失敗したら"タイムアウト"が有効な手段となりうる。寝室のような安全で静かな環境に子ども連れて行き，静かになるまで数分間放置する(1歳につき1分間がちょうどよい目安である)。これは，子どもに要求を忘れさせることができるので，効果的であるばかりでなく，両親が自らの怒りを静める時間にもなる。

好ましくない行動や攻撃的な行動

幼児は，しばしば攻撃的に感情を爆発させ，他の子に噛みついたり，叩いたり引っ掻いたりする。これらの行動に対しては，"タイムアウト"やよい行動に対する星取り表を用い，一貫して断固とした対応をとることが必要である。このようなときは，より攻撃的になって反応しないことが大切である。なぜなら対立しているというメッセージを与えることになるからである。攻撃的な行動が続くときは，家族内に緊張や混乱がないかどうかを探す必要がある。年長児の場合は，学校が関与する必要があるかもしれない。

指しゃぶり，抜毛，爪噛み，自慰といった好ましくない行動もまた，幼児でよくみられる。大部分は無視してよく，時間が経てば解決する。自慰については子どもの気をそらしたり，自慰しにくい服を着せることで，たいてい防ぐことができる。年長児の場合，叱るべきではないが，公共の場では許されないことを教えるべきである。

> ## キーポイント
>
> ● 感情や行動の問題はきわめて一般的で，正常な子どもの発達の一部である
> ● たいていの行動は明解な戦略で管理できる，と両親が自信をもてるように働きかけるべきである
> ● 子どもの行動に対して，穏やかで自信をもった，一貫性のあるアプローチが求められる
> ● 両親は，よい行いを褒め，好ましくない行動に対しては関心を示さないように努めるべきである

15 保育と教育

保育[*1]

家庭を出て働く母親が増えており，子どもの保育に対する需要も増している。英国では，保育の選択肢には，以下のものがある。
- 乳母や世話好きな人による保育
- 法律で認可され，社会福祉事業に登録されている保育者で，自分の家庭で他人の子どもの世話をする人による保育
- 私立や市町村の福祉局の運営，またはボランティア団体による昼間の保育園での，資格のある保育士による保育
- 経済的に恵まれない地域で，若い両親の家庭向けにさまざまな施設とプログラムを提供する，児童館

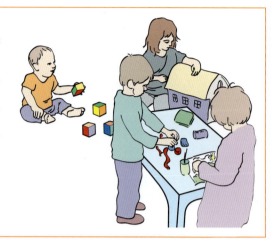

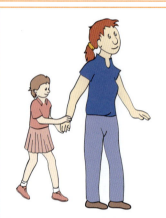

教育

英国では，義務教育は5〜16歳までである[*2]。年少児には，他の子どもと集い，遊び，社会性を獲得する場がある。

就学前教育
- 世話人に付き添われた母児の集団保育[*3]
- 熟練しかつ登録された世話人による，遊びを中心とした幼児の集団保育
- 3歳以降のみの保育を行う保育園

学校
- 5〜11歳までが通う小学校[*4]
- 11〜16歳までが通う中高等学校[*5]
- シックス・フォーム〔16歳（中高等学校の第6学年，つまり最終学年）時の補習校〕や，シックス・フォーム・カレッジ（16歳時の卒後教育を行う専門学校）[*6]

学校と保健

健康増進
学校は，生徒に，健康的な生活についての教育を行う場である。
- 健全な人間関係の構築
- 栄養の管理
- 運動
- 薬物やアルコールの乱用
- 避妊と安全な性交
- 喫煙
- 赤ちゃんや幼児の育て方

病気を抱えた子ども（64章参照）
医師には，慢性疾患を抱えた子どもが学校でうまく受け入れられているか，あるいは教育担当者が子どもの病状をきちんと理解しているかを確かめる役割がある。

特殊教育の必要がある子ども（66章参照）
特殊教育が必要な子どもを，可能な限りメインストリーム教育[*7]に組み込む。英国では，1人の教師（SENCO[*8]）が，学校で特殊教育を必要とする子どもの学習に対して責任をもつ。その子どもが，確実に少人数の普通学級において支援され，特別な援助が得られるよう，取りはからう。また必要なら，理学療法，作業療法，言語療法を学校で行う。

---

*1 訳注：これは英国の場合であり，日本では異なる。
*2 訳注：これは英国の場合であり，日本では6〜15歳まで。
*3 訳注：これは英国の場合であり，日本では一般的でない。
*4 訳注：これは英国の場合であり，日本では6〜12歳。
*5 訳注：これは英国の場合であり，日本では12〜15歳が中学校，15〜18歳までが高等学校。
*6 訳注：これは英国の場合であり，日本にはない。
*7 訳注：特殊教育を普通教育という主流に合流させ，できる限り特殊教育を普通教育に近づけようとするもの。
*8 訳注：Special Educational Needs Coordinator。英国のシステムであり，「特別支援教育コーディネーター」などと訳される。

学童期によくある問題

注意欠如・多動症（ADHD）

多動は，動きが活発すぎる，じっとしていられず落ち着きがない，というのが特徴である。衝動的で興奮しやすいため，学習が障害され，授業を妨害してしまう。注意欠如の児は作業に集中することができず，また多動を伴うことも伴わないこともある（伴う場合は ADHD と呼ばれる）。男児に多いとされる。

ADHD は，子どもを直接診察するだけでなく，家族と学校それぞれから別個に受けた報告も参考にして，診断するべきである。症状が異なる環境（家庭と学校など）で出現している必要がある。気を散らすものを減らし，課題に注視して集中力を高めるような管理を行う。毎日の日課を決め，行動の限度も定める。補助教員をつけて，課題に集中するのを助けるのも有用である。メチルフェニデートのような中枢神経刺激薬は集中力を高める作用がある。

攻撃的行動

叫ぶ，暴れるといったかんしゃくは幼児期には普通にみられる行動だが，怒りやイライラをコントロールする方法を学ぶにつれて落ち着いてくる。そのためには一貫したしつけが必要になる。攻撃的行動はごくまれに，内科的疾患（思春期早発症や前頭葉機能の問題など）で起こることがある。家庭環境で，大人が攻撃的な言動（家庭内暴力など）をしているのを見て覚えてしまうことが多い。攻撃的な子どもは学校でいじめに巻き込まれたり，社会問題に及んだりすることがある。攻撃的な状態が続く場合は，時に，"行為障害"という診断の適応になる。家庭を穏やかな環境とするために，温かい感情と一貫した態度が必要である。学校内外で起こる問題を解決し，攻撃的な行動を抑制するためには，学校の教職員の協力が不可欠である。

いじめと暴力

いじめという言葉は，子どもが他の児を苦しめるあるいは怖がるような振る舞いをする際に用いる。1回のこともあれば長期間にわたり繰り返し起こることもあるが，著しい苦痛をもたらす。いじめを受けた子どもは，引きこもったり，攻撃的になったり，心身症状を起こすなどの反応を示す。いじめの問題を抱える学校では，いじめを受けた側だけでなくいじめた側にも支援を行うような，全校規模の対策が最も効果的である。いじめを受けた子どもがいじめを公表した場合は，安全で守られていると感じられることが必要である。子どもが状況に対処できるよう支援し，社会的信頼を高める必要がある。

不登校

欠席の原因で最も多いのは，病欠である。あまり多くはないが，両親の心配が原因で，長期の病欠になることがある。登校拒否の原因には，分離不安（就学時に多い）や学校恐怖症などがある。後者は，多くの場合，同級生とうまくいかないというような悩み事が引き金になっている。異常な愛着が親子関係に影響を及ぼしている可能性もある。非特異的な症状を訴えたり，引きこもったりすることがある。中学生では無断欠席（ずる休み）が最も多い。長期の無断欠席は，反社会的な行動をする子どもや，成績が悪い子ども，複雑な家庭に育った子どもに多い。

不登校の解決には，両親と教師の密接な協力が必要になる。徐々に登校できるよう，小児保健や児童心理的なアプローチも用いた援助を行う必要がある。無断欠席は，学校あるいは市町村の教育福祉係（education welfare officer）の協力を要する。

重度の学習困難

重度の学習困難の原因として，以下のようなものがある。

発達の問題
- 学習障害
- ADHD
- 聴力障害および視力障害
- 読字障害（ディスレクシア）
- 協調運動障害
- 自閉スペクトラム症

社会的問題
- 家庭での家族の問題
- 精神的，身体的，性的虐待やネグレクト
- 同級生の問題
- （長期の）欠席

学校での落ちこぼれは，自尊心の低い子どもや行動異常のある子ども，心身障害児に多く，成人後の社会生活と就職に多大な影響を及ぼすため，できるだけ早期に解決することが重要である。

読字障害（ディスレクシア）

読字障害は，限局性学習症のなかで最も頻度の高い病型である。読字障害のある子どもは，読むために必要な情報を適切に処理することができない。そのため，その子の知的能力と比べて，読解力が不相応に低い。綴りを覚えたり手で書いたりすることに苦労してしまう。

読字障害のある子どもは，小さいころから言葉の発達が遅れていることがある。読字障害と適切に診断されないと，学校で落ちこぼれやすくなり，引きこもりになったり，自暴自棄になったりすることが多い。読字障害の診断は，教育心理学の専門家によってなされるべきであり，問題解決のためには，個々に合った支援が必要となる。読字障害の子どもに対する支援の方法として，書き終わるまで時間を延長してあげる，書くための補助としてコンピュータを使用する，学習方法に合った情報の与え方をする，などがある。

協調運動障害

不器用さは文字を書くうえで重大な問題であり，スポーツも苦手になる。また身支度や食事のような日常動作も困難となる。全体的な発達の程度と不釣り合いなほど不器用な場合に，"（発達性）協調運動障害"と診断される。学校や社会で困難に直面することで，みじめな思いをしたり，問題行動を起こしたりする可能性がある。障害の程度を把握し，障害を克服するためのプログラムを考案するためには，作業療法士の助けを要する。ときには機能を補うような補助器具も用いる必要がある。

16 小児の健康増進

小児の健康増進

小児の健康増進にはどんなものが含まれるのか
健康増進活動の範囲は広く，子どもたちが健康的で安全な環境で育ち，能力を発揮し，病気にならないことを目的としている．英国では健康増進プログラムという，就学前乳幼児に対する包括的なプログラムがあり，以下のようなゴールを掲げている．
- 親子の絆を強め，親が育児能力を高めるのを助ける
- 予防接種やスクリーニングを通して重大な病気から子どもたちを守る
- 健康的な食事，身体活動，肥満の減少を推進する
- 子どもの健康発達と安全における問題（学習障害やネグレクトなど）を明らかにし，家庭を援助する
- 就学に向けての準備を整える
- 子どもの将来にわたって影響しそうな問題を明らかにし，援助する

英国での健康増進プログラムについて，以下からダウンロード可能である[*1]：https://www.gov.uk/government/uploads/system/uploads/attachment_data/file/167998/Health_Child_Programme.pdf

危険な状態にある家庭
子どもが以下に示すような危険な状態に置かれているのは不利益なことであり，影響を最小限にとどめるために特別なサポートが必要となる．
- 低品質あるいは過密な住宅
- 両親が失業していて低収入の家庭
- 親の低学歴
- 親の精神疾患
- 親の慢性疾患あるいは障害

健康増進の機会
子どもの健康増進活動は妊娠中から開始し，数年にわたって継続する必要がある．英国では下記の決まったタイミングで確認される．
- 妊娠初期
- 新生児の診察時
- 生後2週時
- 生後6〜8週時
- 1歳前後
- 2歳から2歳半の間
- 就学時

両親と専門家は小児健康手帳（Red Book[*2]）の利用が勧められる．

関係者は誰か？
英国では，健康増進は主に保健師（訪問看護師）の役割である．その他の専門家として，かかりつけ医，地域の小児科医，養護教諭が挙げられる．

防御因子と回復力
防御因子を促すことで，回復力を高め，逆境を和らげるのも健康増進活動の一部である．そのなかには，子どもと主介護者との間における深い愛情と結びついた，威厳ある育児も含まれる．

健康増進で取り上げられるトピックス
妊娠中
- 親の健康と幸福
- 喫煙の中止
- 葉酸の必要性
- 母乳栄養
- どんなことを考えているのか，不安なことは何か
- リスク因子と防御因子の評価

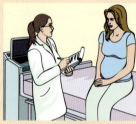

子どもに対して
- 身体的な健康と成長発達
- 言葉，視力，聴力
- 自立，自己管理
- 親からの愛情
- 予防接種とスクリーニング

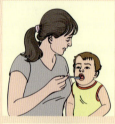

家族に対して
- 育児能力
- 金銭面でのアドバイス，住宅，雇用
- 安全に関する問題，食事に関する問題
- 家族関係と健康
- リスク因子の評価

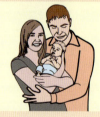

*1 訳注：2018年7月現在．
*2 訳注：日本では，母子健康手帳がこれに相当する．

子どもの健康増進活動は，若い家庭を援助して育てていくという実用的見地から，有用である。多くの国々でさまざまな方法がとられているが，総じて，助言や予防接種，スクリーニングなどからなる。英国では健康増進プログラムを通じて，訪問保健チームが"ケアのパッケージ"を提供している。最初の2週間と6〜8週目，6〜12か月目，24〜30か月目に定期の訪問がある。加えて，必要時には予約不要のクリニックを利用できる。英国政府が主導する"Sure Start Children's Centres（確かなスタート子どもセンター）"が，子どもの健康増進の主体となるような，熟練したスタッフと設備を提供する。

健康増進プログラムは，すべての子どもが子どもや家族のニーズに合わせて基本的なサービスを受け，最も弱い立場の家族をサポートするという，"前進的普遍主義"の原則に基づいている。家庭内で逆境に立たされている子どもを見つけるのと同時に，子どもが逆境に立ち向かう力を養うために防御因子を強化することも，また重要である。これには，親と子の絆を深めること，そして親が温かく対応しながら子どもの行動に境界を設定する威厳ある育児が含まれる。

子育て支援

子どもを授かる前の若い親の多くは，子どもについての経験に乏しく，親族からの援助も受けられない。親を援助して子育てに対処できる能力を身につけさせることが，子どもの健康増進活動の重要な要素である。子育てプログラムに参加する機会を親に提供するのは1つの手段であり，そこでは子育て技術の向上や，他の親と意見交換する機会が得られる。

親の精神保健

親が，家族に対して質の高い生活を提供できるかは，精神的な健康さに大いに影響を受ける。親の精神的健康に問題がある場合にそれを認識し，親が適切な援助を受けられるよう導くことが，小児の健康増進活動で重要となる。産後うつは一般的なこともあり，専門家はうつ状態を発見して，援助体制を整える必要がある。

育児

赤ちゃんの衣類の選び方や入浴のさせ方，扱い方，抱き方など，育児に関するあらゆる面について，両親に対して助言が必要である。正常の発達に関する情報や，子どもから何を予期し，学習促進のためにはどうしたらよいか，発達障害に気づくためにはどうしたらよいかといったことに関する情報を提供する。よくある医療上の問題とその対処法に関する指導も行う。

子どもの発達と行動上の問題

子どもに発達遅滞あるいは発達障害がみられる場合，早期の介入が大切である。発達上の問題を早期に見つけ，適切な評価と解決方法を家族に指示することが，小児の健康増進で重要となる（4，41章参照）。

啼泣，睡眠，かんしゃくなどといった行動上の問題はよくみられるものである。初期の段階で助言や援助を行うことで，問題の深刻化を防ぐことが可能となる（14章参照）。

栄養

栄養に関する問題と取り組むのは，予防的健康管理の観点から重要である。母乳栄養の促進，離乳や幼児期によくある偏食の問題，家族全体の健康的な食生活の問題などを主に扱う。肥満は，今や小児の間に蔓延している。健康的でバランスのとれた食生活と，運動量の増加を促すことが，小児の健康増進において重要な要素となっている（20章参照）。

歯の健康管理

健康的な歯の成長には，虫歯にならないよう砂糖を減らした食事が重要である。砂糖は離乳食に加えるべきではなく，1歳以降は哺乳瓶で飲むのもやめさせるべきである。ジュースのような砂糖の入った飲み物は制限したほうがよい。歯が生えてきたらすぐに歯磨きを開始し，早いうちから歯を清潔にすることを教える。水道水のフッ素濃度が低い地域では特に，フッ素入りの歯磨剤の使用が推奨される。

受動喫煙

受動喫煙により，乳児突然死症候群（SIDS）や中耳炎，下気道疾患，喘息などのリスクが増大する。したがって，家庭や車内での受動喫煙防止は，健康増進活動の重要な問題である。

事故予防

多くの事故は家庭内で起こるので，事故予防のためには，両親の教育が最も効果的である。シートベルトの着用，交通安全教育と自転車乗車時のヘルメットの着用，階段への転落防止用柵の設置，台所の安全対策，煙探知器の設置，火事への対策，使用していないコンセントへのカバーの設置，薬や毒物を子どもの手の届かない所に保管する，などがある（62，63章参照）。

リスクの認識と子どもの保護

子どもを育てるのは骨の折れることであるが，貧しかったり，両親の知識が不足していたり，精神健康上の問題あるいは家庭内暴力があったりすれば，なおさら困難なことである。子どもがネグレクトを受けたり，故意に傷つけられたり，心理的・性的虐待を受けたりしていると思われる場合，社会的ケアに知らせる必要がある（68章参照）。

学校における健康増進

学校は，子どもに健康的な生活習慣を教育する機会を提供できる貴重な場である。また，学校時代はおそらく，その後の人生と比べ，生活習慣の変更が比較的容易な時期でもある。以下に，学校で特に取り組むべき重要な問題を挙げる。

- 栄養
- 運動
- 肥満のリスク因子を減らす
- 薬物やアルコールの乱用
- 避妊と安全な性交渉
- 性感染症
- 喫煙
- 健全な男女関係
- 子どもの育て方

スクリーニングと予防接種

これらの小児の健康増進プログラムにおける重要項目については，7章と17章で解説する。

予防接種スケジュール

予防接種スケジュール[*1]

乳児期の5種混合ワクチン(DTaP/IPV/Hib)
- 初回免疫は乳児期に3回筋注で接種し，就学前と高校生時に追加接種
- 下記の5つの疾患を予防する
  - ジフテリア(D)
  - 破傷風(T)
  - 百日咳(aP)
  - ポリオ(IPV)
  - インフルエンザ菌b型(Hib)
- 百日咳ワクチンの接種は，進行性の神経疾患の児には避ける
- 接種後12～24時間に，下記の副反応を発症する可能性がある
  - 接種局所の腫脹，発赤
  - 発熱
  - 下痢および/または嘔吐
  - 接種後数週間持続する接種局所の丘疹
  - 接種後48時間以内の易刺激性
  - まれに高熱，熱性けいれん，アナフィラキシー

就学前の4種混合ワクチン追加接種(DTaP/IPV)
- ジフテリア，破傷風，百日咳，ポリオを予防する

10代の3種混合ワクチン追加接種(Td/IPV)
- 破傷風，ジフテリア，ポリオを予防する

破傷風
- 接種は筋注。乳児期は5種混合ワクチンとして接種。就学前と高校生時にブースターのための追加接種
- 汚い外傷：最終の予防接種から10年以上経過している場合，破傷風免疫グロブリン投与と破傷風トキソイドワクチンのブースター接種(未接種の場合は，破傷風免疫グロブリンとフルコースの破傷風トキソイドワクチン接種)

MenACWY
接種は筋注。青年期と学生に推奨される。4つの髄膜炎菌(A，C，W，Y群)による髄膜炎，敗血症を予防する

MMR
- 以下の感染症を対象とする弱毒生ワクチン
  - 麻疹
  - おたふくかぜ
  - 風疹
- このワクチンは弱毒化生ワクチンであり，生後12～13か月時と就学時に接種する。重症の免疫抑制児や妊娠中の女児には接種してはならない。重症の卵アレルギーがある児に接種する場合には，適切な助言が必要である(このワクチンは，ニワトリ胚細胞で培養され，つくられている)
- このワクチンが自閉症や消化器疾患の発症と関連があるとする証拠はない
- 副反応
  - 接種後5～10日に発疹や発熱がみられることが多い
  - 接種後2週間ごろに軽症のおたふくかぜを発症することがある

英国での予防接種スケジュール

乳児期	
出生時	B型肝炎＋BCG（リスクのある乳児に接種）
2か月	5種混合(DTaP/IPV/Hib)＋肺炎球菌＋MenB＋ロタウイルス
3か月	5種混合(DTaP/IPV/Hib)＋肺炎球菌＋MenC＋ロタウイルス
4か月	5種混合(DTaP/IPV/Hib)＋肺炎球菌＋MenB
12～13か月	Hib/MenC＋MMR＋肺炎球菌＋MenB

就学前	
2～4歳	インフルエンザ（毎年）
3歳4か月	4種混合(DTaP/IPV)＋MMR

中学校	
12～13歳	HPV
13～18歳	3種混合(Td/IPV)＋MenACWY

＊米国やオーストラリアの予防接種スケジュールも類似している

BCG(bacille Calmette-Guérin)
結核を予防する。結核の発症の多い地域に住む乳児，結核罹患率が高い国から最近渡航した児，または肺結核患者と濃厚接触した児を対象に接種する
- ウシ型結核菌(Mycobacterium bovis)を弱毒化して得られた株を使った生ワクチン
- 皮内接種
- 接種部位に丘疹を生じ，潰瘍化することも多い
- 6～8週後に瘢痕を残して治癒する

HPV(ヒトパピローマウイルス)
12～13歳の女児に，6～24あけて2回接種する。子宮頸がんの主な原因を予防する。また，性器いぼもある程度予防する

MenBおよびMenC
接種は筋注。髄膜炎菌B群とC群による髄膜炎，敗血症を予防する。これ以外の原因による髄膜炎は予防しない

肺炎球菌
接種は筋注。肺炎球菌による肺炎，敗血症，髄膜炎を予防する

ロタウイルス
- 2か月時と3か月時に経口で接種
- ロタウイルス胃腸炎を予防する
- 副反応として，易刺激性と軽い下痢がある

一般的な予防接種に関するガイドライン
- 以下の児には予防接種を行ってはならない
  - 予防接種のスケジュールで示されている接種年齢よりも年少の児
  - 発熱を伴い，急に体調が悪くなった児
  - 前回同量のワクチンの接種で，アナフィラキシー反応がみられた児
- 予防接種のスケジュールで示されている接種間隔よりも短い間隔で追加の接種をしてはならない
- 接種が予定よりも遅れた場合は，後でそのまま遅れた分を接種する。接種を最初からやり直す必要はない
- 生ワクチン(例：麻疹，おたふくかぜ，風疹，BCG)は，免疫不全状態(例：細胞毒性を伴う治療の最中，または高用量ステロイドの投与中)の児に接種してはならない

[*1] 訳注：この予防接種の解説は英国の予防接種制度に関するものであり，日本の場合とは異なる点が多い。5種混合ワクチン，MMRワクチン，MenBおよびMenCの接種は，日本では，2018年7月現在，行われていない。また接種法は，日本では原則，筋注ではなく皮下注で行われている。接種回数，接種年齢，接種対象者についても日本とは異なる点が多い。

小児の予防接種により予防できる疾患

ジフテリア

現在，ジフテリアの発症は先進国ではきわめてまれである。ジフテリアの起因菌は，ジフテリア菌（*Corynebacterium diphtheriae*）である。咽頭に感染し，咽頭に滲出を生じ，偽膜を形成して上気道の閉塞を起こす。ジフテリア菌が分泌する外毒素は，心筋炎や麻痺を起こすことがある。

破傷風

破傷風は嫌気性菌である破傷風菌（*Clostridium tetani*）の感染により発症する。この菌は地中の至る所に存在し，開放創部位から感染する。破傷風菌が産生する神経毒により，進行性有痛性の筋れん縮が起こる。呼吸筋が侵されると窒息から死に至る。

百日咳

百日咳は，百日咳菌（*Bordetella pertussis*）の感染により発症する。感染は6～8週間持続し，病期はカタル期，痙咳期，回復期の3期に分けられる。連続する咳発作の後でwhoop（突然の努力性吸気で狭窄した舌根部より発する音）がみられ，その他に嘔吐，呼吸困難，時にはけいれんがみられることもある。

合併症として，気管支肺炎，けいれん，無呼吸発作，気管支拡張症がみられる。診断は臨床的に行い，鼻咽腔培養により確定する。エリスロマイシンを病初期に投与開始できれば，病期を短縮できるが，痙咳期に入ってから投与を開始しても効果はない。2歳未満では罹患率も死亡率も高い。

ポリオ

ポリオは，ポリオウイルス（poliomyelitis virus）の感染で発症する。罹患すると軽度の発熱の後，一部の感染者で髄膜炎を発症する。脊髄前角細胞の障害により，麻痺や自発痛，圧痛を認めるようになる。呼吸不全や球麻痺を生じる場合もある。治癒後も麻痺を残すことが多い。

インフルエンザ菌b型

インフルエンザ菌b型（Hib）は，ワクチンの定期接種が導入されるまでは，乳幼児の髄膜炎の主な起因菌であった。インフルエンザ菌b型髄膜炎により，罹患者の10～15％は，重篤な難聴や脳性麻痺，てんかんが後遺症として残り，また3％が死亡した。このワクチンは，b型のインフルエンザ菌による感染症に対してのみ効果がある。

肺炎球菌感染症

肺炎球菌感染症は，肺炎球菌（*Streptococcus pneumoniae*）の感染により発症する。肺炎球菌は，敗血症，髄膜炎，肺炎といった重篤な感染症を引き起こす。

髄膜炎菌C群

髄膜炎菌（*Neisseria meningitidis*）C群は，乳幼児に点状出血や敗血症性ショックを伴う化膿性髄膜炎を引き起こす。罹患者の死亡率は10％に達し，生存者では，難聴，けいれん，脳障害，臓器不全，組織壊死がみられる。

ロタウイルス

ロタウイルスの感染力は強く，下痢，嘔吐，腹痛や発熱を引き起こす。小さな赤ちゃんでは，重篤な脱水に至ったり死亡す

ることすらある。

麻疹

麻疹に特徴的な症状には，丘疹状紅斑，発熱，鼻汁，咳，結膜炎がある。合併症としては，脳炎やそれに伴う神経系の障害があり，死亡率も高い。英国では，麻疹ワクチンと，自閉症または炎症性腸疾患との関連を指摘する根拠のない心配のために，ワクチンへの理解が脅かされる事態が最近みられている。これらの関連は現在否定されている。

おたふくかぜ

おたふくかぜは，耳下腺の腫脹を伴う発熱性疾患である。合併症として，無菌性髄膜炎や感音性難聴，また成人では精巣炎がみられる。男性不妊の原因にもなる。

風疹

風疹は，発疹や発熱がみられる軽症の疾患である。風疹で重要な点は，妊娠初期の妊婦が罹患した場合に，風疹ウイルスが胎児に破壊的な影響を及ぼす点にある。具体的には，白内障，難聴，先天性心疾患などの多発先天異常がある。

結核

結核は，今でも多くの国で大きな問題となっており，東ヨーロッパでは再興している。結核では，肺，髄膜，骨，関節が侵される。小児では，成人患者との接触歴がきっかけとなって発見されることが多い。結核の症状は，咳，倦怠感，体重減少，寝汗，喀血，リンパ節腫脹などである。結核感染者の多くは，ツベルクリン反応が陽性となる。活動性の結核では，数か月以上にわたる治療が必要となる。結核の流行域で生まれた赤ちゃん，または両親や祖父母が結核の罹患率が高い国で出生した児にはBCGが推奨される。

B型肝炎

B型肝炎は急性および慢性肝疾患の重要な原因である。周産期に保因者である母から感染したり，輸血，針刺し，咬傷などで感染する。HBs抗原陽性の母から生まれた児は受動免疫により，HBVを保因していても症状が出ない。

ヒトパピローマウイルス（HPV）

ヒトパピローマウイルス感染は一般的なことであり，性的に活動のある女性では50％以上が感染する。2種類の型（16と18）が子宮頸がんの原因の70％以上を占めている。予防接種を女児に行うと性器いぼの予防にもなる。いくつかの国では男児にも接種が始まっている。

水痘

水痘は小児でよくみられる感染症で，軽症なことが多い。免疫抑制状態の児では重篤化するため，医療従事者や，化学療法を行うような児と濃厚接触するような人は予防接種が推奨される。

18 体重増加不良と成長障害

体重増加不良

キャッチダウン[*1]と「体質」
- 1歳までに成長曲線の位置を変えるのは普通
- 大きく生まれた児は成長が減速して遺伝的にあるべき成長曲線の位置に落ち着く
- 親にいらぬ心配をかけないようにすることが大切

環境要因と心理社会的要因（非器質的）
- 体重増加不良の最も多い原因
- 先に体重が減少してから身長と頭囲に影響が及ぶ
- 摂食困難がよくみられる
- 母子関係の問題があるかもしれない
- 母親にうつ病や精神疾患があるかもしれない
- ネグレクトも一因となる

囊胞性線維症[*2]（30章参照）
- 下痢
- 下気道感染

子宮内発育遅延（IUGR）
- 低出生体重
- 出生身長や頭囲も小さいと，キャッチアップは難しいかもしれない
- TORCHの徴候があるかもしれない
- 遺伝的症候群のせいかもしれない

免疫不全（まれ）
- 反復感染
- HIV，重症複合免疫不全症（SCID）は原因の1つ

遺伝的症候群
- 低出生体重が多い
- 形態異常

慢性疾患
- 潜在する原因としてはまれ
- 疾患によって徴候はさまざま

胃食道逆流現象（32章参照）
- 食道炎による痛み
- 無呼吸
- 嘔吐／溢乳
- 神経発達に問題のある児でよくある

セリアック病[*2]（34章参照）
- グルテン入り離乳食の開始後に体重減少
- 下痢
- 易刺激性

内分泌機能不全
- 甲状腺機能低下では発達遅滞
- 成長ホルモン分泌不全は非常にまれ

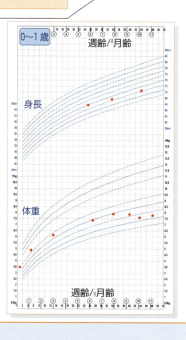

診察時に必要なこと

病歴
- **食事歴**：食事摂取の病歴を聴取する（食事日誌が有用）。哺乳困難の有無を問診する。摂食困難は新生児期，離乳期，幼児期のいつから始まったのか？それが体重増加不良の原因か結果かを見極める
- **症状の検索**：病歴をていねいに聴取することで，多くの器質的疾患は診断できる。下痢，疝痛，嘔吐，易刺激性，疲労感，慢性咳嗽に注意する
- **発達歴**：神経発達の問題はないか？ 体重増加不良が発達に影響していないか？
- **既往歴**：低出生体重や出生前の問題により，成長の予備能力が低下することがある。また，反復性の疾患や慢性疾患は成長に影響を及ぼしうる
- **家族歴**：体重増加不良や遺伝性疾患の家族歴がないか？ 心理社会的問題がないか？

診察
- **全身の診察**：ほったらかされている，病的である，栄養障害が疑われる様子はないか（やせ，やつれた殿部，突出した腹部，まばらな頭髪）。母親が児にどう関わっているか？
- **成長**：成長曲線上に身長・体重を記入する（早産児については補正する）
- **身体診察**：慢性疾患の徴候をみる

検査
多くの検査をして診断を絞り込もうとするのは無駄で，徒労に終わる。鉄欠乏はよくみられ発達と食欲に影響するので，血算とフェリチンを検査してみるとよい。それ以外は，臨床所見に基づいて検査する。

[*1] 訳注：キャッチアップの逆で成長が鈍化すること。
[*2] 訳注：日本ではまれ。

精査とその意義			
• 血算，フェリチン	鉄欠乏は成長障害によく合併し，食欲低下の原因にもなる	• 甲状腺ホルモンと TSH	先天性甲状腺機能低下症は成長障害と発達遅滞を起こす
• BUN と電解質	潜在性の腎不全	• 染色体分析	染色体異常はしばしば低身長と形態異常を伴う
• 便中エラスターゼ	低値は吸収不良の疑い		
• セリアック抗体，小腸生検，汗の検査	セリアック病や嚢胞性線維症は，吸収不良の最も重要な原因である[*2]	• 入院	入院は精査の1つの方法である。児と母親を時間をかけて診ることで，原因の手がかりが得られることがある

成長について心配すべきなのは，以下のような場合である。
- 体重が2パーセンタイル以下のとき
- 身長が2パーセンタイル以下のとき
- または身長・体重のいずれかが2パーセンタイルを切るとき

　成長障害と体重増加不良は生後2年間にみられることが多く，正常の成長パターンと病的な状態を区別するには熟練を要する。用語については議論がある。深刻ではなく一過性という意味を込めて，成長障害（failure to thrive）という用語は体重増加不良の代わりに用いられてきた。成長障害は，身体発育の障害だけでなく情緒や発達の障害も意味している。通常，適切な養育を受けてこなかった乳幼児をさす。体重増加不良や成長障害の原因の多くは非器質性である。

　親は子どもの体重が増えないことにストレスを感じているかもしれないので，評価は慎重に行う。評価の目的は，問題がある児を見分けることであり，器質的または非器質的な原因（両者は混在しうる）を明らかにすることである。正常で健康な小さい子に誤った診断を下さないようにすることが重要である。検査は熟考したうえで行う。

キャッチダウン[*1]と「体質」の原因

　低身長の両親からは低身長の子どもが生まれるものなので，低身長の両親から生まれた健康な低身長の子どもに余計な心配をさせてはいけない。彼らの成長は通常ゆっくりで成長曲線の下のほうを線に沿って育ってゆく。一方，大きく生まれた子の成長は減速して，遺伝的にあるべき位置に落ち着いてくる。医療従事者は，いらぬ不安をあおったり，哺乳障害や体重増加不良と誤ったりしないようにすることが大切である。

環境要因または心理社会的要因による体重増加不良

　心理社会的要因として摂食困難，家庭内の問題，養育能力の限界が挙げられる。体重の急激な減少は，軽微な疾患によって食欲が落ちることから始まり，適切に対応できずにストレスの悪循環になっているためかもしれない。より深刻な原因としては愛着障害，母親のうつや精神疾患がある。頻度は低いが，ネグレクトも一因である。

　多くの場合，子どもは，不安性で心配性の両親のもとで愛情深い家庭に育っている。しばしばある種の摂食困難が問題となり，食事がストレスとなっていて，両親がその子どもに全力で食べることを強要していることがある（概して逆効果となる）。ただし，ネグレクトを受けている児の様子は全く異なり，養育放棄と愛情の欠乏による身体徴候がみられる。この場合，問題は否認されやすく，介入が難しい場合がある。

　管理は，背景となるそれぞれの問題に応じて行うべきである。器質的疾患を除外し，栄養指導や摂食指導を行う。断乳で解決することはまれである。具体的なサポートによりストレスを緩和することができる。託児所に預けると，家族のストレスが和らぐだけでなく，体重増加不良の解決につながることがある。時には，児を観察する目的で預ける必要もある。

成長障害

　成長障害の意味するところは，身体発育の障害だけでなく，情緒や発達の障害も含む。まず最初に体重増加が障害されるが，その後，身長や頭囲が影響を受ける。児の発達が遅れることもある。成長障害の原因がネグレクトにあり，家族が援助を拒否する場合には社会福祉機関の介入が必要である。家庭から引き離す必要のある児はごく一部である。

吸収不良

　吸収不良は体重増加不良の原因として重要である。下痢や疝痛がよくみられる。吸収不良の原因で最も多いのは，セリアック病[*2]と嚢胞性線維症[*2]である。セリアック病では，食事中にグルテンを含む食事を与え始めた時期に一致して体重が落ちだすという，特徴的な成長曲線になる。

慢性疾患

　子どもであれ乳児であれ，いかなる慢性疾患でも成長の鈍化はありうる。通常，その疾患の症状が明らかにあるので，判断に迷うことは少ない。しかし，器質的な原因は心理社会的問題を合併していることがあるので，それらを評価する必要がある。ごくまれに，慢性疾患が隠れていて体重増加不良だけが表面化していることがある。

遺伝的原因と子宮内の原因

　遺伝的症候群は，低身長を伴うことが多く，しばしば先天異常や形態異常を伴う。子宮内発育遅延は，胎児の成長に影響を及ぼす劣悪な子宮内環境によって生じる。妊娠初期に起こると，体重に加えて身長や頭囲も影響を受け，成長の予備能力が低下する。可能であれば，子宮内発育遅延の原因を解明すべきである。

キーポイント
- 慎重に対応して，いたずらに不安を招かないこと。成長障害や体重増加不良は両親にとって大きなストレスである
- 意味のある体重増加不良と，正常な成長のキャッチダウン[*1]児とを見分ける
- 器質的疾患を示唆する症状や徴候を見つける
- 病歴や身体所見から臨床的に必要と判断される場合にのみ，検査を行う
- 児の成長に影響を及ぼすような，心理社会的問題を同定し，適切な支援を提供する

19 低身長と身長増加不良

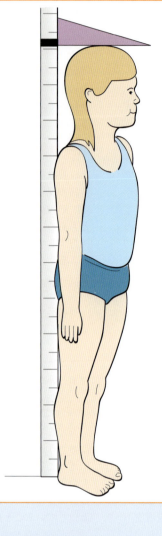

成長曲線に沿って伸びている低身長

体質性(家族性)低身長
- 両親が低身長
- 病歴や身体所見は正常
- 骨年齢の遅れなし

成熟の遅れ
- 思春期発来の遅れ
- 思春期遅発の家族歴
- 骨年齢の遅れあり

Turner 症候群
- Turner 症候群の外表所見(あるとは限らない)
- 染色体核型は XO
- 思春期徴候なし
- 骨年齢の遅れなし

子宮内発育遅延(IUGR)
- 低出生体重
- 子宮内発育遅延の原因が明らかなことも

骨系統疾患(まれ)
- 四肢短縮など身体の均整がとれていない
- 最も頻度が高いのは軟骨異栄養症

成長曲線を横切るような,身長増加速度の低下

慢性疾患
- 病歴と身体診察により通常は同定できる
- Crohn 病や慢性腎不全は潜在している可能性がある
- 骨年齢が遅れることがある

後天性甲状腺機能低下症
- 甲状腺機能低下症の臨床像
- 甲状腺腫の存在
- T_4 低値,TSH 高値,甲状腺抗体陽性
- 骨年齢の遅れがある

Cushing 症候群(まれ)
- 多くは処方されたステロイドによる医原性のもの
- Cushing 徴候
- 骨年齢の遅れがある

成長ホルモン分泌不全(まれ)
- 先天性または後天性
- 他の下垂体ホルモン分泌低下も合併することがある
- 骨年齢の遅れがある

心理社会的問題
- ネグレクト様の外見
- 行動の問題
- 家庭から引き離すと,成長が回復する

診察時に必要なこと

病歴
- **病歴と全身症状の検索**:成長に影響を及ぼすような慢性疾患(例:喘息,関節炎,糖尿病)の有無を尋ねる。頭蓋内圧亢進症状,吸収不良,甲状腺機能低下症の症状について尋ねる。長期ステロイド投与は成長を阻害する
- **家族歴**:児の成長と両親の身長を比較する。多くの場合,児は両親の身長レベルに相応した成長をする。母親の初潮が遅ければ,家族性に成熟の遅れがあることを示唆する
- **出生時の状況**:在胎週数に比べ小さく生まれた児は,身長が伸びる予備能力が低い。周産期の状況についても聞く
- **心理社会的問題**:情緒的ネグレクトや虐待は成長に悪影響を及ぼす。また,低身長であるために起こる社会的問題や情緒的問題についても確認する

診察
- **成長のパターン**:かかりつけ医や学校の記録などより,過去の身長・体重のデータを得る。身長増加速度が低下している場合は,治療を必要とすることが多い
- **身体計測**:身長(2歳までは臥位で測定),体重の正確なデータを得る。成長曲線上に記入する
- **全身の診察**:甲状腺機能低下症の徴候,身体の均整,Turner 徴候や形態異常をみる。潜在する疾患を見逃さないように,各臓器について診察する
- **頭囲**

精査とその意義
身長増加速度の低下がある場合は,必ず精査が必要である。
- 血算と血漿粘度 　　炎症性腸疾患
- BUN と電解質 　　慢性腎不全
- セリアック抗体 　　セリアック病[*1] のスクリーニング
- 甲状腺ホルモンと TSH 　　甲状腺機能低下症
- 染色体分析(女児) 　　Turner 症候群
- 成長ホルモン刺激試験 　　下垂体機能低下症,成長ホルモン分泌不全
- 骨年齢決定のための手根骨 X 線検査 　　骨年齢の遅れは,成熟の遅れ,甲状腺機能低下症,成長ホルモン分泌不全,副腎皮質ホルモン過剰を示唆する。最終身長の予測も可能である

[*1] 訳注:日本ではまれ。

低身長は多くの場合，生理的なものであり，遺伝的に身長増加能力が低いことや，成熟の遅れ（ゆっくりとした身体発達）による。身長増加速度が低下することは，何らかの病的な原因を示唆する。また，低身長であることにより，特に思春期の男児では，社会的な困難を抱えることがあるので，心理カウンセリングが必要な場合もある。

体質性または家族性低身長

両親が低身長であると，子どもも低身長になりやすい。この場合は，病歴や身体所見は正常であり，骨年齢は暦年齢相当である。家族は，こういった事実を再認識するだけで納得するものである。生理的な低身長の児に対し成長ホルモンを投与することは議論のあるところであり，最終身長の改善にはあまり効果がないことが多い。

成熟の遅れ

成熟の遅れた児は，"おくて"とか"遅咲きの花"と呼ばれることが多い。身長が低く，思春期開始が遅れる。最終身長は遺伝的体質にもよるが，正常となることが多い。家族にも思春期が遅い者や初潮の遅い者がいることが多い。骨年齢は遅れている。多くの場合，家族は，最終身長がそれほど悪くならないと再確認することで納得する。時に，十代の男児では，周りからのプレッシャーにより，男性ホルモンを少量使って思春期を起こさせ，成長のスパートを早めることを希望する。しかし，この治療によって最終身長が改善することはない。

甲状腺機能低下症

甲状腺機能低下症の原因としてよくみられるのは，女児に多い橋本病や，下垂体機能低下症に合併した甲状腺機能低下症である。甲状腺ホルモンの欠乏は，成長に大きく影響を及ぼし，低身長として発症することが多い。その他の徴候は，学業成績の低下，便秘，皮膚の乾燥，思春期の遅れである。検査で，チロキシン（T_4）低値，甲状腺刺激ホルモン（TSH）高値が認められ，自己免疫性の場合は，抗甲状腺抗体が陽性である。治療は，甲状腺ホルモン補充を生涯続けることである。治療により，もの静かな子が正常で活発になると，両親は驚くことが多い。予後は良好である。

他のまれなホルモン異常

小児では，Cushing 症候群や Cushing 病はきわめてまれであるが，外因性ステロイド（例えば，気管支喘息に対する高用量吸入ステロイド）による成長抑制はまれではない。長期に高用量経口ステロイド治療を必要とする小児では，ステロイドを隔日投与にすることにより，成長への悪影響を抑えることができる。

成長ホルモン分泌不全は，低身長の原因としてはまれである。原因としては，特発性，または下垂体の腫瘍や頭蓋内放射線照射による二次性のものが挙げられる。成長ホルモン単独のこともあれば，他の下垂体ホルモン分泌不全を伴うこともある。診断は，成長ホルモン刺激試験によって確定する。器質的疾患の検索のため，頭部画像検査が必要である。治療は，合成成長ホルモンの連日皮下注である。

慢性疾患

あらゆる慢性疾患は，成長の低下をきたしうる。しかし，その疾患自体の症状が通常ははっきりしているために，低身長として発症することはまれである。成長の低下が，他の臨床症状に先行しうる疾患には，炎症性腸疾患，セリアック病[*1]，慢性腎不全などがある。

Turner 症候群

Turner 症候群（性腺異形成）は，女児の低身長と思春期遅発の原因として重要なものである。これは，X 染色体の欠損やそのモザイクによる。通常，性腺は線維組織からなる索状組織である。

Turner 症候群では，出生時に翼状頸や手足のリンパ浮腫がみられる。小児期には低身長が目立ち，女児では，特徴的所見として，翼状頸，楯状胸，乳頭開離，外反肘が明らかとなる。思春期徴候がみられないことにより，思春期以降に診断されることもある。小児期には，少量の成長ホルモンと女性ホルモンの投与により，成長を改善させることができる。女性ホルモン投与により，思春期を開始し継続させる。しかし，治療によっても成人後の身長は低いことが多い。最近の不妊治療の進歩により，卵子提供による体外受精を用いて妊娠する人もいる。

小児がん経験者の晩期障害

小児がん経験者では成長障害がよく認められる。化学療法のみで放射線照射をしていない場合には成長率の低下は短期間で，治療後にキャッチアップすることが多い。小児がん治療後の成長障害の多くは放射線照射による。頭頸部照射は下垂体障害を生じ，成長率の低下や思春期発来を引き起こすことがある。年少児のほうが影響を受けやすい。成長の改善目的で成長ホルモンが使われることがある。

キーポイント
- 適切な問診と身体診察により，病的な低身長はほとんど同定できる
- 頭蓋内疾患，ホルモン欠乏症，慢性疾患，消化器症状に注意する
- 両親の身長を考慮して，児の身長を評価する
- 低身長に伴う情緒的問題や社会的問題を見過ごさないようにする

20 肥満

肥満の原因

栄養性肥満
- 肥満の家族歴が多い
- 社会的/情緒的な問題がある
- 思春期が早い
- 陰茎が小さく見える(恥骨上脂肪に埋没)
- 高身長の傾向

遺伝的症候群や単一遺伝子異常(まれ)
- 乳児期からの高度肥満
- 低身長
- 形態異常
- 学習障害
- 性腺機能低下症
- その他の先天異常

内分泌学的原因(非常にまれ)
- 甲状腺機能低下症
- Cushing 症候群
- 視床下部の病変

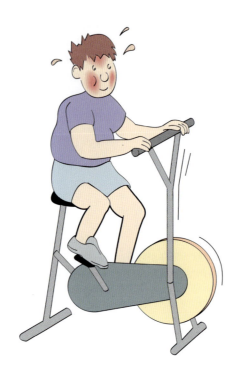

肥満児に生じやすい事項
- 自己評価が低い
- 学校での問題(いじめられる/いじめる)
- 耐糖能異常
- 高血圧
- 脂質異常症
- 肝機能障害
- 整形外科的問題
- 喘息
- 睡眠時無呼吸
- 多嚢胞性卵巣症候群(PCOS)
- 成人肥満

「5210」のすすめ
- 5：1日5種の果物ないし野菜
- 2：テレビ視聴は2時間以内に(2歳未満は0に)
- 1：おおむね1日1時間の運動
- 0：ソフトドリンクは0に

診察時に必要なこと

病歴
- **生活習慣と食事**：運動と座って行う活動との両方について尋ねる。食事歴をとる。ただし、これはデリケートな問題であることに留意する
- **情緒的問題と行動上の問題**：社会的な問題や学校での問題は非常によくみられる。子どもはうつであったり、いじめられたり、いじめていたりするかもしれない
- **合併症**：関節への負荷の増加のため、筋骨格の症状が生じる。日中のいびき、傾眠傾向、疲労感は、睡眠時無呼吸の徴候である。小児期には、糖尿病や心血管疾患はまれである(ただし、生化学的異常はよくある)
- **学習障害**：肥満に関連した遺伝的症候群の子どもには教育上の配慮が必要となる
- **内分泌的な症状**：ただし甲状腺機能低下症や Cushing 症候群はまれ
- **家族歴**：肥満、若年発症2型糖尿病、心疾患の家族について尋ねる

精査
低身長、形態異常、または学習障害があれば原因を精査する。高度肥満では合併症を調べる。

肥満の原因を調べる

・T₄, TSH	甲状腺機能低下症では、T₄ 低値/TSH 高値
・尿中遊離コルチゾール	Cushing 症候群では高値
・染色体分析、DNA 解析	遺伝的症候群(例：Prader-Willi 症候群)
・頭部 MRI	視床下部性の原因

肥満の合併症を調べる

・尿糖、経口糖負荷試験、HbA₁c	糖尿病
・空腹時脂質スクリーニング	脂質異常症
・肝機能検査	脂肪肝

診察
- **成長**：栄養性肥満は高身長である。低身長または成長率の低下は、病的な原因の存在を示唆する。body mass index (BMI) を計算し、チャート上に記入する
- **内分泌学的徴候**：身長増加不良の場合は、甲状腺機能低下症の徴候(甲状腺腫、発達遅滞、腱反射遅延、徐脈)がないかどうか、また、ステロイド過剰の徴候(満月様顔貌、野牛の肩瘤(バッファローハンプ)、皮膚線条、高血圧症、皮下出血)がないかどうかを検索する
- **形態異常を伴う症候群の徴候**：低身長、小頭症、性腺機能低下症、筋緊張の低下、先天異常など
- **合併症の徴候**：血圧測定、黒色表皮腫(頸部と腋窩に認められる暗色の色素沈着)：インスリン抵抗性の徴候

肥満は，小児期において大きな問題となっており，10人に1人は小学校入学時にすでに肥満である。過体重児や肥満児のほとんどは栄養性肥満であり，診断は臨床的につけることができる。なぜなら他のまれな原因では，成長率の低下や，学習障害や形態異常などの所見を伴うからである。英国では，過体重はbody mass index（BMI）の91パーセンタイル超，肥満はBMIの98パーセンタイル超と定義されている[*1]。

ある時期，小児肥満は見た目の問題と考えられていたが，今日では，小児期や青年期でも合併症が起こりうることは明白である。治療の根幹は生活習慣の改善である。リパーゼ阻害薬は脂肪の吸収障害を引き起こす。肥満手術は青年期に検討されることがある。

栄養性肥満

個人を肥満になりやすくする代謝性因子は，まだはっきりとはわかっていない。栄養摂取と肥満の進展との関連は単純ではない。栄養性肥満の児は背が高いが，思春期が早期にくることが多いので，最終身長は必ずしも高くはならない。肥満は珍しいことではないのに，その子にとって汚名となり，情緒的問題や行動上の問題を生じていることが多い。

生活習慣の改善は困難で，子どもに対する伝統的な食事指導には効果がないことはよく知られている。指導は，総合的に，家族に対し，動機を引きだすよう熟練された方法で行う必要がある。以下に具体例を示す。

● **サポート**：肥満児は，同級生からからかわれていることが多く，心理的変調がよく認められる。たとえ体重のコントロールがうまくいかなくても，心理的問題を援助することはできる
● **身体運動を勧め，座位行動を減らすようにする**。運動したときにからかわれた経験があると困難かもしれない
● **バランスのよい健康的な食事**：体重を急激に減らすべきでない。子どもは成長しているので，体重維持が合理的な目標である
● **経過観察**：合併症の検索とその治療
● 一般論として薬物療法や手術は行うべきではなく，認可もされていない（合併症を有する青年期では考慮することもある）

多くの肥満小児はかかりつけ医やコミュニティで対応可能であるが，複雑な問題を抱えている児については小児科医や多職種チームが介入すべきである。生活習慣改善の教育や運動療法のためのグループ介入プログラムが増えてきている。

医学的介入にもかかわらず，ひとたび肥満してしまった児の肥満を改善することは困難である。心理的問題は，成人期まで続くことが多い。肥満を見る社会の目は厳しいので，のちのその児の人生においてハンディキャップとなることが研究で示さ

れている。

小児期に身体の合併症を発症することは非常に少ないが，心血管疾患，糖尿病，脂肪肝に関する代謝マーカーの異常はよくみられる。肥満児は，筋骨格系の負荷の影響を受けやすく，大腿骨頭すべり症を起こしやすい。まれではあるが，小児期にインスリン抵抗性を伴う糖尿病を起こすことがある。

小児肥満は，さまざまな慢性疾患を発症しうる成人期へと引き継がれてゆく。糖尿病，高血圧の合併が多く，虚血性心疾患や脳卒中による若年死につながる。また，胆石やある種のがんの頻度が高い。

乳児肥満

乳児期の過体重や肥満も，もはや良性とはいえない。疫学研究によると，小児肥満，成人肥満につながることが示されている。乳児肥満が著しく，特に形態異常，発達遅滞，先天奇形を伴うときには遺伝症候群を鑑別すべきである。保健所チームも，体重増加不良とならんで過度の肥満も問題と考えるようになってきている。

公衆衛生的事項

予防

何事も予防にまさる治療はない。乳児期の母乳による肥満予防や食習慣が形成される乳幼児期に良好な栄養状態を達成することの重要性について，エビデンスがそろってきている。乳児健診，学校，特に高脂肪食の過剰摂取や運動不足が目立ってくる青年期にこうした健康増進を啓蒙していく必要がある。肥満の初期段階で介入できれば体重コントロールはより効果的である。

肥満のモニタリング

英国では全国こども身体測定プログラムで小学校入学時（4〜5歳）と卒業時（10〜11歳）に身体測定を行っている。そこで子どもに過体重や肥満があれば両親に通知される。

キーポイント

● 肥満児のほとんどは，栄養性肥満である
● 情緒的問題や行動上の問題がよくみられる
● 成人肥満と合併疾患のリスクが高い
● 身体運動に焦点を当てた生活習慣の管理と食事療法が必要である
● 肥満がまれな原因疾患による場合は身長増加不良を伴う

[*1] 訳注：小児肥満症診療ガイドライン2017の肥満の判定基準は，6歳以上18歳未満で肥満度≧20%および/または体脂肪率の有意な増加（男児：年齢を問わず25%以上，女児：11歳未満30%以上，11歳以上35%以上）である。

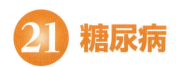

21 糖尿病

インスリン依存性糖尿病（1型糖尿病）

病因
- 500人あたり1人(0～14歳)[*1]
- 膵β細胞の破壊がインスリン欠乏を引き起こす
- 遺伝的素因と何らかの誘因により生じる（ウイルス感染症が関係する可能性）
- 特に5歳未満の発症が増えている

初期症状
- 2～3週にわたる多尿，多飲，体重減少
- 糖尿病でなくとも一過性高血糖はありうるが，随時血糖>11.1 mmon/L (>200 mg/dL)で診断

糖尿病コントロール不良
- 糖尿病性ケトアシドーシス(DKA)で頻回に入院
- 重症低血糖を繰り返す
- 成長障害
- 高血糖，高 HbA_{1c}
- 注射部位の変更を怠ることによるリポジストロフィー

低血糖
- インスリン過剰や炭水化物摂取不足，特に運動後
- 空腹感とふらつき
- 蒼白，発汗，振戦
- 頻脈
- 傾眠または易刺激性
- けいれんまたは昏睡
- 血糖検査で低血糖
- のちに反動で高血糖になることも
- 速やかに吸収される20gの炭水化物による迅速な治療（ブドウ糖2錠または濃砂糖水100 mL）

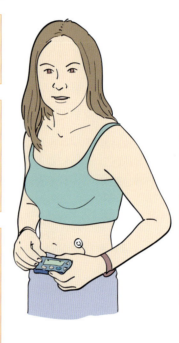

糖尿病性ケトアシドーシス(DKA)
- 感染や怠薬による
- 口渇と多尿
- 嘔吐
- 腹痛
- 呼気のアセトン臭
- 高血糖，血中・尿中ケトン体
- 血液ガス分析で代謝性アシドーシス
  - pH<7.25の高度のアシドーシスではインスリンと輸液の静脈内投与が必要
- BUN高値，電解質異常
- 脱水の徴候
- Kussmaul大呼吸
- 治療が遅れると，循環血液量減少性ショック，傾眠，昏睡
- DKAの反復は，自己管理と支援の重大な欠陥を意味する。心理的支援と医学的介入が必要

継続管理
- 集学的アプローチを必要とする
- 糖代謝の是正と家族の教育
- インスリン治療と食事療法
- 自己血糖測定と HbA_{1c} の定期検査
- 糖尿病コントロール，インスリン注射手技，食事と運動についての教育
- 緊急時の対処，学校との連携

予後
- 糖尿病性網膜症，糖尿病性ニューロパチー，糖尿病性腎症，アテローム性動脈硬化症が血糖値のコントロール不良の長期合併症

診察時に必要なこと

病歴
- 多尿，多飲，傾眠傾向，体重減少について問診
- 夜尿（二次性夜尿症）について問診
- 糖尿病日記をチェックする。低血糖や高血糖はどんなときに起こり，うまく対応できているか？
- 家や学校でどのように対処しているのか？　また，兄弟姉妹についても尋ねる
- 健康的な食事をとっていて，必要なときに（例：激しい運動前の補食）うまく調節しているか？
- インスリンは，注射部位を変えながら正しく注射できているか？

診察
- コントロール不良になると身長増加不良をきたすので，身長，体重を確かめる
- 注射部位のリポジストロフィーや脂肪萎縮をチェックする
- 年長児(>12歳)では，血圧と眼底を毎年チェックする
- セリアック病や甲状腺機能低下症を合併していないかどうかをチェックする

精査とその意義

精査	意義
血糖値	指先の血液で携帯式血糖測定器を用いて，定期的に自己血糖測定をする
HbA_{1c} (%)	過去2～3か月の血糖値を反映する
尿検査	尿糖，ケトン尿，微量アルブミン尿
血液ガス分析，BUNと電解質	糖尿病性ケトアシドーシスの急性期に慎重に監視する
セリアック病のスクリーニング	組織トランスグルタミナーゼ(tTG)抗体または筋内膜抗体で，セリアック病のスクリーニング
甲状腺機能検査と抗甲状腺抗体のスクリーニング	甲状腺機能低下症のスクリーニング
糖負荷試験(GTT)	2型糖尿病
中性脂肪とコレステロール	
毎年の眼底検査(>12歳)	
ラ氏島抗体，インスリン抗体，GAD抗体	診断時に自己免疫機序を確認するため
インスリン値，CPR値	1型と2型を鑑別する際に有用

糖尿病

糖尿病は，小児期から思春期の子どもの400～500人に1人に発症する[*1]。古典的症状と空腹時血糖>7 mmol/L（126 mg/dL）または随時血糖>11.1 mmol/L（200 mg/dL）で診断される。糖尿病の診断は，本人と家族に日々の生活を一変させる重大な影響をもたらす。糖尿病性ケトアシドーシス（DKA）のような重大な疾患のリスク，糖尿病性網膜症，糖尿病性腎症，心血管疾患，糖尿病性ニューロパチーなどの長期合併症リスクである。

1型糖尿病

小児の糖尿病は通常，膵ランゲルハンス島のβ細胞（膵β細胞）が自己免疫により破壊されてインスリン欠乏が生じて発症するインスリン依存性糖尿病（1型）である。インスリンが欠乏すると，グルコースが利用できなくなって高血糖となる。高血糖状態では糖が尿に溢れるようになり，浸透圧利尿により多尿と脱水を引き起こす。その結果，強い口渇と体重減少を招く。グルコースの利用ができなくなると細胞は脂肪を代謝するように切り替わり，ケトン体が産生されてアシドーシスとなる。

2型糖尿病

この型の糖尿病では，膵臓はインスリンを分泌することができるが，末梢にインスリン抵抗性がある。以前は子どもの2型糖尿病はまれであったが，発症が増加してきている。おそらくカロリー摂取の増加と運動量の減少が関係しているのであろう。治療は，炭水化物摂取のコントロールと経口血糖降下薬（例：スルホニル尿素薬）である。症例によっては，インスリン分泌亢進が膵臓を"燃え尽き"させて，インスリン治療が必要となる場合がある。

その他の糖尿病

小児期発症のインスリン非依存性糖尿病の遺伝子異常が次第に解明されてきている。それらは，膵β細胞のインスリン分泌障害によることが多い。他に，糖尿病は薬剤（例：副腎皮質ステロイド）によって惹起されること，疾患の進行（例：嚢胞性線維症，膵炎）によって発症すること，また，遺伝性症候群に合併して発症することがある。

1型糖尿病の初期症状

通常，2～3週の傾眠傾向，体重減少，多尿と口渇で発症する。多尿により夜尿症になっているかもしれない。多尿により二次性夜尿症をきたすこともある。こういった症状に気づかれないでいると，子どもは，腹痛や嘔吐，最終的には昏睡を伴うDKAになるかもしれない。ケトアシドーシスを発症した初発の子どもは，脱水を補正してインスリンの静注投与を行うために入院する必要がある。

糖尿病専門看護師，小児糖尿病専門医，管理栄養士による集中的な患者教育を本人と家族に施す必要がある。本人と家族は，インスリン注射法，血糖自己測定，ケトン検査，低血糖症状の気づきを学ぶ。子どもには，突然の低血糖時に病状の詳細を伝えるための医療用腕輪（medic alert bracelet）[*2]の着用が推奨されている。患者教育においては，子どもはあらゆる援助を受けられ，熟達した知識の獲得状況を確認できるように構造化されているべきである。

糖尿病とともに成長すること

診断時の家族への患者教育は，子どもの糖尿病に正しく接する方法を習得するうえで，とても重要である。子どもが成長するにつれ，彼らは徐々にインスリン注射や自己血糖測定に責任をもつようになる。血糖調節を容易にするため，普通の健康的な食事が推奨される。

どのような慢性疾患であれ，その治療は，特に青年期のように反抗的な行動をとる年頃に，幸福感を得ることをより一層困難にする。糖尿病では治療放棄につながるような心理的な問題（例：摂食障害）のリスクが増加している。糖尿病教育チームは青年期の患者がこれらの問題に取り組むのを援助するのに関わり，動機づけ面接ができる専門的なスキルを有している必要がある。心理士は，その子が幸福感を抱くのを支援し，のちに家族が有害な行動をしないように援助するために，患者教育チームに加わるべきである。

インスリン療法（1型糖尿病）

発症して間もない多くの子どもは，内因性のインスリンが残っているので，インスリンがわずかで済む"ハネムーン期"を迎える。思春期の成長促進がみられるようになると，より多くのインスリンが必要となることが多い。インスリンは通常，ペン型注射器で注射する。さまざまなインスリン投与法がある。

- **1日2回法**：インスリンは，超速効型インスリン（2～4時間でピーク）と中間型NPHインスリン（4～12時間でピーク）の混合製剤で投与する。インスリン注射は，朝食前と夕食前に腕，大腿，殿部または腹部に皮下注射する
- **basal bolus法**：持効型インスリンを就寝前に，超速効型インスリンを炭水化物摂取量に応じて毎食前に注射する

これらの投与法以外に，ポンプで超速効型インスリンを持続皮下注（CSII）する方法がある。この場合，食事時に注射速度を上げる（ボーラス）ことができる。インスリンは2～3日ごとに交換するカニューレから皮下に注入される。このシステムでは，よりよい血糖コントロールと低血糖の減少が期待できる。

モニタリング

コントロールは，血糖日記をつけ，過去2～3か月の高血糖を反映するHbA$_{1c}$を測定することで評価する。家族は，低血糖の徴候（前頁参照）に注意し，常時，炭水化物（グルコース錠）を携行する。合併症と併存疾患（甲状腺疾患とセリアック病[*3]）のスクリーニングを定期的に行う。

キーポイント

- 糖尿病はありふれた病気である（500人に1人）[*1]
- 短期間に進展する体重減少，多尿，多飲で発症する
- DKAは生命を脅かし集中治療を要する
- インスリン投与法はいくつかの投与法から患児にふさわしいものを選択する
- 家族は低血糖に気づき対処できなければならない
- 2型糖尿病は小児でも増加してきている

[*1] 訳注：ここに記されているのは英国での有病率である。1型糖尿病の頻度は白色人種では高いが，日本ではもっと低い。

[*2] 訳注：日本では一般的でない。日本糖尿病協会の糖尿病患者カードがこれに相当する。

[*3] 訳注：日本ではまれ。

22 先天性心疾患

新生児期に出現する先天性心疾患の症状

出生前スクリーニングによる検索
- 20週の超音波検査は心臓の4腔断像と大血管の位置関係の同定を目的としている
- 専門家による胎児心臓超音波検査は，濃厚な家族歴，妊娠糖尿病もしくは心疾患に関連する胎児奇形の徴候（例：Down症候群，VACTERL連合）があれば行うべきである
- 出生前の検出率は施設ごとに異なるが，乳児期に介入を要する病変は全体の約45%程度しか胎児期に検出されていない
- 胎児診断により動脈管依存性疾患（例：大動脈縮窄症，左心低形成症候群，大血管転位症）の新生児を心疾患専門施設で出生させることができる

酸素飽和度測定によるスクリーニング
- 酸素飽和度は出生後最初の24時間以内に測定し，動脈管より遠位（下肢）の測定が95%未満もしくは動脈管より近位（右手）と遠位（下肢）に3%以上の差があるときは，さらなる精査が必要となる
- もしこの状態が持続し，他の原因が認められない場合は心臓超音波検査を行う必要がある
- これにより全身状態が悪化する前に動脈管依存性心疾患（例：大動脈縮窄症）を診断しうる
- 偽陽性が生じる可能性があるが，その場合は敗血症や呼吸器疾患といった重要な異常をきたしている

チアノーゼを呈する疾患
- 肺血流の途絶はチアノーゼの原因となりうる．これは動脈管を通じて右-左シャントとなるためである
- 右-左シャントとなる新生児遷延性肺高血圧（PPHN）は，除外しなければならない

肺血流が制限される結果，右-左シャントとなる疾患は以下である
- 肺動脈閉鎖症
- 重症肺動脈狭窄
- 三尖弁閉鎖症
- Ebstein奇形
- Fallot四徴症（肺動脈狭窄）

心大血管関係の異常
- 肺循環と体循環が分離されている大血管転位症（TGA）では，動脈管の開存が唯一の接続となっている場合，出生時から重度のチアノーゼやアシドーシスの原因となる
- 総肺静脈還流異常症（TAPVD）は肺静脈が左房に還流せず，チアノーゼの原因となる

動静脈血の混合（common mixing）
- 総動脈幹症（単一の大血管が心臓から起始し，大動脈と肺動脈へ血流が供給される）
- 重度の房室中隔欠損症（AVSD）

ショックを呈する疾患
- 左心系の閉塞性疾患は，動脈管が閉鎖すると血液がもはや全身に供給されないため，体循環のショック（低血圧，アシドーシス，臓器障害）に陥る
- 大動脈縮窄症
- 大動脈離断症
- 左心低形成症候群（単心室）
- 重症大動脈弁狭窄症

心雑音を生じる疾患
- 弁疾患（例：肺動脈弁狭窄）
- 心室中隔欠損症（VSD）：心雑音を呈するのは通常は数週後
- 動脈管開存症（PDA）：たいていは早産児

呼吸障害を呈する疾患
- 左-右シャントは，特に肺動脈圧が低下していく数週後に肺血流量が増加し呼吸障害の原因となる
- 心室中隔欠損症（VSD）
- 動脈管開存症（PDA）
- 重度の動静脈奇形（例：血管奇形や血管腫）

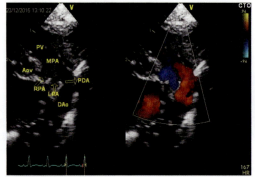

MPA＝主肺動脈
LPA＝左肺動脈
RPA＝右肺動脈
DAo＝下行大動脈
PDA＝動脈管開存
Pv＝肺動脈弁
Aov＝大動脈弁

図 2次元カラーDoppler心臓超音波検査の傍胸骨短軸画像による動脈管の観察．下行大動脈（DAo）から肺動脈に延びる管腔を通じて左-右シャントとなっていることを示している（赤色はプローベに向かう血流を示している）．肺動脈の血流はプローベから離れるため青色で示されている．

心疾患の精査方法とその意義

パルスオキシメータ	チアノーゼの程度を把握する，もしくは動脈管より遠位の酸素飽和度の低下をチェックする（先天性心疾患のスクリーニング）
胸部X線	心不全による心拡大
	木靴心（Fallot四徴症）
	左-右シャントに伴う血管陰影の増強（VSD，ASD，PDA）
心電図	年齢による変化（新生児期以降は左室がより優位になる）
	右室肥大
	QRSの上方軸（AVSD，一次孔欠損のASD）
	24時間心電図は不整脈の評価に有用となりうる
超音波	心臓超音波検査（通常，小児循環器医が施行する）により，大部分の先天性心疾患は診断可能である
胎児超音波	多くの異常は胎児期に検出されうる
心臓カテーテル	複雑な構造を明らかにしたり，非侵襲的治療（例：狭窄した弁のバルーン拡張）を行う

新生児期に症状が出現する先天性心疾患

先天性心疾患(CHD)は，最も頻度の高い先天異常である(出生した新生児1,000人のうち7～8人)。そのうち約8%は，染色体異常〔例：Down症候群での房室中隔欠損(AVSD)〕や遺伝子異常〔例：22q11欠失症候群：大動脈弓の異常と低Ca血症(DiGeorge症候群)を伴う〕を合併している。家族歴を伴う場合は，先天性心疾患のリスクは高くなる。催奇性物質は，先天性心疾患を引き起こすことがある(例：胎児アルコール症候群での心室中隔欠損やFallot四徴症，胎児期にリチウムに曝露した場合のEbstein奇形)。

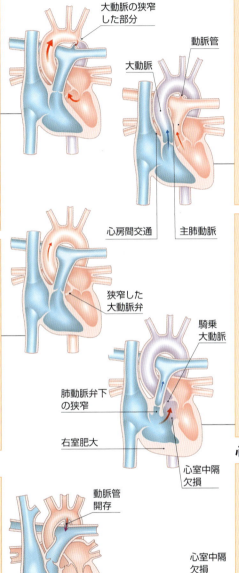

ショックで発症

大動脈縮窄
- 下行大動脈の狭小化
- CHDの6%
- 生後数日で動脈管が閉鎖すると，ショックで発症
- 腹部臓器や下肢への血流が不十分となり，乳酸アシドーシスを呈する
- 重要な所見は，大腿動脈の拍動が弱いもしくは触知できないことである
- 血圧は下肢よりも上肢で高くなることがある
- 下肢の酸素飽和度は，動脈管が閉じる以前は右-左シャントにより低くなる
- Turner症候群では，10%に大動脈縮窄症や時に二尖大動脈弁を合併する
- プロスタグランジンE₂製剤により動脈管開存を維持し，その後バルーンでの拡張や修復術を施行する
- 大動脈弓の低形成や離断はその亜型である

重症大動脈弁狭窄
- 大動脈弁の狭小化
- CHDの5%
- 重度の場合，動脈管が閉鎖すると，ショックや心不全で発症
- すべての動脈(大腿動脈だけでなく)の触知が微弱
- 頸部に放散する収縮期駆出性雑音，スリルを大動脈領域で触知
- 年長児では失神や運動能の低下もしくは心雑音の原因
- プロスタグランジンE₂製剤で動脈管開存を維持
- バルーン弁形成術や弁置換(患者の肺動脈弁を大動脈弁に置換し，肺動脈弁を置換するRoss手術)が必要

心不全で発症

動脈管開存(PDA)
- CHDの12～15%
- 典型的には早産児が生後2～3週間に症状を示す
- 胎生期に動脈管は拡がっていない肺を通らず，肺動脈から下行大動脈に血液を送る
- 通常，動脈管は生後数時間から数日で閉鎖する。当初は線維化によって収縮するが，不安定な早産児や低酸素の新生児では開存し続ける
- 動脈圧が肺動脈圧より高くなるに従って，左-右シャントとなり，肺血流が増えるとともに心不全および肺うっ血や肺出血が生じる
- 収縮期もしくは連続性の雑音が左頸部に放散し，反跳脈となる
- とても大きなPDAでは，超早産児の脳室内出血や壊死性腸炎が呼吸窮迫や肺出血とともに起こる
- 治療はイブプロフェン(プロスタグランジン合成阻害薬)，クリップによる外科的閉鎖であり，年長児ではカテーテル閉鎖

チアノーゼで発症

大血管転位症(TGA)
- 右室から大動脈，左室から肺動脈が起始する(転位)
- CHDの6%
- 出生後に重度のチアノーゼやアシドーシスを示す
- 肺循環と体循環の接続は，ASDやVSDがないかぎり動脈管だけとなる
- 緊急治療ではプロスタグランジンE₂製剤で動脈管開存を維持し，準緊急的に心房中隔裂開術(卵円孔を通して膨らませたバルーンカテーテルで大きな心房間交通を作成)を行うことで，酸素化した血液と酸素化されていない血液が混合する
- 生後2週間以内に大血管転位および新大動脈に冠動脈を再接続する手術を行う

Fallot四徴症
- "四徴"とは，大きなVSD，VSDの欠損孔に騎乗する大動脈，右室流出路狭窄，右肥大
- 最も多いチアノーゼ心疾患(CHDの6～10%)
- 肺動脈弁下の狭窄がVSDを介して右-左シャントの原因となりチアノーゼを生じる
- 生後間もなくチアノーゼや心雑音を生じうる
- 典型的には年長児はチアノーゼの悪化する無酸素発作("spell")を生じ，蹲踞することで左室圧を上昇させ，左-右シャントを増加することで発作を軽快させる
- 胸部X線検査では木靴様の心臓で肺野の透過性は亢進する
- spellの治療はプロプラノロールやモルヒネによる弁下狭窄の解除
- 心内修復術は2～3か月

心不全で発症

心室中隔欠損症(VSD)
- CHDの25～30%(最も多い)
- 新生児期に心雑音で気づかれるか肺血管抵抗が自然に低下し，VSDを介して左-右シャントが増加する生後4～6週で，呼吸困難や肝腫大，哺乳困難や呼吸仕事量の増加による体重増加不全といった心不全症状が出現する
- 欠損は中隔の膜様部や筋性部に存在する。後者は特に小さい場合にはより自然閉鎖しやすい
- 粗く，擦れたような汎収縮期雑音が下部胸骨左縁に生じ，前胸部全体に放散し，時に傍胸骨でスリルを触れる。雑音の大きさは欠損孔のサイズとは比例しない
- 単独で生じることもあるが，遺伝性疾患や染色体異常の児で見つかることもある
- 大きな欠損孔がある場合，心不全が利尿薬でコントロールできなければ多くは生後1か月で閉鎖術が必要となる
- 肺血流増加を治療しない場合には，肺高血圧や逆行性シャント(Eisenmenger症候群)の原因となる

23 年長児の心疾患

年長児の心雑音の原因

無害性雑音
- 有意な臨床症状がない
- 収縮期で楽音様
- 放散しない
- 姿勢や体位で変化する

病的心雑音
- 汎収縮期または拡張期の心雑音
- 粗い(harsh)，または長い
- 雑音が放散し，スリル(thrill)を触れることがある
- 心臓に関する症状や徴候を伴うことが多い

静脈コマ音
- 収縮期および拡張期に聴取される吹鳴性(blowing)連続性雑音
- 鎖骨下で聴取されることが多い
- 仰臥位で消失する

肺血流音
- 第2肋間胸骨左縁で聴取される短い高調な心雑音
- 小児では，仰臥位でよく聴取される

収縮期駆出性雑音
- 胸骨左縁下端か心尖で聴取される短い収縮期雑音
- 楽音様の心雑音である
- 児の体位によって音の性状が変化する
- 発熱，運動，情動によって強調される

大動脈弁狭窄(AS)
- 胸骨右縁の高い位置での弱い収縮期駆出性雑音
- 頸部や胸骨左縁へ放散する
- 年長児では，浮動性めまいや意識消失の原因となる

心房中隔欠損(ASD)
- 左第2肋間の弱い収縮期雑音
- Ⅱ音の幅の広い固定性分裂
- 年長児になるまで見つからないこともある

肺動脈弁狭窄(PS)
- 左上胸部での短い収縮期駆出性雑音
- 背部に伝播する
- 駆出性クリック(click)が先行する
- 肺動脈領域にスリルを触れる

心室中隔欠損(VSD)
- 粗い汎収縮期雑音が，胸骨左縁下部で聴取される
- 胸部全体へ放散する
- 心不全徴候が存在する場合がある

大動脈縮窄(CoA)（22章参照）
- 左胸部で聴取される収縮期雑音
- 背部に放散する
- 大腿動脈の拍動が消失するか遅延する
- 高血圧症

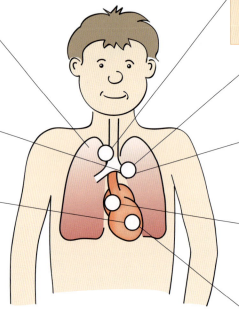

注意：動脈管開存(PDA)およびFallot四徴症については22章参照。

診察時に必要なこと

病歴
- 易疲労感は，心不全の最も重要な徴候である。心不全の乳児は哺乳量が少なく，哺乳時の呼吸が浅く，発汗が多いといった症状がある。年長児では，歩行時の疲労または息切れが伴う
- 家族歴の聴取も重要である。先天性心疾患をもつ兄弟姉妹がいる場合，児の心疾患合併のリスクは高くなる

診察
- **心雑音**：音の性質や聴取部位によって，病的かどうかを判断する。心雑音の放散は，前面へなのか？ 背部へなのか？ または頸部へなのか？ また児を座らせたときと寝かせたときとではどうか？
- **心不全徴候**：成長障害(failure to thrive)や発育不良，頻脈や多呼吸，肺胞捻髪音や肝腫大はないか？（小児では，末梢の浮腫はまれである）
- **脈拍と血圧**：大動脈縮窄の場合，大腿動脈の拍動は弱く，拍動のピークが遅延するか，拍動が消失するということを覚えておく。血圧は下肢よりも上肢で高い
- **胸骨隆起**：右室肥大を示す（例：Fallot四徴症，肺高血圧症）
- **チアノーゼ**：心雑音を呈する小児では，チアノーゼを伴うことはあまりない

精査とその意義
病的心雑音の可能性がある場合，以下の検査が必要である。
- **心エコー**：心大血管の構造，心機能，狭窄弁部の圧較差，シャントでの血流の方向などを評価する
- **胸部X線検査**：心臓の大きさ，形，肺血管陰影に関する情報が得られる
- **心電図**：心室または心房の肥大所見についての情報が得られる
- **24時間心電図**：動悸や失神といった症状が存在するなら施行する
- **心臓カテーテル検査**：診断に必要なことはまれである。心臓CTもしくはMRIは複雑先天性心疾患の術前評価の一部として施行されるのが一般的である

心雑音はよくみられる所見で，多くは機能的もしくは無害性で構造的異常と関連のないものである．構造異常を除外したら，その雑音が良性であることは両親にしっかりと伝えるべきである．無害性の雑音は，病気のときや発熱でより著明となりうる．

左-右シャント

これはよくみられる．もし欠損孔が大きく，シャント量が多い場合には，うっ血性心不全，心肥大，心室拡大の原因となる．この場合，通常は呼吸困難となる．

心室中隔欠損症(VSD)

- CHD の 32%(最も多い)
- 膜様部もしくは筋性部
- 無症状のこともある
- 胸骨左縁下部の粗い汎収縮期雑音
- 傍胸骨のスリル(thrill)
- 4～6 週で心不全を発症
- 多くは自然閉鎖する

心房中隔欠損症(ASD)

- 心房中隔(二次中隔欠損)もしくは房室中隔(一次中隔欠損)の欠損
- CHD の 10%
- ASD そのものを通過する血流によるものではなく，肺動脈弁を通過する血流の増加により柔らかい収縮期雑音を認める．雑音は年長児になるまで聴取されないことがある．II 音は幅広く"固定して(呼吸性変動がない)"分裂する
- 息切れ，疲労感，胸部の感染症を起こしうる
- 大きな欠損は外科的閉鎖を行うが，小さな欠損ではカテーテル閉鎖栓により閉鎖されることもある
- 無治療では，若年成人で心臓性不整脈が起こりうる

房室中隔欠損症(AVSD)

- 心房および心室間交通と，時に単一の房室弁を伴っている
- CHD の 5%
- 40%が Down 症候群である
- 心電図では上方軸
- 心不全や雑音の原因
- 心房レベルでの酸素化した血液と酸素化していない血液の混合により軽度のチアノーゼとなりうる
- 多くは乳児期に欠損閉鎖の開心術が必要である

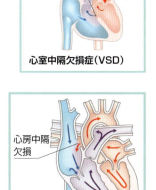

心室中隔欠損症(VSD)

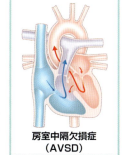

心房中隔欠損症(ASD)
肺動脈弁を通過する血流の増加により収縮期雑音が起こる

房室中隔欠損症(AVSD)

狭窄病変

狭窄病変は肺動脈弁や大動脈弁，また大動脈に沿って起こる．病変より近位の心室は肥大し，心不全となりうる．

大動脈弁狭窄(22 章参照)

軽度の大動脈弁狭窄は年長児で心雑音(時に駆出性クリックが先行する)，倦怠感，失神や労作時のめまいを伴う．心電図では左室肥大となることがある．バルーン弁形成術で弁の開放を拡大するか，弁置換が必要となることがある．負荷の多いスポーツは推奨しないほうがよい．

肺動脈弁狭窄

肺動脈弁が狭窄し，右室が肥大する．短い駆出性収縮期雑音が左前胸部上方で聴取され，背部に伝播する．軽度の狭窄は無症状である．重度の狭窄では，肺動脈弁領域で収縮期にスリルが触知される．胸部 X 線では，狭窄部遠位での肺動脈の拡張や重度の拡張があれば右房や右室が観察される．狭窄の程度は心臓超音波検査や心臓カテーテル検査で測定できる．重症であれば，バルーン肺動脈弁形成術が行われる．

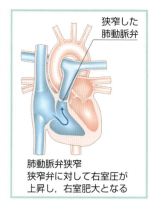

肺動脈弁狭窄
狭窄弁に対して右室圧が上昇し，右室肥大となる

小児の不整脈

不整脈は，成人と比べて小児では少ない．不整な脈拍(洞不整脈)が軽度の動悸の原因になることもある．頻脈性不整脈には，上室頻拍(SVT)や心室頻拍(VT)が含まれる．特に後者はより危険性が高く，しばしば心電図上の QT 間隔延長と関連している．特定のイオンチャネル異常症では，VT や心室細動(VF)の原因となり，遺伝性がある(Brugada 症候群など)．植込み型除細動器の適応となることがある．

SVT はより一般的で，心房と心室の副伝導路の存在により起こる．これは重度の動悸やめまいを伴う発作性の頻脈(＞200 回／分)の原因となる．迷走神経反射は洞調律に戻すための手技で，頸動脈マッサージや顔面冷却，Valsalva 手技などが含まれる．アデノシンなどの薬物や同期下ショックによるカルディオバージョンを行う．再発する例(Wolff-Parkinson-White 症候群など)では，副伝導路を焼灼することで治癒することがある．

心筋炎

ある種のウイルス感染症により重症の急性心不全が起こることがある．ウイルス感染は自然治癒しうるが，心機能は集中治療を要するほど悪化し，心移植となることもある．心筋炎は川崎病(高熱，結膜炎，紅斑，膜様落屑を生じ，冠動脈瘤を生じることがある)で生じることもある．

遺伝性心疾患

遺伝性疾患患者では年長児や若年成人で心臓の症状を生じる場合がある．例えば，Marfan 症候群や Turner 症候群は大動脈解離の高リスクである．肥大型心筋症(HOCM)では，心筋の異常な肥厚が生じ，VT や突然死のリスクとなることがある．

24 急な発熱

急な発熱の原因

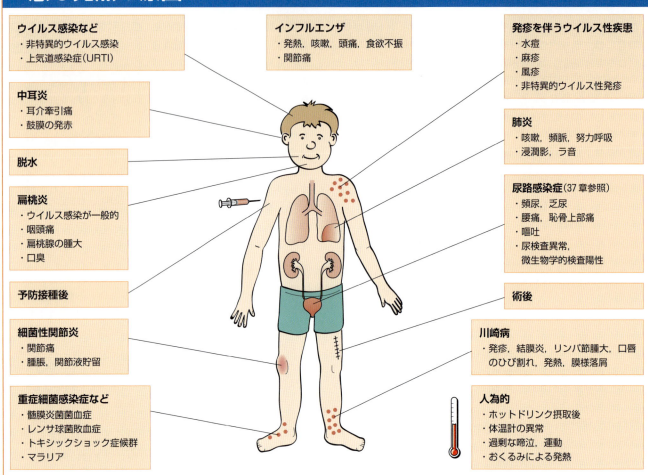

ウイルス感染など
- 非特異的ウイルス感染
- 上気道感染症（URTI）

インフルエンザ
- 発熱，咳嗽，頭痛，食欲不振
- 関節痛

発疹を伴うウイルス性疾患
- 水痘
- 麻疹
- 風疹
- 非特異的ウイルス性発疹

中耳炎
- 耳介牽引痛
- 鼓膜の発赤

脱水

扁桃炎
- ウイルス感染が一般的
- 咽頭痛
- 扁桃腺の腫大
- 口臭

肺炎
- 咳嗽，頻脈，努力呼吸
- 浸潤影，ラ音

尿路感染症（37章参照）
- 頻尿，乏尿
- 腰痛，恥骨上部痛
- 嘔吐
- 尿検査異常，微生物学的検査陽性

予防接種後

術後

細菌性関節炎
- 関節痛
- 腫脹，関節液貯留

川崎病
- 発疹，結膜炎，リンパ節腫大，口唇のひび割れ，発熱，膜様落屑

重症細菌感染症など
- 髄膜炎菌菌血症
- レンサ球菌敗血症
- トキシックショック症候群
- マラリア

人為的
- ホットドリンク摂取後
- 体温計の異常
- 過剰な啼泣，運動
- おくるみによる発熱

診察時に必要なこと

病歴
- 発熱の期間とパターン：特定の時間帯に生じていないか？
- 疼痛は？　耳痛，嚥下困難，乏尿もしくは頻尿は原因を示している可能性がある
- 不快感，食欲不振，嘔吐，鼻風邪，咳嗽，発疹など随伴症状は？
- 髄膜炎や水痘など他の感染との接触は？
- 予防接種歴
- 十分な量の水分が摂れているか？
- 解熱薬や冷却手技を試してみたか？

精査とその意義
- 血算　　　好中球増多を伴う白血球増多は細菌感染症を示唆する
- 咽頭拭い液　レンサ球菌感染症はペニシリンによる治療が必要
- 血液培養　陽性であれば菌血症が示唆される。治療は結果が判明する前に開始されなければならない
- 腰椎穿刺　髄膜炎や脳炎を除外する。特に1歳未満の乳児で，感染源が不明で全身状態が不良な児では施行すべきである
- 尿検査　白血球の増加を伴った単一の細菌の発育は感染と考えられる。蛋白尿や血尿を伴うことがある。試験紙法は，膿尿や蛋白，亜硝酸塩の有無に使用される
- 胸部X線検査　乳児では必ずしも胸部所見がなくとも，熱源として明らかになることがある

診察
- 体温は，口腔，腋窩もしくは直腸で測定する
- 重症感があるか？　発疹，多呼吸，頻脈，脱水症状はあるか？
- **胸部**：気道感染の徴候（多呼吸，陥没呼吸，ラ音や呻吟）がないか
- **咽頭**：頸部リンパ節腫脹はあるか，扁桃からの滲出はあるか
- **耳**：鼓膜の発赤や膨隆はあるか
- **中枢神経**：見当識，筋緊張や髄膜刺激症状はあるか
- **尿**：試験紙法や顕微鏡的尿検査

発熱は通常は感染や炎症に対する反応であり，感染に対する身体的防御の一部であることが多い。体温の高さは疾患の重症度と必ずしも一致せず，小児では発熱は軽症でも起こりうる。小児は，熱を放散させるために皮膚の血管が拡張し紅潮しやすい。年少児では体温がとても早く上昇すると，熱性けいれんが起こることがある(43章参照)。体温は，直腸，口腔，腋窩で体温計を用いて測定でき，体温測定器により皮膚や耳道からも測定可能である。発熱は37.5℃以上の体温と定義される。持続性や反復性の発熱については25章で述べる。

発熱の治療

発熱は患児を脱衣させる，皮膚から熱を蒸散させることにより緩和できる。ぬるま湯で濡らしたスポンジで拭くのもよい。発熱が不快な症状となる際にはアセトアミノフェンやイブプロフェンなどの解熱薬を使用するが，アスピリンは12歳未満の小児では重篤な肝不全(Reye症候群：51章参照)の発症と関連があるので使用すべきではない。

乳児の発熱

8週未満の乳児の発熱は，この時期での敗血症の徴候が非特異的であるため十分に注意しなければならない。有意な発熱の場合には，必ず注意深い診察と検査が勧められる。重篤な場合には，尿培養，胸部X線，腰椎穿刺を含めた完全な感染スクリーニングが必要である。

ウイルス性上気道感染症

上気道感染症(URTI)は，小児では非常に一般的であり，1年に6～8回罹患しうる。幼児が保育園に入るころや小学校に入学した後に特に罹患が多くなるが，それは免疫をもっていない多くのウイルス感染に曝露するためである。発症すると，鼻炎(鼻汁)，急性咽頭炎を起こし，発熱も伴う。急性咽頭炎になると，扁桃や口蓋も炎症を起こし，頸部リンパ節が腫脹し，鼓膜も炎症を起こす。鼻からのみ呼吸をする幼児は，呼吸困難と摂食困難となる。治療は対症療法で，アセトアミノフェンなどの解熱薬を使用したりする。生理食塩液の鼻腔への滴下は，乳児の鼻閉を改善する可能性がある。感染は通常3～4日間続く。抗菌薬は適応ではない。

扁桃炎

扁桃炎は通常はウイルス感染であり，細菌感染は2歳未満の小児ではまれである。年長児で最も多い細菌性の病原体は，A群β溶血性レンサ球菌である。症状は，咽頭痛，嚥下困難で，通常は発熱を伴う。しばしば，頸部リンパ節腫脹を認め，項部硬直の原因となり，腸間膜リンパ節を伴い腹痛を起こすことがある。診察では，扁桃は腫大し急性炎症を起こしている。細菌性扁桃炎では，呼気が悪臭を放ち，白色の滲出物を認めることがあるが，これは必ずしも細菌性を示す徴候とは限らない。滲出物は伝染性単核球症(腺熱)やジフテリア(今ではきわめてまれ)でも生じうる。急性扁桃炎は，就学前の小児に多い非炎症性の扁桃肥大と鑑別する必要がある。

多くの小児では抗菌薬は不要である。細菌感染が疑われる場合は，咽頭拭い液により診断することが理想的である。溶連菌性扁桃炎はペニシリン系抗菌薬で10日間の治療を要する。

扁桃炎の合併症はまれだが，中耳炎や扁桃周囲膿瘍(quincy)，溶連菌感染後腎炎や地域によってはリウマチ熱がある。慢性的な扁桃肥大は，上気道狭窄や閉塞性の睡眠時無呼吸を起こしうる。その場合には，扁桃摘出の適応がある。

伝染性単核球症

伝染性単核球症(腺熱)は，一般には思春期に多い自然治癒する感染症であり，Epstein-Barrウイルス(EBV)感染によって起こる。微熱，倦怠感，咽頭炎，頸部リンパ節腫脹を示す。時に肝脾腫や黄疸を呈する。末梢血の異型リンパ球を伴った白血球増多がみられ，EBV感染の診断的検査となる。症状は数週間持続する。アモキシシリンは，EBV感染に使用すると斑丘疹性の発疹が出現するため禁忌である。

急性中耳炎

中耳炎は非常に頻度の高い疾患であり，特に年少児で頻度が高く，乳児にも起こりうる。原因として頻度が高いものは，肺炎球菌やインフルエンザ菌やウイルスである。中耳炎は，耳管の機能不全があるときに起こりやすく，上気道感染症，アデノイド肥大による閉塞，口蓋裂，Down症候群などに合併する。中耳炎は，発熱，難聴，耳痛などの症状で発症する。患児は易刺激性になり，患側の耳を引っ張ることもあるが，全く無症状のこともある。診察では，発赤して炎症性に膨隆したために光の反射も消失した鼓膜を確認する。大部分の急性中耳炎は自然軽快し，抗菌薬投与を考慮するまでの72時間は対症療法(アセトアミノフェン)が推奨される。アモキシシリンによる治療は，細菌性中耳炎の症状持続期間を短縮する。予後は，たとえ鼓膜が穿孔しても，概して良好である。

合併症には，伝導性難聴，乳突洞炎，滲出性中耳炎(glue ear)などがある。滲出性中耳炎は，濃い糊状の滲出液が中耳内に貯留した状態である。滲出性中耳炎では，鼓膜は肥厚および陥凹しており，光に対する反射がみられない。重大な難聴があれば，中耳から排液させるための管(grommet)を鼓膜から通して挿入する。排液管はしばしば数か月から数年間で抜け落ちることがあり，その使用に関しては議論があるところである。しかし，滲出性中耳炎に関連した伝導性難聴のために言葉の発達が遅れている場合の排液管の挿入は，特に適応がある。

キーポイント

- 発熱は，小児では非常に多い徴候である。一般に単純な冷却とアセトアミノフェンによって対処できる
- 高熱を伴う重篤な小児に対しては，髄膜炎や尿路感染症，肺炎などの重篤な感染症を除外するために注意深く診察する
- 生後8週間未満の乳児の発熱は，重篤な疾患として扱う
- 中耳炎や扁桃炎は，年少児の発熱の原因として多い
- ほとんどの発熱は，非特異的なウイルス感染や上気道感染症である

25 持続性発熱および重篤な反復性発熱

反復性発熱の原因

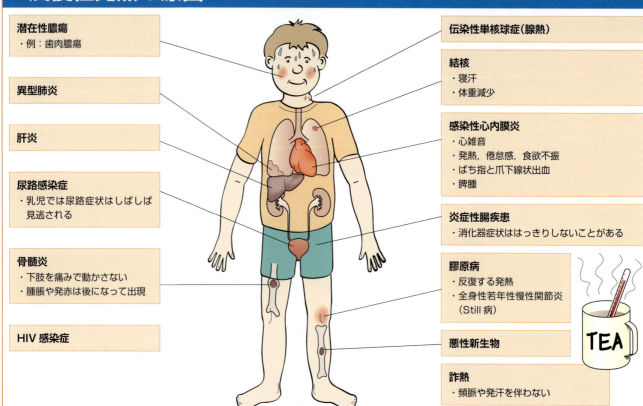

- **潜在性膿瘍**
  - 例：歯肉膿瘍
- **異型肺炎**
- **肝炎**
- **尿路感染症**
  - 乳児では尿路症状はしばしば見逃される
- **骨髄炎**
  - 下肢を痛みで動かさない
  - 腫脹や発赤は後になって出現
- **HIV 感染症**

- **伝染性単核球症（腺熱）**
- **結核**
  - 寝汗
  - 体重減少
- **感染性心内膜炎**
  - 心雑音
  - 発熱，倦怠感，食欲不振
  - ばち指と爪下線状出血
  - 脾腫
- **炎症性腸疾患**
  - 消化器症状ははっきりしないことがある
- **膠原病**
  - 反復する発熱
  - 全身性若年性慢性関節炎（Still 病）
- **悪性新生物**
- **詐熱**
  - 頻脈や発汗を伴わない

診察時に必要なこと

病歴

- あらゆる臓器に関連した症状を再検討する
- 予防接種歴
- 感染性疾患との接触（例：結核）
- 旅行歴（来訪者も含む）
- 動物との曝露歴（例：ダニ咬傷）

診察

（身体診察の反復が必要である）

- **体温表の確認**：悪寒（寒気）の反復やスパイク状の熱型は，敗血症，膿瘍，腎盂腎炎や心内膜炎を示唆する．詐熱では頻脈や発汗は認めない
- **口腔内や副鼻腔の診察**：口腔カンジダ症は免疫不全を示唆している可能性がある．咽頭発赤は伝染性単核球症の可能性がある．副鼻腔や歯の叩打痛を確認する
- **筋骨格系の触診**：圧痛点は骨髄炎や腫瘍性疾患を示唆する．全身の筋肉痛は膠原病で起こる．関節は炎症の徴候に注意して診察する
- **心臓**：雑音が新規に出現したり変化した場合には感染性心内膜炎の可能性がある

精査とその意義

血算	細菌感染で白血球増多．白血病で著明増多
尿検査と尿培養	潜在性尿路感染症
血液塗抹標本	寄生虫感染症（例：マラリア）
CRP	感染や炎症で上昇．現在の数値よりも経時的変化のほうが重要
赤沈または血漿粘度	細菌感染症で亢進．膠原病，悪性腫瘍で著明亢進
血液培養（好気，嫌気）	細菌感染症の確認．心内膜炎，骨髄炎，潜在性膿瘍の診断に対する反復検査が必要
肝機能検査	肝炎チェック
ツベルクリン反応	結核
X 線検査（胸，骨，副鼻腔）	細菌感染症に特有な所見
骨髄穿刺	白血病，転移性腫瘍，まれな感染症
血清学的検査	伝染性単核球症，その他の感染症の診断．膠原病では，あまり診断の助けにならない
シンチグラフィー	骨シンチグラフィー，標識白血球シンチグラフィーを行うと，骨髄炎や腹部膿瘍などの隠れた感染巣発見に役立つ
心エコー	心内膜炎では，弁に疣贅が見える
腹部エコー	腹腔内膿瘍の発見

持続性発熱と不明熱

不明熱は(年少児では1週間以上，思春期では2～3週間以上)遷延する発熱とされる。診断は明らかになることもあれば，短時間で解熱することもある。たいていは尿路感染や肺炎といったよくある疾患の非典型的な症状が原因となるが，心内膜炎や膠原病，悪性疾患や炎症性腸疾患といったより重症な疾患が原因となることもある。時に診断がつかずに自然解熱することもある。

小児では，入院して慎重に観察したほうがよい。解熱薬は熱型が不明瞭になるため使わないほうがよい。血液培養は，陽性率が高くなる体温が最も高くなるときに採取したほうがよい。

川崎病

川崎病は，特に年少児や乳児での5日を超える発熱では考慮すべきである。炎症性マーカーや血小板数の増加がみられることがある。合併症として冠動脈瘤がある。

感染性心内膜炎

感染性心内膜炎は通常，先天性心疾患の合併症として起こる。最も多い起因菌は，緑色レンサ球菌で，歯科およびその他の手術により感染が惹起される。心内膜炎は中心静脈カテーテルが挿入されている(経静脈栄養や化学療法)小児でもみられる。

小児では，発熱や倦怠感，食欲不振といった症状がみられる。ばち指や指のくも状血管腫，脾腫などの症状や心雑音の性状の変化などがみられる。顕微鏡的血尿がみられることもある。診断は血液培養と心臓超音波検査で弁の疣贅が観察されることでなされる。経静脈的抗菌薬投与が6週間必要となる。

骨髄炎

骨髄炎は長管骨の骨幹端に生じる。起因菌は黄色ブドウ球菌，インフルエンザ桿菌，腸球菌属，溶血性レンサ球菌(溶連菌)である。小児では不明熱としてみられることもあるが，一般的には患肢の疼痛や患肢を動かさないといった様子がみられる。腫脹や発赤は実際にみられるが，近接した関節でも無菌性の反応性液体貯留がみられることがある。繰り返す血液培養の採取や骨膿瘍の直接穿刺により原因菌が判明する。X線写真は，変化が出現するのに10日はかかるため発症時には役立たないが，骨シンチグラフィーやMRIは診断的検査となる。高用量の抗菌薬投与が6週間以上必要になるが，治療早期の反応がない場合には外科的ドレナージが必要となる。不十分な治療は骨壊死や瘻孔形成，患肢の変形をもたらす。

重症反復性感染症，免疫不全症

多くの小児は軽症の感染症を繰り返す。その多くは呼吸器感染症であり，入学や保育園通園の開始時期が最も多い。親は心配するが，精査は必要ない。しかし，重症感染症の反復やまれな部位の感染を繰り返す場合には，十分な精査が必要である。解剖学的原因(反復性尿路感染症の原因となる瘻孔や脾摘)や遺伝的および後天的免疫不全の可能性を考える。

脾摘および脾機能低下

有効な脾機能がない小児では，敗血症のリスク，特に肺炎球菌性敗血症のリスクが増加する。脾機能低下症は，鎌状赤血球症(脾梗塞)もしくは，外傷後，代謝や血液疾患(例：重症の特発性血小板減少性紫斑病)による脾摘後に起こる。5歳未満では，特に敗血症のリスクが高く，肺炎球菌用予防接種とペニシリン予防内服が勧められる。

先天性免疫不全症

多くの免疫不全症では幼少期に反復性感染や成長障害が出現する。DiGeorge症候群では，胸腺無形成による細胞性免疫不全，心奇形および副甲状腺機能低下症を認める。重症複合免疫不全(SCID)の罹患率は10万分の1で，日和見感染と成長障害で発症する。

後天性免疫不全

化学療法や移植後の免疫抑制療法の副作用でよくみられる。患児の治療に当たる医師(例：プライマリ・ケア医)が感染症のリスクがあると知っていることが重要である。水痘，単純ヘルペス，他のよくみられる感染症患者との接触を避けるべきである。

HIV感染症とAIDS

世界中で最も頻度が高い後天性免疫不全症は1型HIV感染であり，AIDSに至るものである。330万人を超える小児がHIVに感染している。その内訳は，感染した母親から生まれた乳児と，性感染または薬物乱用で感染した若者である。AIDSのために孤児になった子どもはさらに多い。幼児では普通3歳までに発症し，その症状は成長障害，下痢，反復性口腔カンジダ症，肝脾腫や重症細菌感染症である。

診断はHIV抗体の検出もしくはPCR法によるウイルス量の定量による。治療は，高活性抗レトロウイルス療法(HAART)の併用，スルファメトキサゾール・トリメトプリム(ST合剤)の予防投与，適切なウイルス用ワクチン投与である。発展途上国では，患児は乳幼児期に死亡することが多いが，英国では，早期発見と治療によって予後は良好であり，ウイルスが抑制されている(PCRによるHIV検査でもウイルス陰性)ケースがほとんどである。

上記のように対処をしなかった場合，垂直感染は20～30%である。ウイルス量はHAARTにより妊娠中は減少させ，分娩中と生後4週にジドブジンを投与し，帝王切開して，母乳を与えなければ，垂直感染は1%未満に抑えられる。ウイルス量が検出されない女性の場合，経腟分娩は考慮される。母乳栄養によって感染のリスクは2倍になるため，先進国では一般的に禁忌とされる。しかし，資源が限られた状況で，ミルクにより重度の胃腸炎となるリスクがある場合には，搾乳が推奨される。母体からの抗HIV抗体(IgG)は胎盤を通過するため，生後18か月までは標準的HIV検査は信頼できず，定量的RNA/DNA検査を実施すべきである。

キーポイント

- 病歴を十分にとり，診察を繰り返すことが必要である。そうすることで，小児は検査を何回も受けなくてすむ
- 熱型の特徴が診断の手がかりとなる場合がある
- 血液培養は，熱が上がりきったところでとる
- 重症で珍しい感染症や反復性感染症では，免疫不全症を考慮する

26 咳と喘鳴

"呼吸器症状"の原因

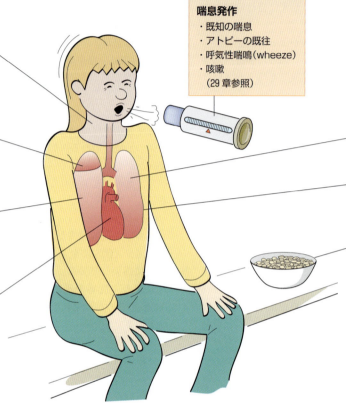

クループ
- 犬吠様咳嗽
- 吸気性喘鳴(stridor)

肺炎
- 発熱，咳嗽
- 呼吸窮迫
- 胸痛，腹痛
- 肋間陥没呼吸
- 断続性ラ音，浸潤影

細気管支炎
- 2歳未満
- 鼻風邪
- 呼吸窮迫
- 摂食困難
- 乳児早期の無呼吸
- 呼気性喘鳴(wheeze)と断続性ラ音(crackle)

心不全
- 左-右シャント（例：ASD，VSD）

喘息発作
- 既知の喘息
- アトピーの既往
- 呼気性喘鳴(wheeze)
- 咳嗽（29章参照）

結核
- 結核患者との接触
- BCG未接種
- 喀血
- 寝汗

ウイルス感染性喘鳴
- 上気道感染に伴う呼気性喘鳴
- 喘息への移行
- 気管支拡張薬有効

百日咳
- 発作性咳，嘔吐，笛声，無呼吸を伴う

異物誤嚥
- 乳幼児
- 窒息の病歴
- 片側性呼気性喘鳴
- 急性発症

呼吸窮迫を伴わない咳
- 胃食道逆流
- 後鼻漏
- 気管食道瘻
- 受動喫煙
- 囊胞性線維症

診察時に必要なこと

病歴
- 発熱や食欲低下など感染徴候はあるか？
- 繰り返す喘鳴を思わせる息切れの既往はあるか？
- アトピー素因はあるか？：喘息，花粉症，湿疹など
- 家族歴はあるか？：喘息，囊胞性線維症，結核など
- 基礎疾患はあるか？：先天性心疾患，重症細気管支炎のリスクを高める早産など

診察
- 呼吸窮迫の徴候はあるか？：呻吟，鼻翼呼吸，肋間陥没呼吸，多呼吸
- 肺雑音は聴取できるか？：喘鳴〔呼気性(wheeze)，吸気性(stridor)〕，咳
- 浸潤影はあるか？：含気の減少，断続音，気管支呼吸音，打診上の濁音，拡散減弱など（注意：乳幼児では，徴候が限局していないことが多い）
- 慢性呼吸器症状はあるか？：ばち指，胸郭変形など
- 先天性心疾患の症状はあるか？
- チアノーゼはあるか？
- 発熱はあるか？
- 患児はきちんと話せるか？
- 最大呼気流量率(PEFR)は正常か？

精査とその意義

検査	意義
胸部X線検査	限局した浸潤影は細菌性肺炎を示す。びまん性の浸潤影は，ウイルス性肺炎や非定型肺炎を示す　過膨張は，喘息や細気管支炎で認められる。細気管支炎では，不均質陰影を呈することがある
血算	細菌性肺炎で好中球増多を認める。百日咳でリンパ球が増加する
喀痰培養	起因菌を同定する。抗酸菌は結核の可能性がある
鼻咽頭拭い液	免疫蛍光染色で細気管支炎の起因菌であるRSウイルス(respiratory syncytial virus)を検出する **百日咳菌**(*Bordetella pertussis*)を分離する
鼻腔培養	非定型肺炎〔例：マイコプラズマ(*Mycoplasma*)〕
ウイルス抗体価	
血液培養	細菌性肺炎が疑われる場合，**肺炎球菌**(*Streptococcus pneumoniae*)や**黄色ブドウ球菌**(*Staphylococcus aureus*)が検出されることがある
ツベルクリン反応	結核を疑う場合
気管支鏡検査	硬性気管支鏡での気管内異物除去や，軟性気管支鏡での気管支肺胞洗浄

"呼吸器症状のある"小児

患児は，鼻汁，息切れ，咳，喘鳴，呼吸音の増強を呈することが多い。これらはウイルス性上気道感染症(24章参照)や喘息(29章参照)の症状である。

肺炎

肺炎(下気道感染症)は細菌もしくはウイルスにより発症する
- 原因ウイルスには RS ウイルス(RSV)，インフルエンザウイルス，パラインフルエンザウイルス，コクサッキーウイルスなどがある
- 原因菌には肺炎球菌，インフルエンザ桿菌，ブドウ球菌，肺炎マイコプラズマや新生児では B 群溶連菌などがある
- 緑膿菌や黄色ブドウ球菌は，囊胞性線維症などの呼吸器系の基礎疾患がある患者ではよくみられる(30章参照)
- 先天性の気管支異常，異物誤嚥，免疫抑制状態，反復性誤嚥(気管食道瘻など)や囊胞性線維症は，肺炎を起こしやすい素因である

肺炎は短期間の発熱，咳，多呼吸や肋間陥没呼吸といった呼吸窮迫などの症状が通常は現れる。乳児では，呻吟もよくみられる。打診での濁音，気管支呼吸音，断続音といった所見は，浸潤影を示している。乳児では臨床症状が信頼できないことはしばしばあり，診断は胸部 X 線で常に確認すべきである。大葉性肺炎やより広範囲の気管支肺炎が判明することがある。

血液培養や喀痰培養により起因菌が判明する。アモキシシリンは市中肺炎での第1選択の抗菌薬である。抗体価はマイコプラズマ肺炎の診断に有用である。これはより患者に発症し，エリスロマイシンによる治療を要する。

肺炎の合併症には，胸水貯留や菌血症，気管支拡張症や肺膿瘍(ブドウ球菌性肺炎に続く)がある

細気管支炎

細気管支炎は，乳児において末梢気道の閉塞による急性呼吸窮迫と呼気性喘鳴の原因である。RS ウイルスが原因であることが多く，冬季に流行する。RS ウイルスは感染性が高く，保育施設で急速に拡散する。アデノウイルスやインフルエンザウイルス，パラインフルエンザウイルスも細気管支炎の原因となる。鼻汁に引き続き，咳や呼吸窮迫や呼気性喘鳴が生じる。乳児では哺乳困難や無呼吸が起こることもある。診察では，広範囲の呼気性喘鳴や乾性ラ音が聴取され，胸郭の拡張がみられる。胸部 X 線写真では，過膨張や不均一な無気肺や浸潤影を認める。鼻腔咽頭吸引物では，蛍光抗体法を用いて RS ウイルスを検出できる。

多くの小児では特異的な治療を要さないが，経口摂取不良や無呼吸，呼吸窮迫の増悪や酸素を要する場合には入院適応となる。7～10 日間は症状が続くことが多く，その多くは完治するが，乳児期に呼気性喘鳴を反復することがある。少数だが，特に慢性肺疾患や先天性心疾患がある場合には集中治療を要することがある。酸素投与，気管支拡張薬や支持療法以外に効果的な治療はない。細気管支炎の死亡率は 1～2% である。RS ウイルスに対するモノクローナル抗体(パリビズマブ)は，感染に対する受動免疫を獲得させるため，高リスクの乳児に対して冬季に予防的に投与される。

百日咳

百日咳肺炎は早期乳児や予防接種が十分できていない小児が罹患しやすい。呼気時の咳発作と急速な吸気〔笛声(whoop)〕を生じる。乳児では無呼吸の原因となる。主に臨床診断だが，リンパ球増多($>20\times10^3/\mu L$)は参考となる。鼻腔培養で起因菌が同定されうる。治療は支持療法である。発作的な咳嗽が数か月(百日咳)持続する。

クループ(急性喉頭気管気管支炎)

6 か月から 3 歳の小児ではよくみられるこの病態は，パラインフルエンザウイルスの上気道感染により起こる。冬場に多く，反復しうる。クループは鼻炎症状から始まり，吸気性喘鳴や犬吠様咳嗽が典型的には夜間に出現する。小児は嗄声となることがある。通常は自然治癒するが，時に重症化して気管挿管や人工呼吸管理が必要となる。重症クループの症状は呼吸努力の増加，チアノーゼや落ち着きがないといったものである。軽症例では，安静と経過観察でよい。ステロイドの経口もしくは経静脈投与は，症状を軽減させ，入院率を低下させる。蒸気や加湿といった伝統的な治療は有効性が示されていない。

急性喉頭蓋炎

この致死的感染症はインフルエンザ桿菌が原因であり，現在では Hib ワクチンの予防接種の恩恵でまれとなった。年少児では，敗血症の徴候と嚥下および会話困難といった症状が現れる。喉頭蓋炎を疑った場合には，喉の診察は完全気道閉塞に陥る可能性があるため，熟練した麻酔科医が挿管を行えるように速やかに手術室に搬送すべきである。

キーポイント
- 胸部症状のある小児の大部分は，自然軽快するウイルス性の上気道炎で抗菌薬は必要としない
- 肺炎を繰り返す場合には，基礎疾患を想起すべきである
- 細気管支炎は特に呼吸器疾患や心臓疾患のある乳児に冬場に流行する
- 百日咳は特徴的な発作性咳嗽と顔色の変化で診断される
- クループは，通常は感冒症状に続く犬吠様咳嗽と吸気性喘鳴を呈する

27 吸気性喘鳴

慢性吸気性喘鳴　　　　　　　　　　　　　　　　　　急性吸気性喘鳴

吸気性喘鳴は、胸郭外の上気道狭窄が原因となる呼吸雑音である。年少児や乳児ではとても良くみられる症状だが、中には異物誤嚥や喉頭蓋炎といった致死的な異常により生じることもある。慢性症状の多くは先天的な異常により、急性症状の多くは感染や閉塞により起こる。

喉頭異常
- 声帯麻痺：脳病変や頭部外傷により生じる
- 乳頭腫：疣ウイルス（wart virus）の垂直感染により生じる。進行性の吸気性喘鳴の原因となる

喉頭軟化症（喉頭軟弱）
- 出生時からさまざまな、時に二相性の喘鳴となる
- 啼泣時に増強し、泣き止むと消失する
- 喉頭蓋ひだが喉頭上部に落ち込むことが原因となる
- 多くは数か月のうちに寛解する
- 軽度の吸気性喘鳴を特徴とする発育の良い児では、精査は不要である
- 吸気性喘鳴が増悪し、哺乳の障害や呼吸窮迫の原因となる場合には、喉頭気管支鏡検査の適応がある

上気道閉塞
- 重度の小顎症（例：Pierre-Robin シークエンス）
- 咽頭嚢胞、血管腫

気管奇形
- 声門下狭窄：長期挿管の合併症
- 気管軟化症：気管軟骨輪の異常で反復する無気肺を起こす

血管輪
- 大血管の先天奇形（例：重複大動脈弓）
- 経時的に増悪し、経口摂取困難となることがある
- 食道造影で圧痕がみられる
- 高分解能 CT は修復術を計画する際に必要である

クループ
- 喉頭や気管の感染
- 多くはウイルス感染
- 感冒症状
- 犬吠様咳嗽

扁桃膿瘍

アナフィラキシー

喉頭蓋炎
- Hib ワクチンにより今ではまれ
- 急性発症
- 嚥下痛
- 敗血症症状と流涎
- くぐもった声

異物誤嚥
- 通常は乳幼児
- 急性発症
- 窒息の病歴
- 片側性の症状
- 気管支鏡検査が必要

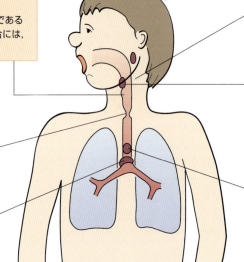

診察時に必要なこと

病歴

- 吸気性喘鳴がどのくらい続いているか？　元気な乳児の繰り返す吸気性喘鳴は、たいていは喉頭軟化症（喉頭軟弱）によるもので、経時的に改善することが多い。持続的な吸気性喘鳴は血管輪や声帯麻痺、重度の小顎症（Pierre-Robin シークエンス）による可能性がある
- 急な発症か？　最も多い吸気性喘鳴の原因はクループである。しばしば夜間に増悪し、犬吠様咳嗽や先立つ感冒症状を伴う。喉頭蓋炎は常に考慮する。嚥下や会話が困難で非常に具合の悪い児ではより急性に症状が進行し、生命に関わる状態となる
- 急性発症の吸気性喘鳴の小児では、異物誤嚥を常に念頭に置いて窒息について聴取する
- アナフィラキシーを示唆するアレルギーの病歴はないか？

診察

- 呼吸努力の重症度、肋間陥没呼吸の有無や酸素化の程度の評価
- 片側性の呼気性雑音や胸郭過膨張は異物誤嚥を示唆する
- じんま疹や血管性浮腫はアナフィラキシーを示唆する
- 患児が前かがみに座り、嚥下困難で急激に具合が悪くなったら、喉頭蓋炎を考慮する。この場合、気道が確保されるまでは喉の診察をしようとしてはならない。患児を診察する前に熟練の麻酔科医を呼ぶ
- 慢性吸気性喘鳴では、顎の形と大きさを評価する。気道周囲の血管輪を示唆する雑音の聴診を行う

精査とその意義

疑われる診断により、以下の精査を行う

- 異物誤嚥　　胸部 X 線検査により片側性の過膨張、X 線非透過性の物質の確認　誤嚥物の確認と除去のための硬性気管支鏡検査
- クループ　　通常は不要
- 喉頭蓋炎　　気道確保ができるまで精査をしてはならない　血液培養や血算を確認
- 持続する吸気性喘鳴　　成長障害のある乳児や重度の吸気性喘鳴では、喉頭鏡検査により喉頭や声帯の評価を行う　食道造影（血管輪では圧痕を認める）

キーポイント

- 吸気性喘鳴は上気道閉塞を示唆する
- 異物誤嚥を常に念頭に置く
- 急性喉頭蓋炎は致死的な感染症である
- クループはステロイド治療に反応する

28 頸部腫大

頸部腫大の原因

乳様突起炎
- 耳後部で圧痛のある腫大
- 耳朶が立っている
- 中耳炎の合併症
- 内科的緊急症である：髄膜炎や静脈洞血栓症の原因
- 抗菌薬静注が必要であり，時に外科的乳様突起削開術が必要

耳下腺：おたふくかぜ
- 下顎角を覆う腫大
- 耳朶は立ち，外方に移動
- 片側性または両側性
- 発熱と倦怠感
- 甘いもの，酸っぱいものを飲み込む際に痛む

甲状腺：甲状腺炎
- 正中線上の腫大
- 表面平滑でびまん性に腫大し，圧痛なし
- 潜行性の発症
- 臨床的に甲状腺機能低下か亢進，正常のいずれもありうる
- 抗甲状腺抗体が陽性，甲状腺機能は通常異常

リンパ節
頸部リンパ節炎
- 通常，胸鎖乳突筋前縁に沿って圧痛のあるリンパ節腫脹
- 片側性または両側性
- 急激に具合が悪くなる
- 発熱，咽頭痛
- 白血球増多

伝染性単核球症（24章参照）
- 発熱，咽頭痛
- 腫大し化膿した扁桃
- 全身性のリンパ節腫脹と肝脾腫
- 原因はEBウイルス
- 血液像で異型リンパ球

リンパ腫
- 硬く，圧痛のない腫瘤
- 固着性
- 倦怠感，寝汗，発熱の持続
- 肝脾腫
- 体重減少

非定型抗酸菌
- *Mycobacterium avium intracellulare* 感染
- 頸部リンパ節炎
- 培養/生検により診断

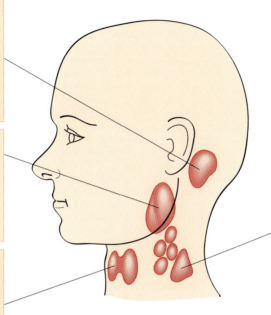

診察時に必要なこと

病歴
- 倦怠感，咽頭痛，および発熱の有無を聞く
- 病悩期間
- 甲状腺腫大の場合は，機能低下症状（疲労，便秘，成績低下）と機能亢進症状（活動亢進，食欲亢進，動悸，暑がり）について聞く

診察
- 腫大部位を見極める
  - リンパ節なら通常，胸鎖乳突筋前縁に存在
  - 耳下腺は下顎角を覆っており，耳朶の外上方への偏位あり
  - 甲状腺は正中線上にあり，患者の背後から触れるとよくわかる
  - 乳様突起は耳の後ろにあり，耳朶を外方に押し出す
- 腫瘤の触診：感染の場合は圧痛があって移動性。悪性のものは固定性
- 扁桃炎，中耳炎といった他の感染部位を探す
- 急激に具合が悪くなった場合は脱水の徴候を探す
- 頸部リンパ節腫脹がある場合，全身のリンパ節腫脹と肝脾腫を探す
- 甲状腺腫大がある場合は，甲状腺機能低下状態（身長増加不良，徐脈・低血圧，腱反射が遅い）にあるのか，亢進状態（振戦，発汗，頻脈，高血圧，眼症状）にあるのか，正常範囲なのかを判断する

精査とその意義

部位	検査	意義
頸部リンパ節	血算・血液像	細菌感染なら白血球増多，伝染性単核球症なら異型リンパ球
	EBウイルス検査	伝染性単核球症で陽性
	咽頭培養	A群溶血性レンサ球菌（溶連菌）感染なら抗菌薬治療
	胸部X線写真	結核，リンパ腫の除外
	ツベルクリン反応	結核の除外
	インターフェロンγ遊離試験	結核の除外
	生検	リンパ腫，悪性新生物の除外
耳下腺	血清/尿アミラーゼ	おたふくかぜで上昇するが，診断に不可欠なものではない
甲状腺	T_4, TSH	甲状腺機能低下か亢進，正常かを評価
	抗甲状腺抗体	甲状腺炎で陽性であることが多い
乳様突起	鼓膜穿刺	起因菌の同定とドレナージ

キーポイント
- 罹患臓器（腺）を同定する
- 感染症が疑われる場合は，全身状態，脱水の程度を評価する
- 頸部リンパ節腫脹がある場合は，全身のリンパ節腫脹と肝脾腫を探す
- 甲状腺腫がある場合は，甲状腺機能が低下か亢進か正常範囲かを評価する
- 乳様突起炎が見つかった場合は，緊急で入院させる

29 気管支喘息

慢性喘息[*1]

咳
- 反復する乾性咳
- 夜間の増悪
- 運動による増悪

呼気性喘鳴(wheeze)
- 気道閉塞による呼気性の呼吸雑音
- ウイルス感染による誘発が多い
- 気管支拡張薬に反応

息切れ
- 運動制限
- 運動，低温，アレルゲン，煙による誘発

コントロール不良の喘息
- 身長増加不良
- 慢性胸郭変形
- 休学
- 頻繁な発作

病態
- 遺伝的素因のある児に，環境要因が加わり生じる気管支れん縮，粘膜浮腫，粘稠な分泌物の増加
- 気道閉塞による喘鳴と息切れ

急性喘息[*1]

急性喘息発作
- 急性の息切れ
- 咳と喘鳴
- 呼吸努力の増加
- 患児は発作を恐れていることが多い
- ウイルス感染，アレルゲン，運動，冷気への曝露による誘発

発作重症度の評価[*1]

小発作
- 息切れはあるが，生活は支障されない
- 最大呼気流量率(PEFR)が正常よりも低下しているが，それでも＞50％
- 酸素飽和度(SpO_2)＞92％

大発作
- 息切れがひどく，会話，食事不能
- 呼吸数が＞30/分(＞5歳)，または＞40/分(2～5歳)，心拍数＞125/分(＞5歳)または＞140(2～5歳)
- PEFR＜50％
- SpO_2＜92％

最重症(生命に関わる)
- PEFR＜33％
- SpO_2＜92％
- 呼吸音減弱，チアノーゼ
- 疲労感，嗜眠傾向，錯乱
- 低血圧

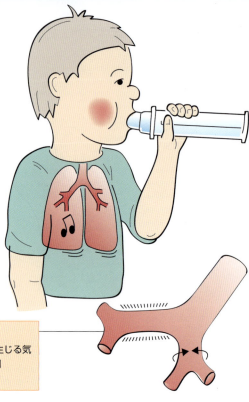

診察時に必要なこと

病歴
- 咳と喘鳴は何時ごろ，どのようなきっかけで生じるか？
- 今までの発作の頻度と程度
- 喘息の生活への影響。日常活動の制限や登校できなかった日はあるか？
- 発作治療の頻度と効果
- 花粉症(アレルギー性鼻炎)やアトピー性皮膚炎など，他のアトピー性疾患の存在，家族のアトピー歴

精査とその意義
- **最大呼気流量率(PEFR)**：気管支拡張薬を吸入後にPEFRが改善した場合，喘息の診断が正しいことを示唆する。急性喘息発作の重症度のアセスメントにも役立つ
- **胸部X線検査**：重症発作のとき，気胸を除外する。過度の放射線被曝に注意する
- **アレルギー検査**：吸入抗原に対する特異的IgE検査や皮膚プリックテストは避けるべきアレルゲンの同定に役立つ場合がある

診察
- コントロールが良好であれば，非発作時には特に所見はない
- 聴診時，喘鳴に気をつける。気流がない場合，重症発作では，"呼吸音がむしろ減弱する"場合もある
- 慢性の胸郭変形に注目する。コントロール不良の重度の喘息では，樽状胸およびHarrison溝がみられる
- スパイロメトリーによる肺機能の測定や，ピークフローメータによる最大呼気流量の測定を行う
- 身長と体重を測定し，成長曲線上に記入する。コントロール不良であったり，過度のステロイド経口投与がある場合は，成長障害が起こる
- 吸入器具がうまく使用できているかどうかを定期的にチェックする

管理
- 症状の消失，発作の予防，肺機能の改善を目標とする
- 個々の患者に対して自己管理計画が立案されていることを確認する
- **薬物療法**："コントローラー"(予防薬)〔吸入ステロイドやロイコトリエン受容体拮抗薬〕と"レリーバー"(気管支拡張薬)がある
- **環境整備**：受動喫煙を避け，ダニ抗原などの発作誘発物質への曝露を減らす
- **教育**：喘息のコントロール，吸入法，発作時の緊急の対処法などについて，患児や家族，学校を教育

[*1] 訳注：これらの分類は，日本のものとは異なる。『小児気管支喘息治療・管理ガイドライン2017』(協和企画)を参照。

喘息は，小児の慢性疾患のなかでも最も頻度が高く，小児の最大15％が罹患する可能性がある。咳嗽，呼気性喘鳴（wheeze），呼吸困難などの症状は，気管支や細気管支の狭小化，粘膜の炎症，および粘稠な粘液によるものである。素因をもつ児が，ダニのアレルゲン，大気汚染，タバコの煙，冷気，ウイルス感染，ストレス，運動などの環境要因に曝露されると，このような病態が生じる。

症状

小児の喘息は通常，乳幼児期に発症する。気管支拡張薬によって軽快する繰り返す咳，喘鳴などの症状により，臨床的に喘息と診断する。アトピー性疾患（アトピー性皮膚炎，花粉症）の既往や喘息の家族歴があると，診断はより確かである。乳幼児の場合，喘鳴が喘息の初発によるものなのか，単にウイルス性の気道感染症による気道閉塞なのかがはっきりしないことが多い。気道径が小さいため，気管支れん縮よりも粘膜の浮腫が気道閉塞を起こしやすく，気管支拡張薬に対する反応が悪いことがある。

年長児の場合は，特に運動，ウイルス感染，アレルゲンへの曝露をきっかけにした喘鳴と咳が反復するようなら，喘息を考える。気管支拡張薬によく反応して，症状の軽減や最大呼気流量率（PEFR）の改善が認められれば，喘息の診断を確認できる。喘息発作時には，胸部X線写真では，エアートラッピング（air trapping）による過膨張であったり，粘稠な喀痰により閉塞し無気肺を呈したりする。吸入抗原に対する特異的IgE検査や皮膚プリックテストは避けるべきアレルゲンの同定に役立つ場合がある。

喘息の長期管理

喘息管理の目標は，喘息の症状がないこと，日常生活ができること，学校に通えること，正常に成長すること，にある。段階的な治療アプローチにより管理する[*1]。良好なコントロールが得られるまで治療をステップアップし，その後は良好なコントロールを維持するのに最低限必要な治療にステップダウンする[*1]。

小児における気管支喘息の医療管理[*1]

	<5歳	5〜12歳
ステップ1 軽症間欠型喘息	短時間作用型のβ₂刺激薬を必要時吸入する	短時間作用型のβ₂刺激薬を必要時吸入する
ステップ2 継続的な 予防的治療	吸入ステロイド薬を加える または 吸入ステロイド薬が使用できない場合は抗ロイコトリエン薬を加える	MDIで吸入ステロイド薬を加える
ステップ3 追加治療	吸入ステロイド薬を使用している場合はロイコトリエン受容体拮抗薬を加える または すでにロイコトリエン受容体拮抗薬を使用中であれば吸入ステロイド薬の使用を考慮する	1. 長時間作用型吸入β₂刺激薬（LABA）を加える 2. ロイコトリエン受容体拮抗薬または経口テオフィリン製剤を考慮する
ステップ4 持続的な コントロール不良	小児呼吸器の専門医に紹介[*2]	吸入ステロイド薬を増量する
ステップ5 持続的な コントロール不良	経口ステロイド薬は用いない	低用量の経口ステロイド薬（連日）を加える。小児呼吸器の専門医に紹介する[*2]

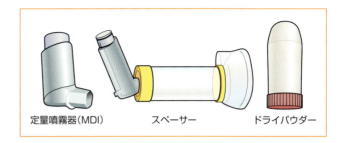

定量噴霧器（MDI）　　スペーサー　　ドライパウダー

吸入器具

薬剤が末梢気道に十分に行きわたらなければ，薬効は期待できない。定量噴霧器（MDI）を使用し，エアゾルを吸入するのが最も良い。噴霧したときにうまくタイミングをはかって吸う必要があるため，'10歳代の子どものみが適応となる。

5歳未満の小児では，MDIはスペーサー（例：エアロチャンバー）を併用することによって吸入できる。乳児の場合，児の口と鼻を同時に覆うようなマスクを使用するべきである。

5〜12歳の小児では，簡便さと効率性を考慮してMDI＋スペーサーかドライパウダーを選択する。ネブライザーを用いると高用量を速やかに吸入することができるが，MDIをスペーサー付きで使用した場合には同様の有効性が得られるとのエビデンスもある。ネブライザーは乳児や喘息発作時の治療にも用いることができるが，この場合にもMDIをスペーサー付きで使用した場合には同様の有効性が得られるとのエビデンスもある。

重症発作の治療[*3]

発作時には，より多くレリーバーを用い，自宅で迅速に治療を開始すべきである。症状が継続したり悪化するようなら，高流量の酸素投与，β₂刺激薬や臭化イプラトロピウムのネブライザーやスペーサーを用いての定期的な吸入，副腎皮質ステロイドの全身投与などが適応となる。必ず酸素飽和度を測定し，病院で注意深く観察すべきである。治療を行っても室内気吸入下での酸素飽和度が92％未満なら，入院させるべきである。生命に関わる喘息発作では，ステロイド，サルブタモール，またはアミノフィリンの経静脈投与も行われる。

キーポイント

- 喘息は最も頻度が高い疾患であり，有病率は10〜15％である
- 気管支れん縮，粘稠な喀痰，粘膜の浮腫により気道閉塞が起こり，喘鳴，咳，呼吸困難が生じる
- 症状をコントロールし，良好な日常生活を送れるよう，治療を段階的にステップアップしたり，ステップダウンしたりする
- 年齢に応じた吸入器具を使用する

[*1] 訳注：日本のガイドラインとはやや異なる。詳しくは，『小児気管支喘息治療・管理ガイドライン2017』（協和企画）を参照。

[*2] 訳注：日本では，アレルギー専門医。また，より早期の紹介が望ましい。

[*3] 訳注：『小児気管支喘息治療・管理ガイドライン2017』（協和企画）を参照。日本と英国では，薬剤を含めて治療法がかなり異なる。また，日本には，サルブタモールの静注用製剤はない。

嚢胞性線維症

耳鼻咽喉
- 鼻ポリープ
- 副鼻腔炎

反復する呼吸器感染症
- 咳
- 膿性痰
- 肺炎
- 慢性緑膿菌（*Pseudomonas aeruginosa*）感染症
- 気管支拡張症
- 胸郭変形
- 最終的には呼吸不全をきたす

ばち指
- 慢性呼吸器感染症でみられる

肝疾患
- 新生児期の閉塞性黄疸（まれ）
- 胆汁うっ滞は，デオキシコール酸治療を要する
- 最終的には肝不全となる

気道の清浄化
- 継続的に呼吸理学療法を行う
- 気管支拡張薬を吸入
- ドルナーゼアルファを吸入し，粘液中のDNA鎖を分解して粘稠な分泌物を薄くする

多量の塩分を汗へ喪失
- しょっぱい皮膚
- 非常に暑いときには塩分喪失のリスクあり

発育不良
- 正常児と比べ40％の余分なエネルギーが必要
- 体重増加不良
- 低身長
- 膵酵素の補充，呼吸器感染症の積極的治療により，正常発育が可能
- 消化吸収不良

胃腸症状
- 膵機能不全
- 脂肪吸収低下
- 脂肪性下痢（脂肪便）
- 腹部膨満
- 直腸脱
- 末端腸閉塞症候群（DIOS）は虫垂炎症状とまぎらわしい
- 脂肪を含む食事や飲料と一緒に膵酵素製剤を飲む必要がある
- 糖尿病を発症することもある
- 出生時の胎便性腸閉塞（10％）

男性不妊
- 精管の先天的欠損

病歴
- 嚢胞性線維症の家族歴がある場合もあるが，ほとんどの新規診断例では家族歴がない
- 食欲亢進を伴う成長障害
- 咳嗽と呼気性喘鳴（wheeze）
- 反復性の肺感染症
- 反復性の副鼻腔炎
- 多量の，白っぽい，悪臭のある便。しばしば流しにくい
- 肺機能低下と体重減少は，嚢胞性線維症に伴う糖尿病の発症を意味することがある

診察
- ばち指
- 栄養失調，体重増加不良，発育不良の存在
- 思春期の遅発
- 鼻ポリープ
- 胸郭変形（例：慢性的な拡張）
- 聴診上の湿性ラ音
- 固く腫大した肝臓（まれ）と脾腫
- 皮下に血管アクセス用デバイスを埋め込んでいることもある
- 胃瘻栄養チューブを持っていることもある

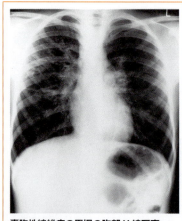

嚢胞性線維症の男児の胸部X線写真
全体な肺の過膨張に肺門部の拡大と輪状影が伴っている。輪状影は気管支壁の肥厚と気管支拡張症様の変化を反映している。

囊胞性線維症(CF)はヨーロッパ系の白色人種において最も頻度の高い常染色体劣性遺伝疾患である(25人に1人がキャリアであり，2,500人に1人が発症する)。遺伝子変異により細胞膜の塩化物イオン(Cl^-)チャネルに障害が生じ，その結果として多くの分泌器官で過剰に粘稠な粘液が産生される。汗は健常人に比べ塩分が濃い(>60 mmlo/L)。根治療法はないが，効果的な治療により，生活の質(QOL)や生命予後は著明に改善される。

遺伝学

CFは7番染色体上の囊胞性線維症膜貫通型調節因子(*CFTR*)遺伝子の異常により起こる。1,000種類以上の変異が同定されているが，75%はΔF508[*1]として知られる変異によるものである。遺伝形式は常染色体劣性遺伝である(8章参照)。CFを発症するには，児がそれぞれの両親から1つずつ異常のある*CFTR*遺伝子を受け継ぐ必要がある。これらは2コピーの同一の変異(ホモ接合体)であるか，または2つの異なるCFを起こす変異の組み合わせ(複合ヘテロ接合体)である。キャリアは発症しない。変異によっては非典型的な臨床症状や病気の進行を呈することがある。

細胞膜上の異常のあるCFTRチャネルは，体内での過剰に粘稠な分泌液の産生につながる。これが大小の気道を閉塞したり，繰り返す感染症の原因となる。汗腺機能の異常は汗に過剰なナトリウムイオン(Na^+)と塩化物イオンを分泌し，これを測定することにより診断を確認することができる。通常，膵臓の外分泌機能不全と，男性においては不妊の原因となる輸精管の欠損を伴う。

臨床像

CFの児は出生後すぐのスクリーニングによって診断されるか，もしくは家族歴のある場合には出生前に診断される。10人に1人は胎便性イレウス(粘稠な胎便が新生児の腸管を閉塞するため)を発症する。他には，乳児期からの成長障害や吸収障害を呈するか，反復する気道感染症で発症する。非典型例においては発症が遅れる場合もある。

主な問題点とその管理

胸部感染症

濃い粘稠な粘液は閉塞をきたし，肺感染症に罹患しやすくなる。患児は特に緑膿菌や*Burkholderia cepacia*が常在するようになると，慢性気道感染症に罹患しやすい。これらの細菌に感染すると，急速な肺機能の悪化をきたす可能性があるため，他のCF患者への感染を予防しなければならない(例えば，同一のクリニック内でCF患者同士を混ぜないなど)。治療は通常の気管支拡張薬や，抗菌薬投与(経口，ネブライザー，もしくは中心静脈留置カテーテルから在宅抗菌薬静注療法)などを行う。肺の炎症を抑えるために，ステロイド治療が必要になることもある。DNase[*2]酵素のネブライザー投与は肺の粘液を分解するのに役立つ。

予防的な理学療法には，定期的な気道の清浄化(排痰)を行うためのさまざまなテクニックがある。運動，オートジェニックドレナージ[*3]，呼気陽圧療法，吸入療法，体位についての自覚などがそれである。インフルエンザや肺炎球菌に対する予防接種も推奨される。

吸収障害

膵臓の機能不全は脂肪分の多い食事が容易に消化できず，脂肪便となることを意味する。この結果栄養障害となり，また脂溶性ビタミン(A，D，EおよびK)不足もきたす。膵酵素製剤

のカプセルを食事とともに摂取することは，脂質の吸収を助けるので，乳児期からでも開始すべきである。CFの児は代謝要求が高いため，高カロリー食も必要になるかもしれない。脂溶性ビタミンのサプリメント摂取や，専門的な栄養士によるアドバイスを受けることも推奨される。

糖尿病

25%の児が耐糖能異常を合併する。血糖値の最適化は肺機能の改善とも関連する。

塩分喪失

発汗による塩分の喪失に対し，塩分の補充も必要になる。特に乳児期においては過剰な塩分摂取も危険であるため，慎重にモニタリングしながら行う必要がある。

肝疾患

ゆっくりとした胆汁の流れは，胆道疾患や，まれに肝硬変を引き起こす。ウルソデオキシコール酸摂取は有用である。CFの児は「偽性腸閉塞症」を起こすことがあるが，これは虫垂炎と間違えられやすい。しかし，通常は膵酵素補充療法や浸透圧性緩下剤に反応し，外科的処置を要することはない。

低受胎

ほとんどの男性患者は輸精管を欠損しており不妊の原因となる。不妊治療技術は有用である。女性は低受胎となるが，ほとんどのCFの女性は妊娠可能である。この場合，パートナーがキャリアであるかどうかについての検査も考慮すべきである。絨毛膜絨毛生検や羊水穿刺によるCFの出生前診断も可能である。

診断

- **新生児**：新生児スクリーニング検査(ろ紙血法)により診断される(7章参照)。患児では免疫反応性トリプシン値が高い。CFが症状を呈する前に診断されれば，より良い予後が期待される

- **遺伝子診断**：典型的な病歴やスクリーニング検査で陽性の判定をされた児は，*CFTR*遺伝子の変異を遺伝子診断するのがよい。ただし，ルーチンに検査される変異はたったの30程度で，1,000以上見つかっている変異をすべてカバーできない。白色人種以外の家系では，珍しい変異をもっていて見逃されるケースもあるかもしれない

- **汗試験**：CFの診断検査であり，汗中のナトリウム濃度と塩化物イオン濃度を測定する必要がある。汗は皮膚に微弱な電流を流すことによって集められる

予後

現時点ではCFの根治療法はない。疾患予後は過去25年間に強力な栄養的，呼吸的サポートにより大きく改善し，半数以上が38歳を越えて生存できるようになった。今日では40〜50歳まで生きることが期待されている。肺機能検査(FEV_1など)は最も良い疾患進行の指標である。末期呼吸器疾患の患者には，肺移植または心肺移植が行われる。移植後15年間生存する患者もいる。

[*1] 訳注：508番目のアミノ酸残基の欠失。
[*2] 訳注：DNA分解酵素。
[*3] 訳注：自分で気道分泌物の動きを感じながら呼吸の深さをコントロールすることにより排痰を促す方法。

31 急性の腹痛

急性の腹痛の原因

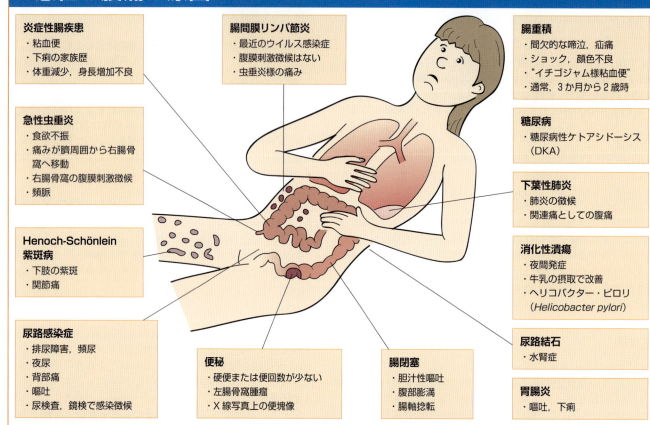

炎症性腸疾患
- 粘血便
- 下痢の家族歴
- 体重減少，身長増加不良

腸間膜リンパ節炎
- 最近のウイルス感染症
- 腹膜刺激徴候はない
- 虫垂炎様の痛み

腸重積
- 間欠的な啼泣，疝痛
- ショック，顔色不良
- "イチゴジャム様粘血便"
- 通常，3か月から2歳時

急性虫垂炎
- 食欲不振
- 痛みが臍周囲から右腸骨窩へ移動
- 右腸骨窩の腹膜刺激徴候
- 頻脈

糖尿病
- 糖尿病性ケトアシドーシス（DKA）

下葉性肺炎
- 肺炎の徴候
- 関連痛としての腹痛

Henoch-Schönlein 紫斑病
- 下肢の紫斑
- 関節痛

消化性潰瘍
- 夜間発症
- 牛乳の摂取で改善
- ヘリコバクター・ピロリ（Helicobacter pylori）

尿路感染症
- 排尿障害，頻尿
- 夜尿
- 背部痛
- 嘔吐
- 尿検査，鏡検で感染徴候

便秘
- 硬便または便回数が少ない
- 左腸骨窩腫瘤
- X線写真上の便塊像

腸閉塞
- 胆汁性嘔吐
- 腹部膨満
- 腸軸捻転

尿路結石
- 水腎症

胃腸炎
- 嘔吐，下痢

診察時に必要なこと

病歴

- 間欠的に原因不明で泣き叫ぶ乳幼児の腹痛。顔色不良がみられ泣き叫んでいるときには，腸重積を疑う。年長児では，痛みの部位を指してもらう。臍周囲から右腸骨窩に痛みが動くなら，虫垂炎を疑う。子どもは，下葉性肺炎の関連痛として腹痛を訴えることもある
- 血便は重要な徴候であり，腸重積を疑うが，炎症性腸疾患やHenoch-Schönlein紫斑病（別名：血管性紫斑病，アレルギー性紫斑病，アナフィラクトイド紫斑病），また，ある種の胃腸炎でも起こりうる
- 嘔吐，下痢，最近のウイルス感染症，関節や尿路の症状について尋ねるのも重要である
- 食欲不振は，特に虫垂炎の特徴である
- 胆汁性嘔吐は小腸閉塞を強く示唆する

診察

- 診察においては，患児がどの程度ぐったりしているかを評価するだけでなく，脈拍数，毛細血管再充満時間や体温を測定する
- 腹部の触診は，患児の表情で痛がっているかどうかをみながら，最初はごく穏やかに始めるべきである
- 腹膜刺激徴候として，活動低下，反跳痛，筋性防御および腹壁緊張がみられる
- 腸間膜リンパ節炎では，他の部位のリンパ節が触れることが多い

精査とその意義

血算	白血球増多は，急性虫垂炎と尿路感染症でみられる
尿試験紙検査	亜硝酸塩陽性は尿路感染症を示唆する。血尿は，時としてHenoch-Schönlein紫斑病でみられる
尿鏡検および培養	膿尿や微生物の存在は感染症を示唆する
腹部X線写真	拡張した腸管：腸閉塞 異常ガス像：腸重積 管内に便塊像：便秘
腹部エコー	尿路系奇形の鑑別や腸重積の診断に有効
バリウム浣腸/空気浣腸	腸重積の診断と治療に用いる
C反応性蛋白（CRP）/赤沈	感染症や炎症性腸疾患で上昇

急性の腹痛は非常に頻度の高い症状である。いくつかの重要な外科的疾患は急性腹症の臨床像を呈するため，外科的介入が必要であるか否かを速やかに診断することが重要である。

急性虫垂炎

小児の1,000人中3～4人の割合で発症し，いずれの年齢でも起こりうるが，特に5歳以上で多い。年齢の低い児では診断が難しい。年長児では，典型的には臍周囲痛が数時間の経過で右腸骨窩に移動する。食欲低下を伴い，動くのがおっくうになる。最も信頼性の高い症候は，腹膜炎による体動に伴う痛みと右腸骨窩の圧痛である。しばしば便秘を，時には下痢・嘔吐を伴い，微熱を伴うことが多い。検査値では白血球増多や好中球増多がみられる。尿路感染症の鑑別のために尿検査も行うべきである。腹部X線写真は有用でないが，腹部CTもしくは腹部エコーは診断が確定しない場合や虫垂膿瘍が疑われる際に有用である。

腸骨窩の痛みについての鑑別診断は以下のとおりである。
- 腸間膜リンパ節炎
- 胃腸炎
- 便秘
- 尿路感染症
- Henoch-Schönlein紫斑病
- 炎症性腸疾患
- 卵巣痛
- 子宮外妊娠
- 腎盂腎炎

治療は虫垂切除である。腹腔鏡手術が行われることもあり，予後は良好である。小児では，腸管穿孔を起こしやすい。腹膜炎になると事態は深刻であり，のちに癒着による腸閉塞を起こしうる。

腸重積

腸重積は，一部の腸管がもう一方の腸管に陥入してしまう疾患である。図のように，回腸末端が盲腸に入り込んでいることが最も多い（患者の75％）。好発年齢は生後3～24か月。3歳以上の小児に起こるのは1割にすぎない。肥大したリンパ組織が腸重積先進部となりえ，また，しばしばウイルス感染症〔アデノウイルス（adenovirus）やロタウイルス（rotavirus）〕に引き続いて発症する。非常にまれではあるが，ポリープやリンパ腫のような病変が先進部になることがある。Henoch-Schönlein紫斑病（HSP：アレルギー性紫斑病）の合併症として腸重積を生じることもある。

典型的には，児は間欠的に泣き叫び，顔色不良となるが，発作の合間には元気に見えることもある。ショックや脱水の症状を認めることがある。75％で，粘液の混じった血便〔いわゆる"イチゴジャム様の粘血便（red currant jelly stool）"〕がみられるが，これは後期の徴候である。触診では，右腹部にソーセージ状の腫瘤が触れることがある。

腹部X線写真では，腸管の口側での閉塞所見と同時に，丸く拡張した重積部として肛門側でのガス充満像がみられる。超音波検査では，腸管内に腸管が入り込んでいること（ドーナツ状所見）が確認できる。空気またはバリウム浣腸で寛解することが多い。これらが無効な場合，または腹膜炎徴候がみられる場合は，外科的整復のために開腹が必要となる。

腸重積は非特異的な症状のみを呈する場合があり，鑑別として考慮されないケースもあるため，いまだなお，腸重積により命を落とす患児が散見される。

急性腹痛の原因となるその他の外科的な疾患

卵巣嚢腫

卵巣嚢腫は思春期前の小児にも発症することがあり，10代の女性の20％に存在する。通常は非症候性であるが，捻転，破裂，嚢胞内への出血などにより強い痛みを起こしうる。排卵痛は生理周期中に卵胞嚢胞が破裂することによって生じる。

腸軸捻転

腸回転異常のある腸管がねじれることにより，強い腹痛と胆汁性嘔吐を呈する疾患である。腸軸捻転を解除し，腸回転異常を修正するために緊急手術が必要である。見逃すと腸管は梗塞壊死に陥る。

腎結石，尿管結石，胆管結石

結石は強い疝痛を起こしうるが，小児期には比較的まれである。ただし，代謝疾患や溶血性の疾患がある場合にはこのかぎりではない。

急性腹痛の原因となる非外科的疾患

- 腹部疝痛は胃腸炎のごくありふれた症候であり（33章参照），嘔吐や下痢に数時間先行することもある
- 性的経験のある女子であれば，骨盤内の炎症性疾患や子宮外妊娠を考慮しなければならない。妊娠反応や超音波検査も適応となる場合がある
- 尿路感染症（腎盂腎炎）では，排尿障害よりも腹痛を起こしやすい（37章参照）
- 糖尿病性ケトアシドーシスは特徴的に腹痛と嘔吐を呈する（1章参照）
- 下葉性肺炎では，腹部に関連痛を起こすことがある
- Henoch-Schönlein紫斑病は広範な血管炎による腹痛を起こしうる（56章参照）。この場合，腸重積のリスクもある

腹痛は不安神経症や登校拒否の児でもよくみられる症状である（15章参照）。

腸間膜リンパ節炎

腸間膜リンパ節炎は，腹腔内リンパ節の炎症で起こるものであり，上気道感染または胃腸炎に続発する。肥大したリンパ節は，虫垂炎に類似した急性の痛みを起こしうるが，腹膜刺激徴候や筋性防御はなく，咽頭や胸部の感染徴候がみられる。通常は除外診断の1つであり，治療は疼痛除去のみである。

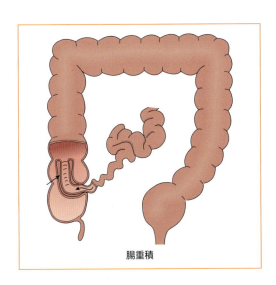

腸重積

32 嘔吐

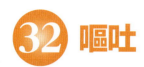

嘔吐の原因

新生児と乳児

哺乳過剰
・哺乳量＞1日200 mL/kg

胃食道逆流
・胃食道移行部の括約筋が緩いため：体位による嘔吐
・食道炎や誤嚥性肺炎を起こしうる
・無呼吸や成長障害（failure to thrive）の原因となる

肥厚性幽門狭窄症
・生後2～8週の発症
・哺乳後の噴水様嘔吐
・嘔吐直後より空腹を訴える
・便の回数がそれまでよりも少ない
・幽門部腫瘤の触知

百日咳
・発作性咳嗽

小腸閉鎖
（先天性閉鎖または腸回転異常）
・胆汁性嘔吐
・生後まもなく発症
・腹部膨満

便秘

全身性の感染症
・髄膜炎
・尿路感染症（腎盂腎炎）

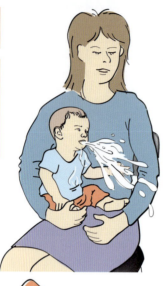

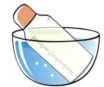

年長児と思春期の患児

胃腸炎
・通常下痢を伴う
・感染症と接触した病歴
・脱水のチェック
・一般に自然治癒する

片頭痛
・特徴的な頭痛

頭蓋内圧亢進
・反射的な嘔吐
・一般に神経学的徴候を認める
・眼底のうっ血乳頭

過食症：摂食障害の一症状である自己誘発性嘔吐

毒物摂取または薬物療法

妊娠初期

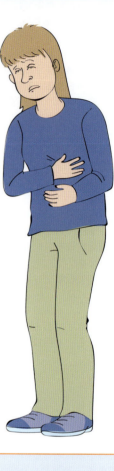

診察時に必要なこと

病歴

- 乳児の場合は，病的嘔吐と溢乳とを鑑別することは重要である。病的嘔吐では，患児の全身状態が不良であり，体重増加不良や体重減少を認める
- 哺乳に関する詳細な病歴をとる必要がある。哺乳過剰はまれではなく，食欲があり体重が増加している乳児が，哺乳後に過剰分のミルクを嘔吐する
- 噴水様の嘔吐（肥厚性幽門狭窄症）や胆汁性嘔吐の有無は必ず聴取する。また，胆汁性嘔吐は腸閉塞を示唆するので，緊急検査が必要である
- 下痢の存在は，胃腸炎を示唆する
- 発熱は，感染症を疑わせる。胃腸以外の感染症を見逃さないことが重要である。尿路感染症，中耳炎，髄膜炎などは嘔吐を起こす。感染症による嘔吐は，噴水様でないことが多い
- 顔色が紅潮したり蒼白になったりする咳の発作と嘔吐があれば，百日咳を考慮する
- 胃食道逆流は，乳児またはDown症候群や脳性麻痺のような障害をもつ児の場合に疑う

診察

- 脱水のチェック（特に胃腸炎に対して）
- 乳児期早期には，幽門部腫瘤を触診する
- 腸の閉塞を示す腹部膨満のチェック
- 説明できない嘔吐の場合は，頭蓋内圧亢進を除外するために，眼底うっ血乳頭と高血圧症をチェック
- 髄膜炎の徴候を調べる

精査とその意義

精査は特別な症例のみに必要である。
- BUNと電解質　脱水および肥厚性幽門狭窄症における電解質異常の評価
- 血中のCl^-，pH，重炭酸イオン（HCO_3^-）　肥厚性幽門狭窄症の代謝性アルカローシスの評価
- 食道のpHモニターとバリウム検査　胃食道逆流の検索
- 上部消化管の造影検査　新生児胆汁性嘔吐がある場合の腸回転異常の検索
- 幽門のエコー検査：肥厚性幽門狭窄が強く疑われる場合

少量のミルクの逆流は溢乳として知られており，乳児では正常である。嘔吐は，胃内容物をより完全に空にする場合をいう。嘔吐は，小児では最も頻度が高い症状の1つであり，胃腸炎に伴って起こることが多い。また腎盂腎炎などのより重篤な感染症に伴う場合や，髄膜炎や肥厚性幽門狭窄症のような生命に関わる疾患の一症状のこともある。新生児の胆汁性嘔吐は，胃腸の先天的な閉塞（例えば十二指腸または回腸の閉鎖や腸回転異常の軸捻転など）を示唆する。これらの疾患では，上部消化管造影検査による緊急精査が必要である。

胃食道逆流

胃食道逆流は，乳児や脳性麻痺または Down 症候群の児に多い徴候である。特に早産児に多い。正常では，胃内容物が食道へ逆流することを防ぐ胃食道移行部の括約筋が弱いために生じる。胃食道逆流は軽度の溢乳や食後の嘔吐などを伴うことがあり，臥位で症状は増悪する。重度の食道炎や無呼吸発作，誤嚥や成長障害（failure to thrive）を認める場合には，胃食道逆流症と呼ばれる。胃液の重篤な逆流のために異常な姿勢をとることがある。これは Sandifer 症候群として知られているが，けいれんと間違えられることがある。

胃食道逆流は通常，典型的な病歴により臨床的に診断される。単純な逆流では，乳児は上体を起こした姿勢で哺乳させたり，増粘剤（イナゴマメ粉や米粉）を用いて食事の粘度を増したりすることで管理することができる。胃液に接触すると粘度が増す粉ミルクも市販されており，非常に有効である。母乳栄養児の場合には，哺乳前に Gaviscon[*1] を摂取すると有効である。哺乳後に乳児の体位を十分に変えることが重要である。ほとんどの胃食道逆流は，乳児の座位の保持や，離乳食の固形化が進むにつれ軽快していく。

精査は，逆流が重度の場合にのみ施行すべきである。検査はpH プローブを用いた食道の 24 時間 pH モニター検査を行い，時にバリウム検査も含まれる。食道内の酸の存在は通常，胃酸の逆流を表し，24 時間のなかで何％の時間に逆流が認められるかを測定できる。内視鏡は，食道炎の有無を確認する目的で使用する。胃食道逆流症には，胃内容物を空にしやすく，胃腸の動きを改善する薬剤を投与する。頻回に誤嚥を起こす少数の患児には，外科的に噴門部縫縮術を施行する場合もある。

肥厚性幽門狭窄症

幽門部の筋肉が肥厚することによって引き起こされ，通常生後 2〜8 週に発症する。初産の男児で最も頻度が高いといわれている。頻度は 300〜500 人に 1 人の割合で起こり，乳児における外科手術の適応で最も頻度が高い。特徴的な噴水様嘔吐が哺乳直後に起こり，次第に増悪する。吐物は胆汁性ではなく，便秘を伴うことがある。患児は通常，食欲旺盛であるが，体重減少と脱水を認め，空腹のために易刺激性である。試験哺乳の後に，身体の左側から左手を用いて触診を行うことにより，心窩部の右側に硬い可動性の腫瘤を触知する。著しい胃の蠕動運動が腹壁から見えることがある。超音波検査では，肥厚し伸展した幽門部の筋肉がみられる。血液検査の典型的な所見として，Cl^-，K^+，Na^+ の血中濃度の低下，および遷延する胃酸の嘔吐による代謝性アルカローシスを認める。患児は，根治手術

を施行する前に，脱水と電解質異常を注意深く補正しておかなければならない。脱水に対する補液は，少なくとも 24 時間かけて行う。手術は，幽門部の粘膜は切らずに筋層のみを切開する方法（Ramstedt 手術）を施行する。腹腔鏡による幽門筋切除術も行われることがある。経口摂取は通常，術後早期に開始することができる。

急性胃腸炎による嘔吐

胃腸炎（33 章参照）は小児期における嘔吐の原因として最も頻度が高く，通常は下痢を伴う消化器疾患である。ウイルス性胃腸炎は，時に下痢症状を伴わない嘔吐の原因となることがある。これは，ノロウイルス（norovirus）感染症に典型的であり，発熱，筋肉痛，激しい腹痛，嘔吐が 24〜48 時間持続する。急性の食中毒や食物アレルギーも突発的な嘔吐の原因となる。

腸管の閉塞

生後数日以内に発症する胆汁性嘔吐は，緊急に精査すべきである。原因が十二指腸または回腸の閉鎖，または小腸回転異常である可能性がある。十二指腸閉鎖は，Down 症候群で頻度が高い。胆汁性嘔吐をきたすすべての乳児に対して，経鼻胃管を挿入し，胃内容物を吸引して，上部消化管造影検査を施行するまでは絶食とする。先天性の腸回転異常では，小腸が腸間膜の上で異常に回転しており，Doppler 超音波検査で腸間膜の血管の位置異常を認める。閉塞の原因が確定できたなら，脱水を補正したうえで根治手術を施行する。Hirschsprung 病（無神経節腸管）や胎便性イレウス（嚢胞性線維症にみられる）による腸管の閉塞では嘔吐より前に腹部膨満が起こる。乳児期後期では腸重積を疑う必要がある（31 章参照）。小児では以前に施行された開腹術（例：虫垂切除術）の癒着に伴う二次的な腸管閉塞も考慮する。

嘔吐が初期症状の敗血症

乳児期早期では，敗血症の徴候は非特異的である。全身状態が不良で嘔吐をしている乳児を診た場合には，尿路感染症や髄膜炎の初期などを常に考慮すべきである。

頭蓋内圧の亢進

年長児に数日以上，継続する嘔吐が認められた場合には，うっ血乳頭の検査も含め，詳細な神経学的検査を行い，頭蓋内圧亢進（例：脳腫瘍など）を除外すべきである。早朝の嘔吐は典型的な頭蓋内圧亢進の症状とされている。

キーポイント

- 嘔吐は，感染症または胃腸炎で生じることが多い
- 肥厚性幽門狭窄症は生後 2〜8 週ごろまでに発症し，噴水様嘔吐である
- 胃食道逆流は頻度が高く，単にミルクの粘度を増すだけで軽快することが多い
- 乳児の胆汁性嘔吐は，常に精査を必要とする重大な症状である

＊1 訳注：炭酸カルシウムと炭酸マグネシウムを主成分とする制酸薬。

33 急性下痢と脱水

脱水の原因

水分摂取不足

摂取不能
- ヘルペス口内炎
- 急性扁桃炎

飲料水不足

水分喪失過剰

発汗過剰
- 高熱
- 猛暑
- 囊胞性線維症

嘔吐
- 肥厚性幽門狭窄症
- ウイルス感染症
- 胃腸炎

急性下痢
- ウイルス性胃腸炎
- 細菌性胃腸炎
  - 赤痢菌 (Shigella)
  - 大腸菌 (Escherichia coli)
  - サルモネラ (Salmonella)
  - カンピロバクター (Campylobacter)
- 抗菌薬誘発
- 食中毒(毒素)
- その他の急性感染症

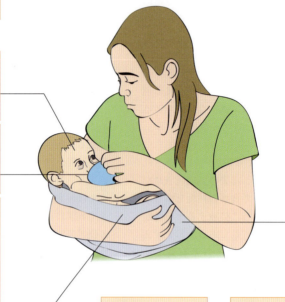

重度脱水の徴候
- 大泉門陥没
- 眼のくぼみ
- 口唇や口腔内の乾燥
- 重度の口渇感
- 頻脈
- 毛細血管再充満時間の遅延
- 皮膚緊張(ツルゴール)の低下
- 尿量減少
- 体重減少

水分喪失
- 熱傷
- 手術後

多尿
- 糖尿病(特に糖尿病性ケトアシドーシス)
- 尿崩症

診察時に必要なこと

病歴
- 下痢および/または嘔吐はあるか?
- 嘔吐は噴水様か(肥厚性幽門狭窄症)?
- 下痢の量はどのくらいか?
- 尿量は減っているか? 最後の排尿はいつか?
- 嘔吐の頻度と期間はどのくらいか?
- 囊胞性線維症や糖尿病の可能性はあるか?

精査とその意義
(精査は,中等度から重度の下痢または全身状態不良のときにのみ必要である)

BUN[*1]と電解質	電解質異常と腎機能の把握
血液ガス分析	代謝性アシドーシスまたはアルカローシス
尿検査	尿浸透圧と尿比重
血糖値	糖尿病性ケトアシドーシスの除外
便培養	胃腸炎と食中毒

診察
- 体重を測定し,以前の体重と比較して脱水を評価する
- 乳児に食事をとらせる間に,幽門部腫瘤を触診(肥厚性幽門狭窄症)
- 脱水の程度(軽度,中等度,重度)を以下のように評価する

	軽度	中等度	重度
口および口唇	乾燥	乾燥	乾燥
尿量	正常	減少	12時間無尿
意識レベル	正常	傾眠傾向	易刺激性または昏睡
脈拍	正常	頻脈	頻脈
血圧	正常	正常	低下
毛細血管再充満時間	正常	遅延	著しい遅延
大泉門	正常	陥没	著しい陥没
皮膚と眼の緊張(ツルゴール)	正常	減弱	著しい減弱
脱水(%)	<5	5〜10	>10(ショック)

治療
- 可能であれば,経口による水分摂取を行う
- ショックの治療では,急速輸液を施行する
- 24時間以上かけて,ゆっくり脱水を補正する
- 電解質異常の補正を行う

[*1] 訳注:腎機能の推定には,BUNよりも血清クレアチニンを評価するほうが正確である。

脱水

　身体内の水分は，乳児では体重の80%にもなる。水分の5%以上を喪失すれば，重度の脱水である。水分は，細胞内および細胞外から失われる。細胞外領域で血管内から大量の水分が失われると，ショック状態になる。正常の身体内水分は，摂取（飲水）と排泄（尿，便，汗，呼気などの不感蒸泄）のバランスで保たれている。摂取量が排泄量よりも少なければ脱水となる。小児の脱水の原因で最も頻度が高いのは，胃腸炎による下痢と嘔吐である。

急性下痢

　急性下痢は，小児ではよくみられ，必ずしも感染性胃腸炎によるものではないが，通常は感染症が原因となる。発展途上国では，残念ながら現在でも胃腸炎による重度の脱水が小児の主な死亡原因となっている。胃腸炎は，通常はウイルス性であり，特に冬季に流行するロタウイルス（rotavirus）が多い[*1]。下痢は，微熱や嘔吐，食欲不振の1～2日後に起こる。急性の腹痛や倦怠感を生じることもある。下痢は1週間以内に回復し，治療は，十分な水分の補給である。英国ではロタワクチンが利用できる[*2]。細菌性胃腸炎の症状は同様であり，大腸菌（*Escherichia coli*），赤痢菌（*Shigella*），サルモネラ（*Salmonella*），カンピロバクター（*Campylobacter*）などが最も頻度が高い起因菌である。髄膜刺激症状や熱性けいれんは赤痢菌で起こりうるが，血性の下痢は，赤痢菌とカンピロバクターで生じる。

　あらゆるタイプの熱性疾患は，特に乳児の場合には下痢を起こしやすい。そのなかには，ウイルス性上気道感染，胸部感染，中耳炎，尿路感染症などが含まれる。抗菌薬の使用は，腸内の正常細菌叢を壊すために，下痢の原因となる。食事の再摂取によって下痢が再発した場合は，乳糖分解酵素の不足によることが多いので，数週間にわたり乳糖のない食事にする必要があるかもしれない。

　抗菌薬は，合併症のない胃腸炎の場合には投与すべきではない。鎮吐薬および蠕動運動を抑える止痢薬は一般的に推奨されない。敗血症の所見がある場合には，入院のうえ抗菌薬を静注投与すべきである。乳酸菌（*Lactobacillus*）などのプロバイオティクスの使用により，下痢の持続期間が短縮するという報告もある。母乳は可能なかぎり継続する。

脱水の管理

- 下痢の原因を特定し，脱水の程度を評価する
- 下痢の持続期間，嘔吐の有無，最後の排尿の時間などを問診する
- 脱水の程度は，脈拍，血圧，粘膜，尿量，皮膚の緊張（ツルゴール），大泉門の触診などによって判断する（前頁参照）

　身体所見は，軽度の脱水では口腔内乾燥のみである場合もあるが，ショックに進行するような危険なサインとして，以下が挙げられる。

- 眼のくぼみ
- 反応の変化
- 頻脈
- 頻呼吸

- 皮膚の緊張低下（皮膚つまみテスト）

　体重を測定して，現在と最近の体重との較差から，失われた水分を推定する（1 kgを1 Lとする）。重度の脱水であれば，採血を行い，BUN，電解質，重炭酸イオン（HCO_3^-）などをチェックし，下記の表に示すように評価する。

所見	評価
代謝性アシドーシス	下痢によるHCO_3^-の喪失または乳酸アシドーシスを伴うショック
代謝性アルカローシス	肥厚性幽門狭窄症における継続する嘔吐に伴うH^+の喪失
低Na血症	Na^+を多く含んだ下痢による脱水。Na^+<130 mmol/Lとなると，児は傾眠傾向となり皮膚は乾燥し，張りが悪くなる
高Na血症	Na^+よりも水分の喪失が多い脱水や，塩分の過剰摂取，過剰に高濃度のミルクなどで起こる。Na^+>150 mmol/Lとなると，児は強い口渇感があり，皮膚の張りは比較的良好である

喪失水分量と維持水分量の計算
7.5 kgの乳児が10%の脱水である場合：

維持水分量（A）=7.5 kg×100 mL=750 mL
- 体重～10 kg : 100×体重（mL/ 日）
- 体重10～20 kg : 1,000+（体重−10）×50（mL/ 日）
- 体重>20 kg : 1,500+（体重−20）×20（mL/ 日）

喪失水分量（B）=体重（7.5 kg）×脱水量（10%）=750 mL
必要水分量=A+B=1,500 mL，24時間で投与

注：維持水分量には最低限の尿量と不感蒸泄が含まれている。下痢や嘔吐が持続する場合はこれらを増加させる必要がある。

- **軽度の脱水**（<5%）：嘔吐が激しくなければ，家庭で経口摂取を促すことによって治療可能である。グルコースや塩分が適度な濃度で含まれ，水分の吸収を助け，電解質バランスを補正できる溶液を摂取させる。母乳は継続させるが，人工乳の場合には，下痢が改善してから再開する
- **中等度と重度の脱水**：通常は経口補水液を用いた経口または経鼻胃管による補水（初期量は50 mL/kg）は有効かつ安全である。喪失した水分量と必要な維持水分量に現在も失われていく水分量を合計したものを，24時間かけて投与する（上記BOX参照）。嘔吐が継続する場合は，静脈投与による補液が必要となりうる。ショックが存在するときには，20 mL/kgの量の0.9%食塩水を急速静注する。極端に急速な輸液は，危険な水分の分布状態や低Na血症を引き起こす

---

*1 訳注：日本では，秋の終わりから冬にかけてカリシウイルス（ノロウイルス）が流行し，その後にロタウイルスが流行することが多い。カリシウイルス（ノロウイルス）の流行のピークは例年11～12月ごろ，ロタウイルスは2～4月ごろである。

*2 訳注：英国ではロタワクチンは定期接種となっているが，日本では任意接種である。

34 慢性下痢

慢性下痢や反復性下痢の原因

乳幼児期では，排便回数が多くても，正常であることが多い。新生児は，1日1〜7回緩い便をする。生後12か月を過ぎるころには形ができてきて，大人のような匂いと色になってくる。子どもの身体発育が順調で，他に症状や徴候もまったく認めないようであれば，まず原因精査の必要はない。下痢の原因となる疾患は，吸収不全，炎症性腸疾患，感染症に大まかに分類される。

病的でないもの

幼児下痢症
- 元気な幼児
- 不消化便を含む緩い便
- 時に水分過剰摂取が原因
- 消化管の通過時間が短縮

非特異的下痢症
- 緩い水様便
- 元気な子どもで，急性胃腸炎に続発することがある

吸収不全

嚢胞性線維症（30章参照）
- 乳児期に発症
- 呼吸器感染症を伴う成長障害（failure to thrive）
- 脂肪便
- 汗試験で診断

セリアック病
- 易刺激性で成長障害
- 筋萎縮，腹部膨満
- 小麦を含有する離乳食が始まってから発症することが多い
- 脂肪便
- 空腸生検で診断

二次性乳糖不耐症
- 乳幼児
- 急性胃腸炎に続発
- pHが低く，還元物質を含む水様便

感染症

寄生虫：ランブル鞭毛虫（*Giardia lamblia*）
- 体重減少と腹痛
- 水様便
- 保育園で流行

炎症性疾患（まれ）

Crohn病
- 小児期後期から思春期
- 体重減少と腹痛
- 食欲不振と疲労感
- 増悪と寛解

牛乳蛋白不耐症
- 乳児期に発症
- 水様便，時に血便
- 時にじんま疹，吸気性喘鳴（stridor），気管支れん縮，湿疹を伴う

潰瘍性大腸炎
- 小児期後期から思春期
- 血便と腹痛
- 増悪と寛解

その他

便秘に伴う便の漏れ出しによる下痢[*1]
- 下痢というよりも，下着への付着（漏便）
- 便塊を腹部または直腸で触知

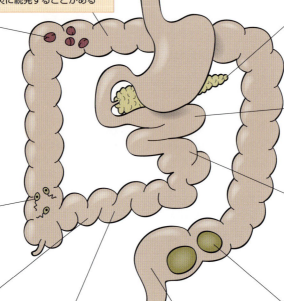

診察時に必要なこと

病歴

- **排便パターン**：便の量，外観，軟度について聴取する。血液や粘液が含まれているか？ 下痢の程度と症状の出現パターンを評価するのに，親子で日記をつけさせるとよい
  注意：便臭や"トイレの流れやすさ"はあまり重要ではない
- **誘因**：乳糖不耐症は急性下痢症に続発して発症する。特定の食品の摂取によって悪化しないか？ 家庭や子どもの集団生活で，他に同じような人はいるか？
- **随伴症状**：体重減少や腹痛には特に注意
- **症状の再検討**：下痢と成長障害を呈するからといって，消化器疾患であるとは限らない

精査

- 子どもの成長が順調で，随伴する症状や徴候がないならば，精査が必要なことはまれである。検査の詳細は次頁に示す

診察

- **成長**：身長，体重，頭囲を測定して，過去の値と比較する。症状が続く場合に備えて体重を記載しておく。成長障害を伴うときは，原因として慢性疾患を疑う
- **全身所見**：子どもは具合が悪そうか？ 下痢を伴う非消化器疾患も鑑別する
- **その他の症候**：脱水の有無や顔色不良，腹部膨隆，腹部の圧痛，ばち指は特に重要
- **直腸診**：通常，行わない

*1 訳注：遺糞症のときなど。

精査とその意義

血液

• 血算	貧血は失血または吸収不全，吸収不良や炎症（Crohn 病など）を示唆 好酸球増多は寄生虫または腸粘膜萎縮を示唆
• 血漿粘稠度／赤沈	炎症性腸疾患で高値
• セリアック抗体試験[*1]	セリアック病では抗組織トランスグルタミナーゼ 2 型（tTGA2）抗体が陽性になる（空腸生検で確定診断となる）

その他

• 尿培養	尿路感染症
• 発汗試験	囊胞性線維症の検査
• 呼気水素試験	炭水化物不耐症で H_2 高値
• 空腸生検	セリアック病における陰窩の過形成を伴う部分的な腸絨毛の萎縮

• 小腸 X 線造影検査	Crohn 病で小腸に特徴的な画像所見
• 内視鏡	炎症性腸疾患で組織学的に特徴的な病変

便

• 便潜血	腸炎（炎症性腸疾患など）で陽性
• 便中虫卵と虫体（3 検体で検査）	寄生虫感染症
• 便還元物質，低い pH	糖類不耐症で陽性（通常，乳糖）
• 便中エラスターゼ	膵機能不全で低値
• 便脂肪染色	脂肪消化／吸収不全で脂肪滴陽性（通常，膵機能障害）
• 便中カルプロテクチン	炎症性腸疾患で高値となる〔Crohn 病や潰瘍性大腸炎では高値となるが，過敏性腸症候群（IBS）では上昇しない〕

幼児下痢症

幼児は非特異的な下痢をすることが多いが，これはおそらく胃大腸反射が強いためであると考えられている。典型的には，大量の水分（特にフルーツジュース）を摂取した時に出る不消化便がそうである。この診断は，子どもが元気に成長している場合に限ってなされるべきである。心配がないことを説明すれば十分である。

乳糖不耐症

乳糖不耐症は胃腸炎後の乳幼児によく認める。ラクターゼを含む腸の粘膜表皮細胞が脱落して，多量の乳糖が腸管内にとどまることで下痢が長引く。先天性の乳糖不耐症はまれである。胃腸炎の後に下痢が数週間続く場合には乳糖不耐症を疑う。通常，乳糖負荷試験や呼気水素試験を行う必要はない。人工栄養児の場合には，大豆乳や無乳糖ミルクへの変更を試みる。ひとたび症状が消失したら，普通乳に戻すべきである。母乳栄養児はそのまま母乳を継続する。

セリアック病

セリアック病は，小麦やライ麦，大麦に含まれているグルテンに対する不耐症が原因である。小児では通常 2 歳までに成長障害や易刺激性，食欲不振，嘔吐，下痢で発症する。徴候には，腹部膨満，殿部の萎縮，易刺激性，顔色不良があり，便は青白くて悪臭を放つ。

精査の所見では，鉄欠乏性貧血と脂肪便（便中に脂肪滴を伴う）を認める。血中のセリアック抗体〔抗組織トランスグルタミナーゼ 2 型（tTGA2）IgA 抗体や抗筋内膜抗体〕が陽性でも，確定診断は，内視鏡的空腸生検で陰窩の過形成を伴う絨毛の萎縮を確認することでなされる。治療は，小麦やライ麦などを完全に除去した無グルテン食である。治療開始後，すぐに機嫌がよくなり，下痢は止まり成長が改善する。厳密な食事療法はずっと続けなければならない。2 年後（絨毛が完全に再生したころ）に再度グルテンを負荷し，小腸生検を行うことが推奨されている。セリアック病は一般的な疾患で，成人の 100 人に 1 人の割合である[*2]。糖尿病や Down 症候群との関連もみられる。

炎症性腸疾患

炎症性腸疾患（IBD）は，年長児から思春期にかけての小児で慢性下痢の原因となる。Crohn 病と潰瘍性大腸炎はいずれも，予期せぬ寛解と増悪が特徴的である。

- **Crohn 病**：反復性腹痛や食欲不振，成長障害，発熱，下痢，貧血，口周囲・肛門周囲の潰瘍と，関節炎を呈する。診断は内視鏡下生検により行われる。成分栄養による栄養療法や免疫調整薬，副腎皮質ステロイドや抗 TNFα 受容体拮抗薬により寛解導入する。限局した病変については，外科的切除の適応も考慮する

- **潰瘍性大腸炎**：潰瘍性大腸炎では，腹痛と血便を呈し，体重減少，関節炎，肝障害を合併することがある。治療は，メサラジンの経口または坐剤もしくは副腎皮質ステロイドの注腸によって行う。重症例では，免疫抑制薬やインフリキシマブ，さらには結腸切除が必要なこともある

寄生虫

ランブル鞭毛虫は保育園における下痢の集団発生や海外渡航後に発症する下痢の原因となる。感染した子どもは，無症候性のこともあれば，下痢や体重減少，腹痛を訴えることもある。診断は便の鏡検で行う。囊子の排出にはばらつきがあるので，便検査は 3 回行う必要がある。血液像では，好酸球増多を認める。メトロニダゾールの経口投与で治療する。

牛乳蛋白不耐症

牛乳蛋白アレルギーはまれであり，しばしば過剰診断されている[*3]。血清の下痢便やじんま疹，吸気性喘鳴（stridor）を伴うことがあり，非常にまれではあるがアナフィラキシーも起こしうる。母乳栄養で育った児での発症は少ない。診断は臨床的に行う。牛乳をやめれば，症状は 1 週間以内に沈静化する。症状が落ち着いてから，再び牛乳を与えてみて，症状の再発をみる（当初の症状が重篤の場合には病院で行う）。治療として，牛乳に対する特異的 IgE や皮膚プリックテストが必要となることは多くない。ミルクは加水分解乳を用いる。多くの例で不耐症は 1〜2 年で軽快する。

---

* 1 訳注：日本では抗体検査は保険適応外となる。
* 2 訳注：欧米では頻度の高い疾患である。日本における頻度は不明であるがまれとされている。
* 3 訳注：日本では，セリアック病はまれだが，牛乳蛋白アレルギーはまれではない。

35 反復性腹痛

反復性腹痛の原因

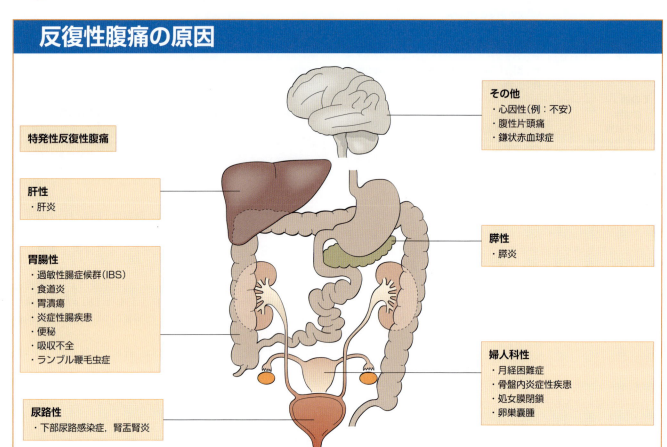

特発性反復性腹痛

肝性
- 肝炎

胃腸性
- 過敏性腸症候群(IBS)
- 食道炎
- 胃潰瘍
- 炎症性腸疾患
- 便秘
- 吸収不全
- ランブル鞭毛虫症

尿路性
- 下部尿路感染症，腎盂腎炎

その他
- 心因性（例：不安）
- 腹性片頭痛
- 鎌状赤血球症

膵性
- 膵炎

婦人科性
- 月経困難症
- 骨盤内炎症性疾患
- 処女膜閉鎖
- 卵巣嚢腫

診察時に必要なこと

病歴

- 最も痛みが強い部位は？（非器質的な腹痛は，古典的には臍周囲である）
- 1日のうち，どの時間帯に痛みが起こるか？（記録をつけてもらえば有用である）
- 日常生活に支障があるか？（学校やスポーツ，旅行など）
- 食欲不振，体重減少，発熱などの全身症状があるか？
- 消化器症状，尿の異常，婦人科的問題があるか？
- 心理的な問題，不安，家族の問題があるか？

診察

- **成長**：体重減少，成長障害は，重大な疾患の可能性がある
- **全身の診察**：顔色不良，黄疸とばち指の有無
- **腹部診察**：肝腫，脾腫，腎腫大，膀胱拡張の有無
- **直腸診**：小児にはルーチンには行わない

精査とその意義

診察で，器質的疾患が疑われる場合のみ，精査が適応になる。

血算	貧血，好酸球増多，感染症（白血球増多）
CRP	*H. pylori* の便中抗原検査を加える（胃炎）
肝機能検査	肝機能障害
BUN と電解質	腎不全
アミラーゼ	膵炎
尿検査と尿培養	尿路感染症
便中寄生虫卵と虫体（3検体で検査）	消化管の寄生虫（例：ランブル鞭毛虫症）
便潜血	消化管出血（例：炎症性腸疾患，消化性潰瘍）
腹部骨盤部超音波検査	あらゆる部位の尿路の閉塞，臓器腫大，膿瘍，妊娠，卵巣嚢腫と頸捻転
腹部単純X線検査	便秘，X線不透過性の尿路結石，鉛中毒
バリウム経口	食道炎，胃食道逆流，消化性潰瘍，Crohn病，腸の先天奇形
バリウム注腸	潰瘍性大腸炎
内視鏡	食道炎，胃食道逆流，消化性潰瘍，炎症性疾患

学童の 10〜15% 程度が，いずれかの年齢で反復性腹痛を経験するが，器質的疾患によるものは 1 割にすぎない。炎症性腸疾患や慢性尿路感染症，寄生虫などの例外はあるものの，腹痛単独で器質的疾患が発見されることはまれなので，臨床的に見極めることが非常に重要である。

特発性再発性腹痛[*1]

再発性腹痛を訴える小児の大部分には，特に器質的原因はない。そのため，"反復性腹痛"という用語を，器質的原因ではなく機能性の腹痛という意味の診断名として使うことが多い。腹痛自体は，子どもにとってとても痛くてつらそうである。腹痛は周期的に起こり，腹痛がないときは元気にしているのが特徴である。腹痛をきたす子どもは，神経質で心配性で成績が良いといわれることが多いが，必ずしも当てはまるわけではない。対策として，心配ないことを納得してもらい，普段どおりの生活を最大限維持し，学校の欠席を最小限にすることを目指す（下記 BOX 参照）。腹痛はたいてい，時とともに解決する。

反復性腹痛を訴える児の管理
（これらの方法は，非器質的頭痛や下肢の成長痛にも役立つ）
- 重大な病気ではなさそうであることを告げて，両親と本人を安心させる
- 本当に痛くてつらいが，原因ははっきりしないことを説明する
- 両親に詐病だと誤解させてはならない
- 再評価が必要となるような，注意すべき症候を両親に伝える
- 次回受診の予定を立てて症状の推移を確認する。家族に痛みやそのときの状況について日記をつけさせるとよい
- 再診した際には，本人と両親がともにストレスや心配事を述べることができるよう十分に時間を割く
- 学校を欠席せず行事に参加できるよう励ますことで，普段どおりの生活ができるように援助する
- 引き続き登校できるよう，学校と連携する

その他の原因

心因性腹痛

子どもの腹痛は，真に心身症的で家庭や学校でのストレスと関連していることがある。原因となるストレスを解き明かす必要があることはいうまでもない。多くの場合，単に，子どものストレスと腹痛との関連を示して，この"はらいた"はストレス時の成人の頭痛と同じようなものであることを説明することで，十分に本人と家族を安心させることができる。学校の欠席を最小限にとどめることが重要である。

過敏性腸症候群(IBS)

これは反復性腹痛とそれに関連する腹部膨満や便通異常などの軽微な消化器症状を呈する機能性腸疾患である。時折，下痢と便秘を交互に繰り返す。通常，精神的ストレスについてははっきりしない。"反復性腹痛"と重複することもある。不快感は，腸の自律神経の機能異常によるものとされている。便性は硬便から下痢までさまざまである。放屁(おなら)もまた特徴の 1 つであり，乳児期に疝痛の既往があることが多い。過敏性腸症候群(IBS)は症状に基づいた診断であり(症状は 6 か月以上継続している必要がある)，器質的疾患を除外する必要があ

る。通常は若年成人にみられるが，小児や 10 代でも起こる。急性の症状は時間とともに軽快するが，再燃も多い。症状に変化がみられる場合(例：体重減少，出血，貧血)は精査と診断の再評価が必要である。消化管のれん縮には平滑筋弛緩薬(例：mebeverine)[*2]が有効である場合がある。

胃炎と消化性潰瘍

胃炎と消化性潰瘍は，最近では，子どもの腹痛の重要な原因と考えられている。心窩部痛や食事による軽快といった成人の消化性潰瘍の症状と類似し，時に家族歴を認める。疑われた場合，制酸薬(例：ラニチジンやオメプラゾール)が経験的に用いられている場合がある。しかし，症状が続くならば，ヘリコバクター・ピロリ(Helicobacter pylori)の検索が適応になる。これには，便中ヘリコバクター抗原，尿素呼気試験，内視鏡がある。治療は，3 剤併用療法(オメプラゾール，アモキシシリン，メトロニダゾール)を行う。

寄生虫感染症

英国で消化器の寄生虫で最も多いのは，ランブル鞭毛虫(Giardia lamblia)である[*3]。反復性腹痛を訴える小児ではすべて，便〔3 検体(別々の日の 3 回分が必要)〕の虫卵検査を行ってみる価値がある。蟯虫では腹痛は起こらず，便の検査で診断できない。

反復性腹痛のその他の原因

- 便秘(36 章参照)
- 炎症性腸疾患(34 章参照)
- 尿路感染症(37 章参照)
- 鎌状赤血球症：腹痛は，鎌状赤血球症クリーゼの症状の 1 つである(50 章参照)

キーポイント
非器質的な腹痛の特徴
- 腹痛のないときは元気な間欠性腹痛
- 臍周囲
- 授業時間に関係しているかもしれない

器質的な腹痛は以下のような場合に考える
- 夜に起こる腹痛
- 体重減少，食欲低下，元気がない，反復する発熱
- 器質的な症状(例：排便習慣の変化，多尿，月経異常，嘔吐，潜血や出血)
- ぐったりしている，成長障害または関節腫脹

---

* 1 訳注：日本の育児書や教科書には，よく"反復性臍疝痛"と記載されている。
* 2 訳注：日本では mebeverine は未認可である。日本では過敏性腸症候群に対する治療薬として 5-HT$_3$ 拮抗薬(ラモセトロン)，粘膜上皮機能変容薬(ルビプロストン)が用いられている。
* 3 訳注：日本では蟯虫が多い。

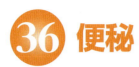 便秘

便秘の原因

急性の原因

脱水
- 発熱時または暑い日に起こる
- 下剤が必要なこともある
- 慢性便秘になっていくこともある

腸閉塞
- まれ。通常は先天性腸奇形や以前の外科手術の癒着による
- 通常，急性腹症として発症するが，嘔吐と腹痛を伴う便秘として発症することもある

小児の便秘のサイン
- 便の頻度が少ない（1週間に3回未満）
- 排便時の痛みと力み
- 腹痛
- 小さくて硬い便
- トイレに行きたがらない
- 便意がない
- 排便がなかなか終わらない
- お尻の痛み
- 尿漏れ
- 便臭
- 下着に液状の便が付着している

慢性の原因

機能性便秘
- よくある。特に障害児に多い
- 排便時痛を我慢して発症することが多い
- 巨大結腸症をもたらす
- 治療は，下剤，排便習慣の確立，食事療法である
- 繰り返すことが多い

Hirschsprung 病
- 新生児から乳児期にかけての発症
- 特徴は，成長障害（failure to thrive）と腹部膨満
- 直腸生検で診断

二次性便秘
- 甲状腺機能低下症
- セリアック病
- 嚢胞性線維症

行動によるもの
- 幼児や年少児における排便の我慢
- 便がどんどん大きくなり，痛みが強くなることでさらに排便を我慢する悪循環が進行する

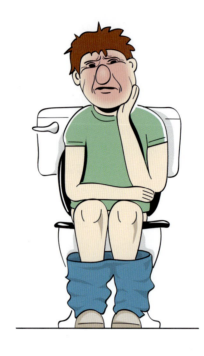

診察時に必要なこと

病歴
- 間隔が空いても，普通便であれば便秘とは呼ばない（ただし，長期に続いた便秘では，痛みを伴わないことがある）
- 硬便，排便痛，締めつけられるような腹痛，便の表面やトイレットペーパーに付着した血液などについて尋ねる。裂肛の既往
- 乳児期までの発症では，Hirschsprung病の可能性がある。機能性便秘は，もう少し大きくなってから発症する
- 誤った排便訓練や，暑い天気・発熱性疾患・嘔吐による脱水が増悪因子である
- 食事指導の方針を立てるため，食事内容についても尋ねる
- 虐待にみられる特徴でもある

検査
- **成長**：Hirschsprung病は，成長障害を伴うので成長曲線を検討すること
- **腹部触診**：左下腹部に硬便を触知することが多い
- **直腸診**：通常，直腸診の適応はないが，行った場合は，硬便を触知し，肛門に裂肛があることもある

精査
- 腹部単純X線検査は通常，適応がないが，施行した場合，大量の便塊を大腸内に認める
- Hirschsprung病は，直腸生検で診断される。便秘が乳児期に発症したときや成長障害を伴うときに疑う
- 成長不良がみられる場合はセリアック病や甲状腺機能低下症のチェックをする

Bristol 便性状スケール

| 硬くてコロコロした塊状の木の実のような便（通りにくい） | 塊状の便が集まったソーセージ状の便 | 表面にひび割れのあるソーセージ状の便 | 表面がなめらかで柔らかいソーセージ状あるいは蛇のような便 | 境界がはっきりとした柔らかい小塊状の便（容易に通過する） | 境界がほぐれてふわっとした小片状の便，泥状便 | 水様で固形物を含まない液状の便 |

正常小児における便通の頻度は、1日2回以上から数日に1回である。母乳栄養児では、排便回数が少ないことや哺乳のたびに排便することはよくある。

便秘

便秘とは、排便の回数が少なく、硬く粒状の便であり、排便時に強いいきみや痛みを伴う状態をいう。Bristol便性状スケールは子どもたちが便の性状を表現する際に有用である。排便回数が少なくても、症状を伴わなければ便秘とはいえない。慢性の便秘はトイレトレーニングをする2～4歳で最も多い。4～7歳の約1/3は常に便秘の状態である。病気や数日間飲食が十分でなかった後に便秘が突然起こることもあり、潜在的に進行していることもある。

- **宿便**とは数日から数週間十分な排便がみられないときに認める直腸に詰まる大きな便塊である
- **漏便**(下着への付着)は、宿便のまわりから水様の便汁が漏れ出ることによる下着の汚れである。これは、下痢と間違えられることがある。この用語は、排便習慣の確立が遅れているときにも使われる
- **遺糞症**とは、十分に排便のコントロールができるはずの子が、不適切な場所(下着も含む)で有形便を意識的に排泄することをいう。重大な行動上の問題を意味する

特発性便秘

便秘は、しばしば肛門の亀裂を伴うような硬便を排出するときに痛みを生じることが原因となる。それ以降、児は痛みを避けるため排便を控えるようになる。そのため水分が腸管から再吸収され、便はさらに硬くなり、痛みもさらに強くなる。この悪循環がいつまでも続くと、直腸が伸展し結腸の拡大(巨大結腸)が起こる。

便秘を予防するためには良好な排便習慣を身につける必要があり、幼児や年少児にトイレを待たせたり急かしたりしてはいけない。また運動や食生活も重要である(BOX 参照)。

便秘の管理

ステージ1：食事療法
高繊維食
- 過剰な精白パンは避ける
- 全粒粉パンや糠
- 高繊維シリアル

便の軟化
- フルーツ(特に果皮)、野菜
- 豆類やナッツ類
- 1日コップ6～8杯の水やジュース
- 学校に水筒などを持って行く
- どのような飲み物でもよいが、特にオレンジジュースやプルーンジュースなど
- 乳児にはミルクの間に白湯やオレンジジュースを試してみる

ステージ2：宿便の解除
下剤
- ポリエチレングリコール製剤(例：Movicol[*1])のような等張性物質は便に水分を運び、便の軟化剤や潤滑剤として機能する。便が液状になるまで容量を増やし、それから減量する
- 刺激性下剤(ピコスルファートナトリウム、ビサコジル、センナ、docusate sodiumなど)はポリエチレングリコール製剤で効果がな

いときに使用する
- 浸透圧性下剤(例：ラクツロース)は腸管に水分を引き込む作用があり、ポリエチレングリコール製剤が使用できない場合に用いる
- 膨張性製剤(例：Fybogel[*2])は水分を吸収し便を柔らかくする。
- グリセリン座薬は乳児に有用である
- 重度の便秘症で内服での治療に対して効果が得られない場合に浣腸が用いられる
- 全身麻酔下での摘便は特殊なケースで時折必要になるが、通常は重度の学習障害など他の問題がある児に対して行われる

ステージ3：維持
- 便は食事療法もしくは下剤(ポリエチレングリコール製剤±刺激性下剤)で軟らかくした状態を3～6か月継続する
- 1日1～2回の決まった時間に、5～10分間便座に座るようにさせる。食後であれば胃腸反射が機能する

ステージ4：監視
- 硬便が再発したら、ただちに治療を開始または強化する

便秘の管理は、宿便のチェック、腸を空にすること、維持療法、適切な食事をすることである(BOX 参照)。便秘は再発することが多いが、この積極的治療で解決可能である。

Hirschsprung病

Hirschsprung病(先天性腸管無神経節症)は腸壁神経叢の神経節細胞の欠損によって発症する。通常、胎便の通過遅延(生後48時間以上)と腹部膨隆で新生児期に発症するが、病変部位が短い場合は、のちに便秘と成長障害で発症することもある。女児よりも男児のほうが多い。さまざまな遺伝子が同定されており、Down症候群との関連も認められている。診断は注腸造影と直腸生検により行われる。管理は、異常な腸管の外科的切除を行うことである。

便秘のリスク因子

食事	十分な飲水摂取や高食物繊維の食事がとれていない場合
排便の我慢	トイレを使いたくない(例：学校や公衆トイレ)場合や自分のやっていることを中断したくない場合
ルーチンの変化	休日の外出や引っ越し、転校、粉ミルクの変更でさえも排便習慣を乱す
運動不足	運動は便秘の改善に役立つ。運動不足は便秘を増悪させる
遺伝的背景	時折、便秘の家族歴が存在する。便秘はさまざまな症候群や学習障害と関連する
内服薬	コデイン、鎮咳薬、抗けいれん薬の一部、抗不整脈薬は便秘を引き起こす

＊1 訳注：Movicolは日本では未認可である。現時点(2018年7月)において国内でポリエチレングリコール製剤は大腸内視鏡検査や手術の前処置に対する適応のみである。

＊2 訳注：Fybogelは日本では使用されていない。膨張性下剤として日本ではカルメロースナトリウムが用いられている。

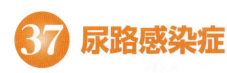

37 尿路感染症

尿路感染症

尿路感染症（UTI）は，女児の10％，男児の3％に起こる頻度の高い疾患であり，90％が大腸菌（*Escherichia coli*）による感染症である。先天性の腎奇形や膀胱尿管逆流など，放置すると腎不全になりうる病態が潜む場合もあるため，本症の診断を確定させることは重要である。

UTIの原因となる基礎疾患

閉塞性尿路疾患
- 腎盂尿管移行部狭窄
- 尿路結石
- 後部尿道弁（男児で排尿の勢いが乏しい）
- 重複尿管に伴う閉塞性尿路疾患
- 馬蹄腎（Turner症候群に伴う）

膀胱尿管逆流
- 膀胱から尿管，腎盂，腎杯への尿の逆流。水腎症を起こすこともある

特発性
- 多くのUTIは原因不明である

不衛生
- 漏れたおむつを替えないでいること
- 女児で，"後ろから前への"清拭

便秘
- 残尿をきたす

神経因性膀胱
- 膀胱を支配する神経の障害によって排尿異常と感染を起こすことがある

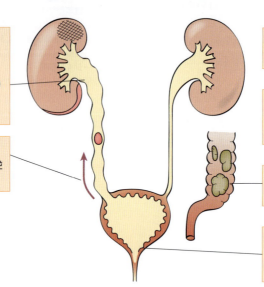

診察時に必要なこと

病歴
- 出生前の超音波検査で異常所見はないか？（尿路系の構造異常を診断できることがある）
- 乳児期のUTIでは発熱，嘔吐，易刺激性，敗血症性ショック，哺乳不良，成長障害，黄疸を認めることがある
- 幼児期の男の子で尿勢が弱い場合，後部尿道弁を認める場合がある
- 年長児のUTIで発熱や腰痛，排尿障害，夜尿症，血尿，異臭を伴う尿を認めることがある
- UTIのリスク因子：便秘の有無，脱水の有無，脊椎疾患の有無について尋ねる
- 膀胱尿管逆流や他の腎疾患の家族歴がないか尋ねる

診察
- 一般的な病気のサインがないかを確認する：発熱の有無，灌流障害の有無，心拍数異常の有無，黄疸の有無
- 腹部の圧痛はないか，腎臓，膀胱を触診する
- 身長・体重や血圧をチェックする
- 脊椎疾患や末梢神経障害がないかを確認する
- 外性器をみる

治療
- 3か月以下の幼児の場合は入院のうえ，セフォタキシムやゲンタマイシンといった抗菌薬の経静脈投与を開始する
- 腎盂腎炎の徴候がある小児は入院のうえ，2～4日間抗菌薬を経静脈投与する。その後，経口の抗菌薬に切り替えて計10日間抗菌薬を投与する
- 腎盂腎炎の徴候がない小児は外来管理とし，3日間の抗菌薬の投与を行う（トリメトプリム，nitrofurantoin，セファロスポリン系抗菌薬）
- 反復するUTIや，膀胱尿管逆流が疑われる乳児や小児に対しては，経口の抗菌薬を予防内服させることを考慮する
- 長期管理として衛生状態を改善させ，多量の水分摂取を維持し，排尿を我慢させないよう適切にトイレに行くことを指導する

精査
- 尿検査はUTIの確定診断にきわめて重要であるが，尿検体は容易に外性器周囲の皮膚の常在菌によるコンタミネーションが起きてしまう
- 可能であればクリーンキャッチ[*1]で採尿する
- クリーンキャッチできないときは採尿バッグやパッドを用いる[*2]。
- 採尿から4時間以内に検査室に届けるか，冷蔵庫での保管，あるいはホウ酸を加えた容器で保管する
- UTIは以下の状況のときに考えられる
  - 顕微鏡（強拡で50/視野以上の白血球尿）
    - 培養（＞10^5cfuの細菌があるとき），抗菌薬の感受性を確認する
  - 試験紙法で白血球エラスターゼや亜硝酸塩，潜血を認めたとき
  ＊無菌性の白血球尿は発熱の子どもで認められる場合があることに注意する
- 画像検査

キーポイント
- UTIは，特に女児では頻度の高い疾患である
- 乳児では，発熱が唯一の症状のことがある
- 常に培養で診断を確定する
- UTIの診断を得たら，必ず必要な精査を行う
- 乳児では，閉塞性腎症や逆流性腎症をチェックする

[*1] 訳注：クリーンキャッチとは，自然に排出された尿を，直接きれいな容器にキャッチする方法で，指示に従って排尿が可能な場合に行われる。
[*2] 訳注：採尿バッグによる尿培養は偽陽性率が80～90％と非常に高く，用いるべきではない。排尿が自立していない幼児以下の例ではカテーテルを用いて採尿を行うことが一般的である。

尿路感染症(UTI)の精査

画像検査	
腎エコー(USS)	解剖学的異常〔例えば水腎症,膀胱尿管逆流(VUR),重複腎や馬蹄腎〕を見つけるために行う。腎皮質の障害を検出することがあるかもしれないが,小さな瘢痕を検出することは困難である
DMSA シンチグラフィー	腎尿細管で取り込まれる放射性アイソトープを注射し,ガンマカメラで撮影する。分腎機能や腎瘢痕領域の評価に用いる
DTPA シンチグラフィー,MAG-3 シンチグラフィー(レノグラム)	腎尿細管を通過するアイソトープを注射する。クリアランスや,閉塞に伴う腎盂への尿の停滞をみる
排尿時膀胱尿道造影(MCUG)	カテーテルを膀胱内に挿入して造影剤を注入することで,尿管への逆流がないかどうかを確認する。抗菌薬投与下に行うべきである

尿路感染症(UTI)は,多くの場合,尿管が正常な小児に起こり,後遺症を残さない。患児の 1/3 では,尿路の解剖学的異常に伴う尿流の停滞や膀胱からの逆流(膀胱尿管逆流)が UTI の誘因となっている。反復する UTI は腎瘢痕の原因となり,長期的には高血圧症や腎機能障害の原因となりうる。そして時には末期腎不全に進展してしまうことがある。このことから UTI に罹患した小児の検査が推奨されている。

初期管理

- **3か月以下の小児で敗血症のサインがあるとき**:尿沈査や培養,菌の薬剤感受性(MC & S)を含めた敗血症のフルスクリーニングを行い,経静脈投与の抗菌薬で治療する
- **3か月から3歳で UTI の可能性があるとき**:尿検体を尿沈査,培養,感受性検査に提出し抗菌薬の治療を開始する
- **3歳以降で UTI が疑わしいとき**
- 試験紙法を行う
  - 亜硝酸塩が陽性:UTI が確からしい。尿検体を尿沈査,培養,感受性検査に提出し抗菌薬の治療を開始する
  - 白血球が陽性だが,亜硝酸塩が陰性:UTI は疑わしい。尿検体を尿沈査,培養,感受性検査に提出する
- UTI と診断できるよい所見がない限りは抗菌薬を開始しない
- 白血球,亜硝酸塩ともに陰性:UTI は否定的。培養に検体は送付せず,抗菌薬も開始しない

さらなる検査

解剖学的な問題や腎瘢痕に関する精査については患児の年齢,再発例であるかどうか,あるいはより重症または非典型の感染所見があるかによる。検査の目的は膀胱尿管逆流(VUR)の高リスク例のスクリーニングである。

どの程度の画像検査を行うかは患者の年齢,重症度による。UTI の乳児は VUR の高リスクであり,腎エコーや DMSA シンチグラフィー,排尿時膀胱尿道造影(MCUG)を含むフルスクリーニングを行うべきである。抗菌薬にすぐ反応した中等症

の年長児はさらなる画像検査は必要ないかもしれない。

腎奇形

先天性の腎奇形は好発である(出生 1,000 人あたり 8 人)。長期的に腎機能障害に至るのはこのうちの 5% 未満である。
- **片腎**(片側無形成腎):片側腎の無形成による単腎である
- **異所性腎**:胚形成期の異常による。骨盤腎や馬蹄腎がある
- **多嚢胞性異形成腎**:腎臓は無機能であり,学童期には退縮し,消失する
- **常染色体優性多発性嚢胞腎**(ADPKD):成人,小児で 1,000 人に 1 人の割合で生じる。小さな嚢胞が腎全体に認められる。腎の腫大を伴い,血尿や高血圧症がみられたり,成人では末期腎不全をきたすこともある
- **常染色体劣性多発性嚢胞腎**(ARPKD):まれな疾患である(20,000 人に 1 人)。出生前診断で見つかることが多い。嚢胞化し,腫大した腎から尿が十分に産生されず,羊水過少となるため,肺低形成となる。新生児期を生存できたとしても,早期に末期腎不全となる

尿路奇形

閉塞性腎症は腎盂や膀胱尿管移行部,膀胱の出口のレベルでの閉塞により生じる。閉塞性腎症は UTI の誘因となり,重度の場合は腎機能障害や腎不全を起こしうる。
- **腎盂尿管移行部狭窄**:腎盂が尿管に移行する部位の組織学的な異常や外的な圧迫によって起こる。75% は外科的処置を必要とせず改善する
- **後部尿道弁**:男児の 10,000 人に 1 人に起こる。胎生期の尿道部のひだが残存し,膀胱の肥厚,両側水腎症,腎機能障害をきたす
- **尿道下裂**:尿道口の出口が陰茎の腹側に開いている状態。症状が軽い場合には治療は必要ないが,重症の場合は外科的修復が必要となる。このため,親には割礼を行わないよう伝えておく(再建術の際に包皮組織が利用できるため)
- **包茎**:包皮が翻転できない状態である。幼児では包茎は正常所見であり,閉塞に伴う問題があるときのみ手術の対象となる
- **嵌頓包茎**:包皮が亀頭の後部で絞扼し,疼痛と浮腫を伴う。通常は手術せずに整復可能である

環状切除(割礼)は,嵌頓包茎に伴う問題が改善しないときや文化的または宗教的理由によって行われることが多い。

膀胱尿管逆流(VUR)

膀胱から尿管への尿の逆流は,水腎症の原因となり,UTI,腎盂腎炎,高血圧症,末期腎不全の誘因となる。VUR では,尿管が膀胱壁を通過する距離が短すぎ,かつまっすぐに通過している。そのため,膀胱の収縮期に尿管口が閉じないので,逆流が起こる。VUR の重症度は逆流の程度や尿管や腎盂,腎杯の拡張の程度によって分類する。VUR は保存的に管理しうる(定期的なモニタリングや感染に対する抗菌薬の使用)。約50% の症例では改善するが,ブレイクスルー感染(抗菌薬予防内服中の感染)を起こしたときや腎機能低下時には手術の適応となる。

38 血尿と蛋白尿

血尿と蛋白尿

血尿の原因

溶連菌感染後急性糸球体腎炎（PSAGN）
- 先行する咽頭か皮膚への感染
- 顕微鏡的血尿±肉眼的血尿
- 尿中に赤血球円柱を含めた円柱や蛋白質を認めることがある
- 腎機能低下を認めることがある
- 高血圧症

多発性嚢胞腎
- 腫大した嚢胞腎
- 常染色体劣性：乳児
- 常染色体優性：思春期

腎結石
- 疝痛

腎腫瘍
- 腹部腫瘤
- 腹痛

その他の原因
- 紫斑病性腎炎〔Henoch-Schönlein 紫斑病（IgA血管炎）に伴う糸球体腎炎〕（53章参照）
- 菲薄基底膜病
- 腎結石
- 腫瘍
- 外傷
- Alport 症候群
- IgA 腎症

鎌状赤血球症

腎外傷

尿路感染症（UTI）
- 発熱，嘔吐，排尿困難
- 尿検査（試験紙法）で亜硝酸塩と白血球を検出
- 培養陽性

蛋白尿の原因

ネフローゼ症候群
- 浮腫（眼瞼浮腫，四肢・陰嚢の浮腫）
- 腹水，胸水を伴う低アルブミン血症
- 脂質異常症
- 通常は"微小変化型"糸球体腎炎
- 再発は多い

急性腎不全（急性腎障害）
（血尿と蛋白尿）

起立性蛋白尿
- 運動後や起立後

尿路感染症（UTI）
- 白血球尿と血尿

診察時に必要なこと

病歴

血尿
- 何を意味するのかはっきりさせる：新鮮血なのか？　ピンク色の尿なのか？　尿試験紙検査で陽性ということか？　尿試験紙は，微量の血液に対してもきわめて鋭敏に反応する
- 尿の色は？：茶色は腎由来であることを示唆し，新鮮な赤い血液や凝血塊は膀胱由来であることを示唆する。赤い尿は，ビートの根を食べたときやリファンピシンを服用したときにもみられる
- その他の泌尿器症状はないか？：頻尿や排尿困難は UTI を示唆する
- 強い痛みはあるか？：腎疝痛や腹痛は，腎結石や他の閉塞を示唆する
- 誘因はあったか？：腎臓への外傷について聴取すること。急性糸球体腎炎やネフローゼ症候群に先行して，咽頭炎や皮膚感染症がみられることがある。また，過激な運動は血尿の誘因となる
- 腎疾患や難聴の家族歴はあるか？：Alport 症候群は，常染色体優性の，難聴と腎炎をきたす疾患である

ネフローゼ症候群
- 眼瞼浮腫には，朝気づいたのか？　体重増加はあるか？
- 尿量はどうか？　水分制限を行っていたか？
- 初発か再発か？
- 再発の場合，過去にどのような治療を受けていたか？

精査とその意義

尿検査と尿培養	血液，蛋白，円柱，白血球の有無を調べる。膿尿と細菌尿があれば，UTIである
血算	貧血の有無。溶血性尿毒症症候群（HUS）の除外
ASO価/咽頭培養	溶血性レンサ球菌（溶連菌）感染
BUN と電解質	腎機能の評価
血清補体 C3 値	ある種の糸球体腎炎で低値となる
血清アルブミン値	ネフローゼ症候群で低値となる
尿蛋白/クレアチニン比	ネフローゼ症候群で高値となる
中性脂肪，コレステロール値	ネフローゼ症候群で高値となる
腎エコー，腹部 X 線検査	腎結石が見つかることがある
腎生検	腎機能障害か高血圧症がみられるとき，蛋白尿と血尿が合併するとき

診察
- 血圧測定は必須である。高血圧症は腎疾患の可能性を示す
- 腎腫瘍の検索のため，腹部の触診を行う（腫瘍，多発性嚢胞腎，閉塞性腎症）。腹水のチェックもする
- 脛骨，仙骨の pitting edema をみる
- 胸水の有無についても検索する
- 体重を測定し，以前の結果と比較する
- 紫斑を探す：Henoch-Schönlein 紫斑病（74頁）や HUS など

溶連菌感染後急性糸球体腎炎（PSAGN）

　急性糸球体腎炎は，免疫系を介した糸球体の障害である。小児期に最も頻度が高いのは，A群β溶血性レンサ球菌（溶連菌）の感染症である。典型的には，咽頭の感染から1～2週間後，あるいは皮膚の感染から3～6週間後に，"コーラ色"の血尿がみられる。倦怠感，浮腫，腰腹痛，頭痛があることが多いが，無症状のこともある。尿検査では，赤血球円柱，顆粒球円柱を伴う肉眼的血尿がみられたり，時に蛋白尿がみられたりする。ほとんどの患児では，軽度の乏尿（尿量の減少）がみられる程度である。しかし，まれではあるが，急性腎不全や高血圧症が起こることもある。溶連菌感染を証明するために咽頭培養やASO値が有用である。補体C3値の低下を伴うこともある。

　溶連菌の除菌のために，10日間のペニシリン投与が推奨されているが，それによって本症の経過が改善するというエビデンスはない。水分バランスと腎機能の注意深いモニターを行いながら急性腎不全を管理する。塩分，水分の制限を必要とすることもある。高血圧症もコントロールしなければならない。非常にまれではあるが，急性腎不全に対して透析を必要とすることもある。

ネフローゼ症候群

　ネフローゼ症候群は，蛋白尿，低アルブミン血症，浮腫，脂質異常症を特徴とする。糸球体毛細血管壁の透過性が亢進するため，蛋白が尿中に漏れる。最も頻度が高い原因は，腎生検での組織学的変化がごく軽微な，"微小変化型"である（85％）。このタイプは通常，ステロイド治療に反応する。身体症状としては浮腫が認められ，特に朝方，眼瞼浮腫や下肢の pitting edema として出現する。ウイルス性の上気道感染などが先行することもある。巣状分節性糸球体硬化症（FSGS）は，その次に頻度が高い病型である。

　低アルブミン血症に伴う腹水，胸水などが次第に進行し，浮腫に伴う体重増加を認める。高血圧症はまれであるが，食欲不振，腹痛，下痢，乏尿などがみられることがある。免疫グロブリンの漏出に伴う易感染性や，血栓形成のリスクが高くなる。

　微小変化型ネフローゼ症候群の治療は，水分制限[*1]，減塩食，副腎皮質ステロイド（プレドニゾロン）である。プレドニゾロンを蛋白尿が改善するまで続け，数か月間減量しながら継続する[*2]。患児の両親に対して，ネフローゼ症候群やステロイドの免疫抑制作用のことや，今のところは生ワクチンや水痘ワクチンの接種を避けるべきであることを説明すべきである。

　再発は多く，ステロイドの初期治療に反応した患児の最大75％に起こる。ステロイド抵抗性では，組織型を確認するために腎生検を行う。シクロホスファミドによる治療を必要とする可能性もある[*3]。10年くらい再発が続く例もあるが，長期予後は良好である。その他のタイプのネフローゼ症候群（例：Henoch-Schönlein 紫斑病に続発するもの）は予後不良であり，慢性腎不全に至り，透析や，最終的には移植を要することもある。

その他の腎疾患

急性腎不全

　急性腎不全（急性腎障害）は，急激に出現する無尿，重度の乏尿（<0.5 mL/kg/時）である。原因から，腎前性（灌流の低下），腎性，腎後性（尿路閉塞による）に分類される。腎前性の原因として最も頻度が高いのは，循環血液量減少性ショックである。腎前性腎不全は通常，輸液や強心薬による循環サポートによって管理できる。

　腎性の原因としては，次のようなものがある。
- 急性尿細管壊死（ショックに続発することが多い）
- 溶血性尿毒症症候群（HUS）
- 血管炎
- 糸球体腎炎
- 腎静脈血栓症
- 腎毒性のある薬剤（例：ゲンタマイシン，バンコマイシン）

　腎性腎不全は注意深い入院管理が必要となる。高K血症や高血圧症，溢水は生命を脅かす合併症である。保存的治療が無効で，重症の電解質異常，進行性のアシドーシス，溢水がみられたら，透析が必要である。腹膜透析や血液透析が用いられる。

溶血性尿毒症症候群（HUS）

　HUSは，血小板減少，赤血球破砕による溶血性貧血を伴う症候群であり，腎不全の原因として重要である。血便が先行することが多く，vero毒素産生大腸菌（*Escherichia coli*）O157:H7によることが多い。脳症を起こすこともある。腎不全や脳症，腸炎に対して集中治療が必要となることがある。結果として慢性腎不全に至ることがある。

慢性腎不全

　英国では約1,000人の小児が腎代替療法を受けている。最も頻度が高い原因は，"嚢胞性異形成"腎や重症の閉塞性腎症のような腎臓の先天性の構造異常である。比較的まれな原因としては，糸球体腎炎や自己免疫性の全身疾患に伴う腎症がある。

　無治療の慢性腎不全の患児は進行性の貧血，傾眠傾向，食欲不振，発育不良，腎性骨異栄養症，高血圧のリスクを伴う。高カロリー，低蛋白，低リン食で管理する。成長ホルモンやビタミンDの補充がしばしば必要となり，遺伝子組換えのエリスロポエチン注射によって貧血を治療する。末期腎不全となったときは，透析が必要である。透析は，病院での血液透析か，在宅で行う腹膜透析のいずれかを行う。長期的に最良の治療は，献腎移植または血縁者からの生体腎移植である。

> **キーポイント**
> - 入念な尿検査が重要である
> - 高血圧や蛋白尿，腎機能障害を伴う血尿の場合，重篤な疾患が隠れていることがある
> - ネフローゼ症候群は通常，ステロイド治療に反応するが，再発することがある
> - 腎移植は末期腎不全の治療法の1つである

[*1] 訳注：乏尿性の腎不全や低Na血症を伴わない場合，水分制限は原則的に不要である。

[*2] 訳注：日本のネフローゼ症候群のガイドラインでは国際法（8週間投与）と長期漸減法（3～7か月間投与）のいずれかを初発時の治療として選択することが推奨されている。国際的なシステマティックレビューでは国際法による治療が推奨されている。

[*3] 訳注：日本ならびに国際的なガイドラインではステロイド抵抗性ネフローゼ症候群の第1選択薬はシクロスポリンであり，シクロホスファミドは寛解導入療法としては推奨しないと記載されている。

39 夜尿と昼間遺尿

夜尿と昼間遺尿

夜間睡眠中の尿漏れを夜尿症という。夜尿症は正常小児にもみられ，排尿筋や括約筋の調節機構が未熟であることによる。夜間だけでなく昼間にも尿漏れをする（昼間遺尿）の原因としては，膀胱知覚の低下や過活動性膀胱がある。夜尿のない期間があった後に再び夜尿が出現する場合を二次性夜尿症といい，心理的ストレスが誘因となっていることが多い。

一次性夜尿症
- 6歳児の10％，12歳児の3％に週1回の夜尿を認める
- 男児は女児の2倍の頻度である

原因
- 排尿機構の未熟性（家族性が多い）
- 抗利尿ホルモン（ADH）分泌低下
- 膀胱知覚の低下
- 心理的ストレス
- 尿路感染症（UTI）
- 糖尿病や腎疾患による多尿

二次性夜尿症の原因
- 情緒不安定
- 尿路感染症
- 糖尿病
- 線虫感染

昼間遺尿の原因
- 尿路感染症
- 神経因性膀胱
- 先天異常（例：異所性尿管開口）
- 頑固な便秘
- 心因性（ストレス）
- 性的虐待
- 生理的なもの（尿意切迫）

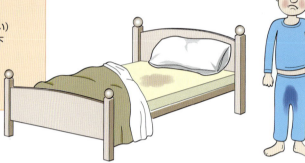

診察時に必要なこと

病歴
- 夜尿のない期間があったか？ あれば，いつごろのことか？ 再度夜尿が始まったときに誘因（例：弟や妹の出生）はあったか？
- 一次性夜尿症の家族歴はあるか？：兄弟姉妹，両親，祖父母の既往を聴取する
- 原因となるストレスはなかったか？ 性的虐待の可能性はないか？
- 尿路感染症を示唆する排尿異常，頻尿，全身症状はないか？
- 糖尿病や他の腎疾患を示唆する急激な多尿，多飲，体重減少の出現はないか？
- 夜尿に対する両親の対応はどうか？ 子どもを叱ったり罰を与えたりしていないか？ 過剰な期待をしていないか？
- 両親の対処法は？：水分の制限，夜中に起こしてトイレに連れて行く，星取り表[*1]の作成など。
- 尿漏れのパターンは？：夜間睡眠時のみ，昼間遺尿，尿意切迫や尿失禁の有無など。神経因性膀胱を示唆する症候はないか？

診察
- 神経学的異常や先天異常はないか？ 下肢腱反射，会陰の知覚を診る
- 仙骨部の脂肪腫や発毛など，潜在性二分脊椎を示唆する所見はないか？
- 便塊を触れるか（便秘）？
- 腎疾患を示唆する所見がないか？
- 高血圧症がないか？

精査とその意義
尿沈渣と尿培養	尿路感染症（UTI）の除外
尿試験紙検査	糖尿の除外
腎エコー	異所性尿管開口が強く疑われる場合（膀胱でなく腟に開口するため，途切れのない尿失禁を認める）

キーポイント
- 遺尿はよくある：5歳児の15％に夜尿がある
- 器質的疾患はまれである
- ほとんどの場合，行動療法で軽快する
- 二次性夜尿症では，心理的ストレスの存在に留意する

夜尿症の管理

昼間尿失禁
- 一定の間隔ごとにトイレで排尿させるようにする
- 便秘や尿路感染症の治療を行う
- 膀胱容量が小さく，尿意切迫のある患児において膀胱容量拡大のためにオキシブチニンの投与を考慮する

夜尿
- 星取り表や成功したらご褒美をもらえるといった行動療法が有用である
- 夜間の水分摂取を控えさせる
- 夜尿アラームは，夜尿に対する自覚が生じる7歳以降で有用である
- デスモプレシンは特に学校の宿泊行事などの際に短期間で使用するとよい
- 夜尿症専門の看護師による家族へのサポートは非常に有用であり，数か月ごとに治療経過の面談を行う

[*1] 訳注：表中の成功した日に星を1つ書き込み，星が集まったらご褒美がもらえるようなしつけ方。8章参照。

40 鼠径部・陰嚢の腫脹

鼠径部・陰嚢の腫脹と非触知精巣

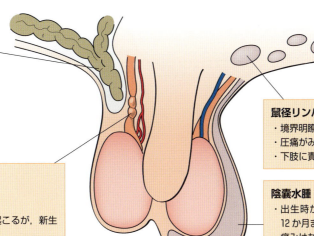

鼠径ヘルニア
- 早産児に多い
- 泣くと膨らむことがよくある
- 鼠径部まで膨らむことがあるが透光性はない
- 精巣が触れ，腫脹部と区別できる
- 腫脹が非常に小さくなることがあれば，ヘルニアと診断可能
- 嵌頓しないかぎり痛まない
- 外科手術が必要

鼠径リンパ節腫脹
- 境界明瞭な硬い結節
- 圧痛がみられることもある
- 下肢に責任感染病巣が見つかることあり

精巣捻転
- 圧痛を伴って陰嚢が腫脹
- 強烈な痛み
- 主として思春期の男児に起こるが，新生児期，乳児期にも起こる
- 精巣機能温存のため緊急外科手術が必要

陰嚢水腫
- 出生時から存在することが多く，生後12か月までに軽快
- 痛みはない
- 鼠径部まで腫脹することはない
- 貯留液を通して精巣を触れることはできない
- 透光性あり

非触知精巣

移動性精巣（偽性停留精巣）
- 注意深く触診すると，位置を下げることができる
- 温かい手で触診し，患児には脚を組ませるかしゃがませる

停留精巣
- 片側性も両側性もありうる
- 早産児に多い
- 出生時は5%が停留し，12か月までに1%となる
- 鼠径ヘルニアに合併することもある
- 不妊症や捻転，がん化を防ぐために，1歳までに固定術を行う
- 両側とも触知しない場合は非常に慎重な評価が必要となる（下記参照）

異所性精巣
- 下降したがその経路が異常
- 浅鼠径窩や会陰部にあることもあり

診察時に必要なこと

病歴

- **腫脹の特徴**：嵌頓ヘルニアと精巣捻転は痛みを伴う[*1]。鼠径ヘルニアでは，間欠的に大きくなることが普通。陰嚢水腫は出生時から存在することが多い。

キーポイント
- 嵌頓ヘルニアと精巣捻転は緊急疾患である
- 陰嚢水腫は出生時から存在し，自然に軽快する
- 停留精巣は1歳までに専門家へ紹介する

診察

腫脹に対して
- **観察**：痛みはあるか（男児）？ 腫脹は鼠径部にも及んでいるか？
- **触診**：鼠径ヘルニアでは，腫脹が鼠径部にまで及び，精巣が別に触れる。水腫では，貯留液を通して，精巣を触れることはできない。精巣捻転では，圧痛が急激に出現
- 外見上女児で，両側の鼠径ヘルニアがある場合は，外陰部の男性化が不十分で精巣が鼠径部に触れている可能性を考慮する
- 両側性に精巣を触知しない場合，まれに外陰部が男性化した女性である可能性がある（例えば先天性副腎過形成やその他の性分化異常症）。緊急で骨盤内の超音波検査を行う必要がある
- 精巣を触知せず，特に小陰茎を伴う場合は重度の下垂体機能低下症のサインであることがある
- 自発的に，または用手操作で腫脹が軽減すれば，鼠径ヘルニアと診断してよい
- **透光試験**：明かりを陰嚢に当てると，水腫は光を通すが，ヘルニアは通さない
- **全身の診察**：リンパ節腫脹が疑われる場合は，下肢の感染部位，他のリンパ節腫脹を探し，肝脾腫をチェックする

[*1] 訳注：腹痛を主訴とする男児では，必ず陰嚢の状態を確認することが大切である。

41 発達遅滞

発達遅滞の原因

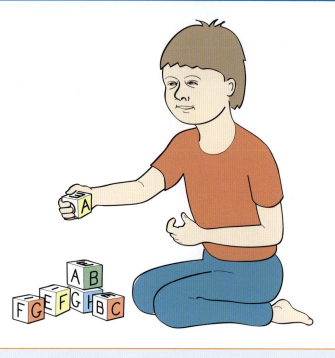

特発性
- 自閉症
- 種々の奇形症候群

染色体異常
- Down症候群
- 脆弱X症候群

周産期障害
- 仮死
- 分娩時外傷

胎生期障害
- 胎児アルコール症候群
- 胎内感染（TORCH症候群）

内分泌または代謝異常
- 先天性甲状腺機能低下症
- フェニルケトン尿症

神経変性疾患
- 白質ジストロフィー

神経皮膚症候群
- Sturge-Weber症候群
- 神経線維腫症
- 結節性硬化症

新生児期以降の障害
- 髄膜炎
- 事故によらないけが
- ネグレクト

中枢神経系の奇形
- 二分脊椎
- 水頭症

診察時に必要なこと

病歴

発達指標
- 4つの発達領域の指標について系統的に質問する（4章参照）
- 遅れの程度やどの領域が障害されているかを認識する
- 最初の2年間は早産児出生を考慮することを忘れずに。その時期を超えると，追いつくことはあまりない
- 獲得した能力の喪失は神経変性を示唆する
- 視覚や聴覚に心配があるかどうかを尋ねる

過去の病歴
- 妊娠中のアルコール摂取，医学的問題，薬剤について尋ねる
- 早産児出生や新生児期の合併症について尋ねる

家族歴
- 知的障害や近親婚の有無について尋ねる

診察

往々にして，児は診察に対して非協力的なことが多く，両親からの情報が特に重要

能力の発達
- 粗大運動，微細運動と適応，言語，社会性の各発達領域を順番に評価する
- 視覚と聴覚の評価を試みる
- 活動性，反応性，周囲への関心，意志，集中などの要素を評価する。これらすべては児の発達の獲得に寄与する

全身の診察
- 奇形徴候は，遺伝子異常，染色体異常，催奇性物質による影響などを示唆する
- 出生時の小頭症は，胎児アルコール症候群や子宮内感染を示唆する
- 発育不良はしばしばみられるが，甲状腺機能低下によるものや，器質的疾患によらない成長障害（failure to thrive）によることもありうる（ネグレクトの徴候を探すこと）
- 神経皮膚症候群を示唆するカフェオレ斑，脱色素斑，ポートワイン母斑などがないかどうかをよく観察する
- 肝脾腫は代謝異常を示唆する

神経学的診察
- 筋緊張，筋力，協調運動，深部腱反射，クローヌス，脳神経，原始反射，眼球の異常がないかどうかを調べる

精査

- 全般性の発達遅滞では，染色体分析，甲状腺機能検査，尿の代謝異常スクリーニング検査を通常行う
- より詳細な代謝異常の精査や脳画像検査の適応がある児もいる
- 言語発達遅滞では，聴力検査は必須である
- 染色体の重複や欠失が原因の重度発達遅滞では，CGHアレイ検査が診断に有用な場合がある

全般性の発達遅滞とは，すべての領域の発達指標（特に，言語，微細運動，社会性など）に遅れがある場合を指し，こうした遅れは，一般に，学習障害（知的障害）が有意に存在することを示しており，特に憂慮すべきである。単一の領域の遅れは，さほど心配しなくてもよい。有意な発達障害を示す危険な徴候を4章に示した。

児の発達面における課題を正確に見極めるため，繰り返しの評価が必要な場合がある。また，さらに詳細な評価や指導のため，児の課題に則した療法士の評価や介入が必要になることもある。発達障害が複雑な場合には，評価や介入のために子どもの発達支援チーム（45章参照）に診てもらうべきである。両親の心配する事項に適切に答えていくことは必須であり，両親の不安感自体が，子どもに悪影響を及ぼす可能性がある。

重度の学習／知的障害（精神発達遅滞）

重度の学習障害の比較的頻度の高い原因は，Down症候群（66章参照），脆弱X症候群[*1]（66章参照），脳性麻痺（45章参照）である。遺伝学の進歩と遺伝情報データベースの発展により，特に，先天異常や奇形の子どもが出生前に診断される頻度は増加している。したがって，発達遅滞や奇形を伴う児では，遺伝子解析用の採血を行う意味はある。しかし，全般性の遅れを示す児の約1/3では，依然として原因疾患の診断に至っていない。

子宮内感染

妊娠早期の風疹，サイトメガロウイルス，トキソプラズマなどへの初感染により，重篤な胎児異常が生じることがあり，重複障害や小頭症を引き起こす。視覚や聴覚の障害もしばしばみられる。

胎児アルコール症候群

胎児アルコール症候群は，学習障害のよくみられる原因の1つである。妊娠中の中等度から大量のアルコール摂取が原因である。特徴的な顔貌，心奇形，発育不良，小頭症を呈する。障害の程度は飲酒した量による。

先天性甲状腺機能低下症

生後最初の数年間の甲状腺ホルモンの欠損は，成長と発達の両面に非常に重篤な影響を及ぼす。しかし，新生児スクリーニングが導入されて以来，今日では発達遅滞の原因としてはまれである。甲状腺の機能低下は，甲状腺の発達異常か先天的なチロキシン（T_4）代謝異常による。

粗な顔貌，筋緊張低下，巨舌，臍ヘルニア，便秘，黄疸の遷延，嗄声などのクレチン症の特徴を呈するような重度の甲状腺機能低下症（過去にクレチン症と呼ばれていた）はみられなくなってきている。もう少し大きくなると，発達遅滞，傾眠傾向，低身長を認める。甲状腺機能検査にて，T_4低値とTSH高値を認める。

先天性甲状腺機能低下症は，数少ない治療可能な学習障害の原因の1つである。甲状腺ホルモンの補充は生涯必要であり，児の成長に合わせて慎重に経過をみる必要がある。治療が生後数週間のうちに開始され，コンプライアンスがよければ，正常な発育や発達が期待できる。

先天性代謝異常症

この群の疾患は，単一遺伝子異常により惹起され，常染色体性劣性遺伝で遺伝する。したがって，近親婚の頻度が高い。発達遅滞を含むさまざまな症状を呈し，新生児けいれん，低血糖，嘔吐，昏睡などを呈することがある。児は時に粗な顔貌，小頭症，成長障害（failure to thrive），肝脾腫を呈する。先天性代謝異常症の頻度はまれであり，最も頻度が高いフェニルケトン尿症は全新生児でルーチンにスクリーニングされている。

神経変性疾患

神経変性疾患は，神経機能の進行性の低下が特徴的である。原因はさまざまであり，生化学的障害，慢性ウイルス感染，毒性物質などがあるが，多くの疾患では原因が同定されていない。児は，粗な顔貌，けいれん，知的退行，小頭症を呈することがある。こうした疾患では，昨今，条件次第で骨髄移植といった治療介入を行える希望が出てきたとはいえ，往々にして神経機能の低下が，容赦なく避けがたく進行する。

神経皮膚症候群

神経皮膚症候群は，神経系の機能障害と皮膚病変を特徴とするさまざまな疾患の集まりである。なかには重度の学習障害を呈する者もいれば，正常な知能の者もいる。Sturge-Weber症候群，神経線維腫症，結節性硬化症などがある。こうした問題の病因は不明[*2]だが，ほとんどは家族性である。

虐待とネグレクト

心理的虐待やネグレクトは，児の発達に重大な結果を及ぼすことがある。発達遅滞は身体的な成長障害を伴うことが多い。受診時，児は無関心な様子で，汚れた洋服，くしを入れていない毛髪，おむつかぶれなどの身体的なネグレクトの所見を呈したり，事故によらないけがの徴候を示したりすることがある。発達機能の退行が示唆される場合には，（激しい揺さぶりにより生じることがある）慢性硬膜下血腫を考慮する必要がある。

相当の尽力や支援が必要となる。昼間の保育施設に入れることで，よい刺激や栄養，ケアを与えることができる。虐待やネグレクトのリスクが続く場合には，家庭から引き離さなければならない。予後は，それまでの損傷の程度と，どれだけ早く介入がなされるかによって決まる。家庭から引き離す必要のある児は，不可逆的な学習や情緒の問題を抱えていることが多い。

キーポイント

- すべての発達領域について，順番に正確に評価しなければならない
- 最初の2年間は，早産児出生を補正したうえで，身体的および神経学的な診察を十分に行うのを忘れてはならない
- 時間経過とともに，評価を繰り返す必要が生じる場合もある
- 診断および障害の病因を特定するように試みる
- 障害が複雑であれば，子どもの発達支援チームと協力する

[*1] 訳注：日本ではまれ。

[*2] 訳注：今日ではSturge-Weber症候群（*GNAQ*遺伝子の関連が示唆されている）を除き，原因遺伝子が同定されている疾患がほとんどである。

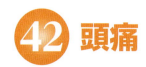

42 頭痛

頭痛の原因

緊張型頭痛
- "はちまきで締めつけたような"痛み
- 1日の終わりに増悪
- ストレスで誘発

眼精疲労

片頭痛
- 拍動性
- 時に片側性
- 発作性に出現するが，時に頻発
- 悪心，嘔吐
- 家族歴

副鼻腔炎
- 骨性疼痛
- 鼻閉

う歯

頭蓋内圧亢進
- 朝方や臥位で悪化
- 嘔吐
- うっ血乳頭
- 神経学的巣症状
- 高血圧症や徐脈(重症時)

感染症
- 髄膜炎症状
- 併発疾患

鎮痛薬による頭痛
- 非ステロイド性抗炎症薬(NSAID)の頻用
- 10代に多い

高血圧症

診察時に必要なこと

病歴
- 片頭痛の家族歴はあるか？：片頭痛は家族性のことが多い
- 頭痛の性状についてよく聴取する：片側性か，両側性か？ 緊張型頭痛は，頭をはちまきで締めつけたような痛みと表現される。前頭部の骨の痛みは，副鼻腔炎を疑わせる。片頭痛は，古典的には拍動性である
- 他に症状を伴うか？ 吐いたり，目がかすんだりすることはないか？：これらは，頭蓋内圧亢進症状の可能性がある
- 朝や臥位時に悪化するか？：頭蓋内圧亢進を示唆する
- チカチカと輝く光やジグザグ像のような視覚性前兆は，片頭痛を示唆する
- 羞明，項部硬直を伴う頭痛は，髄膜炎を示唆する。しかし，非特異的なウイルス感染症でもみられる
- 鼻閉や歯痛，耳痛はあるか？：頭蓋骨周囲の感染症により，頭痛が認められることがある

診察
- 血圧・脈拍測定：頭蓋内圧亢進症状の徴候として徐脈や高血圧がないか？
- 眼底検査：うっ血乳頭の徴候はあるか？
- 神経学的巣症状はあるか？
  - 小脳症状：眼振，運動失調，企図振戦
  - テント下(脳幹)症状：脳神経麻痺
  - 大脳症状：部分発作，痙性
  - 下垂体症状：内分泌異常，視野障害
- う歯，副鼻腔の圧痛，脳血管の雑音(動静脈奇形を示唆する)所見がないか？

精査とその意義

- 頭部 CT または MRI　頭蓋内圧亢進徴候，神経学的巣症状を伴う場合，持続性で通常の鎮痛薬に反応しない頭痛の場合は適応である。水頭症や占拠性病変が見つかる可能性がある

頭痛は，年長児では日常よく経験する訴えであり，非特異的なウイルス感染症や局所的な感染症(例：副鼻腔炎)によるものであったり，緊張に関連したりすることがほとんどである。頭蓋内圧亢進による，より病的で重度の頭痛は通常，臨床的に鑑別可能である。頭痛が急性で重度である場合や患児の状態が悪い場合，頭蓋内感染症，髄膜炎，頭蓋内出血，脳腫瘍などの重篤な病態を考えるべきである。注意すべき症状を以下に示す。

- 重度の頭痛の急性発症
- 臥位での悪化
- 嘔吐の合併
- 発達退行や人格変化
- 片側性の頭痛
- 高血圧症
- うっ血乳頭
- 頭囲拡大
- 神経学的巣症状
- 意識レベルの低下

片頭痛

学童期によくみられ，わずかに女児よりも男児に多い傾向がある。発症は通常，小児期後期から思春期早期である。典型的な発作は，ジグザグ像などの前兆から始まり，悪心や嘔吐を伴う拍動性の片側性頭痛をきたす。しかし，前兆が先行するのはわずかに20%のみである。通常は，睡眠により発作は消失する。年少児の場合，前兆や嘔吐を伴わない，両側性頭痛のこともある。患児の顔色がひどく蒼白になっている，と親や保護者が訴えることも多い。発作中は，患児は多少なりとも普段どおりに行動できなくなるものである。診断的な検査はなく，身体所見は正常である。診断は，以下の事項に基づいて臨床的に行う。

- 頭痛は急性発作性に起こる（毎日というのはまれだが，週に何度も起こることがある）
- 頭痛発作の間は完全に回復する
- 前兆（視覚性前兆が多い）を伴う。しかし，小児ではそれほど一般的ではない（20%）
- 悪心を認め，時に嘔吐を伴う
- 拍動性頭痛で，しばしば片側性である
- 家族歴を認める
- 発作時は平時の行動が障害される
- 頭痛発作は1〜72時間持続する

治療の第一は安静と直接的な鎮痛〔アセトアミノフェンや非ステロイド性抗炎症薬（NSAID）の内服〕である。アセトアミノフェンと制吐薬の併用療法が有効である。睡眠不足と精神的ストレスは片頭痛の誘因となる。チーズやチョコレート，柑橘類，ナッツ，カフェイン入り飲料を避けるとよいことがある。誘因を把握するために，患児に片頭痛日記をつけさせる。あまりに頻度が多く，重症の発作を認める場合は，β遮断薬やpizotifenで予防するのがよい。片頭痛は成人になっても続くことが多いが，自然治癒もみられる。思春期には，急性発作時にセロトニン受容体作動薬（例：スマトリプタン）が処方可能である。片頭痛の発作後にしばしば動眼神経麻痺や片麻痺をきたすことがあるが，麻痺が起きた場合は，より重篤な脳血管障害を必ず除外しなければならない。

緊張型頭痛

緊張型頭痛は，高学年の小児によくみられる。痛みは概して頭部や側頭部の筋肉の収縮によるものであり，はちまきできつく締めつけたように感じられる。通常，1日の終わりに向かって悪化傾向を示し，睡眠でも消失しない。原因を特定するのは難しいことが多いが，家庭や学校でストレスを抱えている患児もいる。家族が同様の頭痛をもっていることもある。身体所見は正常である。管理は，重篤な病態ではないことを保証して安心させること，休養をとること，共感すること，通常の鎮痛である。背後にある，患児の生活におけるストレスや不安についても聞き出す。学校の欠席は最小限になるようにする。学校側が，頭痛が起きた場合にどのように対処していくかを検討し，改善しなければならない場合もある。緊張型頭痛は通常，患児の成長に従い，改善または自然治癒することが多い。

群発頭痛

より年長児にみられる頭痛である。非常に強い片側性の眼窩周囲痛が急激に起こる。発作は何週間にもわたり，1日に数回群発してみられる。頭痛は拍動性ではなく，日中のみならず夜間にも起こり，アルコール摂取で増悪する。片側の眼球発赤，腫脹，流涙を伴うことがある。浅側頭動脈周囲の神経伝達物質の活動性が原因である可能性がある。急性発作時にはトリプタン製剤（セロトニン受容体作動薬）の皮下注射もしくは点鼻による投与が，発作予防治療としてはカルシウム拮抗薬内服が検討されうる。

頭蓋内圧亢進

脳腫瘍や硬膜下血腫，硬膜下膿瘍はすべて，小児期の頭痛の原因としてはきわめてまれである。脳腫瘍が頭痛のみを症状とすることはまれであるが，一般に，両親は脳腫瘍に対して不安を抱くものである。頭痛がひどく持続する場合は，安心のために神経画像を撮ってもよい。神経学的異常所見（例：神経麻痺や筋力低下）を認めたら，神経画像が必須である。

頭蓋内圧亢進による頭痛は，典型的には臥位で悪化，朝方悪化するため，患児は痛みで目覚めることがある。嘔吐を伴うこともあり，驚くべきことに，ほとんど悪心を伴わないこともよくある。頭蓋内圧亢進により目がかすんだり，高血圧症，徐脈や局所的な神経麻痺（例：急性発症の斜視）を引き起こしたりすることがある。うっ血乳頭や高血圧症，徐脈，巣症状を認めた場合は，至急，脳CTや脳MRIを撮るべきである。脳腫瘍の大部分は，後頭蓋窩か脳幹に認めるため，通常は，痛みの場所が非特異的である。脳神経麻痺や小脳徴候をきたすことが多い（52章も参照）。

小児期には急速に進行するおそれのない頭蓋内圧亢進を誘因なく起こし，慢性的な頭痛を訴えることがある。この現象は肥満傾向のある年長児で特にみられやすい。頭部画像検査は正常ながら，頭蓋内圧亢進の証拠として，うっ血乳頭や髄液検査で髄液圧の上昇を呈する（髄液検査による除圧が症状を緩和する場合がある）。頭痛が難治の場合はアセタゾラミドが治療薬として検討されうる。

その他の頭痛の原因

頭痛は，軽微で非特異的なウイルス感染症の一症状として認められる頻度が最も高い。アセトアミノフェンなどの鎮痛薬で対処すべきである。う歯，副鼻腔炎や中耳炎は，すべて治療可能な局所感染症であるが，これらも頭痛の原因となりうる。

特に学校と関連性があるようであれば，視力検査をするのがよく，眼科受診を勧めるべきである。また，頭痛が学校生活への不安の現れである可能性を常に考慮しなければならない。その子どもはいじめを受けていないか，または両親が子どもに過度の期待をしていないかを考えていく必要がある。

キーポイント

- 頭痛は思春期の小児でありふれた症状であり，多くは緊急の介入は要さない
- 緊張型頭痛は，はちまきできつく締めつけたような痛みである
- 片頭痛は，視覚症状や悪心を伴うことが多く，家族歴もありうる
- 親や保護者は脳腫瘍を心配することが多い。頭蓋内圧亢進，神経学的巣症状や，通常認められない症状を呈した場合は，脳画像検査の適応である

43 ひきつけ，失神，転倒発作

ひきつけ，失神，転倒発作のタイプ

乳児や幼児期の場合

無呼吸や突発的な生命に関わる事態
（ALTE[*1]，70章参照）
・脱力やぴくつき
・月齢＜6か月
・通常，誘因はないが，胃食道逆流や敗血症，不整脈の可能性は念頭におく

熱性けいれん
・年齢：生後6か月から5歳
・急激な発熱時に起こる
・持続時間は数分

泣き入りひきつけ（チアノーゼ型）
・乳児期後半や幼児期早期に発症
・常に疼痛やかんしゃくによる啼泣が誘因となる
・呼吸を止め，チアノーゼを呈し，脱力する
・発作後の回復は速やか

reflex anoxic spell（蒼白型）
・軽度外傷で誘発される
・蒼白となり，ぐったりする
・回復はすみやか

点頭てんかん
・ミオクロニーてんかんの発作型[*2]
・シリーズ形成性の折り畳みナイフ型のひきつけ
・発達退行

低血糖や代謝異常
・まれ
・倒れたり，意識消失をきたしたりした小児では，必ず血糖をチェックする

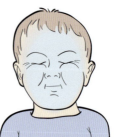

学童期の場合

てんかん（44章参照）
欠神発作
・短時間の虚ろな表情
・脳波上の3Hzの棘徐波
部分発作
・顔面や上肢，下肢のぴくつきや筋れん縮
複雑部分発作
・感覚異常や，咀嚼や吸啜などの半ば目的にみえる運動を伴う意識の変容や障害
・発作後の回復に時間がかかることがある
ミオクロニーてんかん
・突然の転倒の原因となる激しい筋れん縮
・通常は，既知の神経学的障害をもつ小児にみられる

失神（血管迷走神経反射）
・痛みや感情的な刺激，長時間の起立により誘発される
・目がかすみ，ふらつき，発汗し，悪心を認める
・臥位で改善する

過呼吸発作
・興奮が引き金になる
・過度に深い呼吸，時にテタニーを認める
・紙袋に呼気を吐き出して呼吸すると改善する

不整脈
・動悸を認めることがある

診察時に必要なこと

病歴

- エピソードの様子を正確に把握する。エピソードを視覚化し，目撃者に"再現する"よう努めさせる。患児は，発作時に何をしていたか？ 何か誘因はなかったか？ 持続時間は？ 意識の消失や変容，不随意運動，皮膚色の変化（蒼白かチアノーゼ）の有無は？ 患児は発作時にどう反応したか？ 発作後の回復に時間がかかったか？
- ホームビデオ記録：エピソードが頻発する場合は，両親がその様子をビデオで記録できるかもしれない。診断上，非常に重要な情報となりうる
- 点頭てんかんや代謝障害が疑われる場合は，特に発達遅滞や退行の有無が重要である
- 家族歴：発達歴に問題のある人，熱性けいれんの既往のある人，代謝異常をもつ人はいないか？ 不整脈（例：肥大型心筋症）の家族歴はないか？ 病歴上，動悸が目立つならば，特に重要な情報である

診察

- 発作間欠期の診察は役立たないことが多い
- 循環器系，神経学的診察は慎重に行う
- 奇形，小頭，大頭，肝脾腫を伴う場合，代謝異常を疑う

精査とその意義

診断は，基本的には臨床症状から行うが，無呼吸やてんかん，代謝異常が疑われる場合は，精査が必要である。

検査	意義
脳波	・点頭てんかんでは，ヒプスアリスミアを認める ・欠神発作では，3Hzの棘徐波を認める ・てんかんでは，発作性異常波がみられることがある（しかし，正常小児でも認めることがある）
心電図	12誘導心電図にて心拍リズム，PR間隔，QT間隔を確認する
24時間心電図	不整脈が失神の原因と疑われる場合
血液生化学検査	低血糖が疑われる際に行うが，間欠期では役立たない
pHモニター	乳児の無呼吸の原因として胃食道逆流の可能性がある場合

*1 訳注：ALTE は昨今 BRUE（brief resolved unexplained events）として，定義も改められている。
*2 訳注：厳密にはミオクロニーてんかんとは異なる。

ひきつけや失神，転倒発作は，一過性の意識変容のエピソードのことである。通常，エピソードが終わってから受診することが多いが，繰り返す可能性のあるものである。エピソードの間欠期には完全に回復していても，非常に強い不安を与える。エピソードの様子をよくとらえて描写することにより，その多彩な原因を区別することができる。家族にエピソード時の様子についてビデオを撮るように頼むと役立つことがある。ほとんどの原因が良性であり，成長とともに寛解することが多い。しかし，ある種のてんかんは，このような症状を呈するので，鑑別診断として考えなければならない。欠神発作，側頭葉てんかんなどの焦点発作，ミオクロニーてんかんなどが含まれるが，詳細は44章を参照。

泣き入りひきつけ

泣き入りひきつけ（チアノーゼ型）は，乳児期か幼児期早期に発症する。通常生後18か月までに寛解する。ひきつけは，痛みやかんしゃくにより，泣いたときに起こるのが特徴である。患児は1，2回泣き，深く息を吸い込み，息止めをし，ひどいチアノーゼを呈し，四肢を伸展する。一過性の意識消失や，時にはけいれんを起こすこともある。その後，力が抜け，呼吸を再開し，数秒後には再び完全に意識清明となる。エピソードは全体で1分以内であることが多い。診断の鍵は，ひきつけ開始が啼泣と息止めを伴うことと，発作後の回復がすみやかなことである。ひきつけは週に数回起こることもあり，両親が非常に怖がることが多いため，子どもを興奮させないように生活行動を変えることもある。その場合は，両親を安心させ，子どもを普通に扱うように励ます必要がある。行動障害との関連はない。

反射性無酸素発作（reflex anoxic seizure）

蒼白型発作または"白色の"泣き入りひきつけとも呼ばれる。好発年齢は生後6か月から2歳である。典型的には，頭部の打撲やその他の小さなけがを契機とする。これらの刺激が過度の迷走神経反射を引き起こし，一過性の徐脈や循環障害を引き起こすのである。患児は泣くことも泣かないこともあるが，顔色蒼白となりぐったりする。一過性の無呼吸や脱力がみられるが，30～60秒後にすみやかに回復する。眼球上転や尿失禁，時に四肢の間代けいれんをきたすことがあるが，舌を噛むことはない。発作後，患児はぐったりしたり，数時間興奮したりすることもある。典型的な病歴と，発作後の意識回復がすみやかな点から，てんかん性けいれんと区別できる。症状がひどくみえるにもかかわらず，発作は常に良性であり，学童期以前に消失する。両親を安心させ，回復体位（recovery position）をとらせて回復を待つよう指導する必要がある。

点頭てんかん

点頭てんかん（West症候群）は，乳幼児期に意識消失をきたす他の原因疾患と，診断上時に混乱をきたす全般性ミオクロニーてんかん[*1]の一病型である（44章参照）。通常，発症は乳児期であり，生後4～8か月時に好発する。突然，頭部や体幹を屈曲させ，前方に身体を折り曲げるような姿勢のスパスム（いわゆる"礼拝"発作）が特徴である。数秒後には力が抜けるが，また同じ発作が10～20回群発する。群発は覚醒時や睡眠直前に多い。身体を素早く伸ばす伸展スパスムも時にみられる。診断には脳波が有用であり，無秩序なヒプスアリスミアパターンを呈する。20～30％は結節性硬化症を合併するため，Wood灯による皮膚の検査が大切である。点頭てんかんは通常，重度の学習障害を合併する。治療としてはACTH療法（corticotrophin）が第1選択の治療である。

失神（卒倒）

失神は，低血圧や脳血流の低下によって起こる。特に10代の女児に多くみられ，痛みや感情的な刺激，長時間の起立により誘発される。目がかすみ，ふらつき，発汗，悪心に引き続き意識消失が起こるが，臥位をとるとすみやかに回復する。小児期には，不整脈や心拍出量減少が原因であることは少ない。疑わしければ，循環器検査，起立時と臥位時の血圧測定，心電図検査などの評価を行う。異常な重症例では，患者を臥位から立位へと起こしていきながら，心電図と血圧を測定する傾斜台（tilt table）を用いたテストが診断に有用である。

不整脈

不整脈は失神の原因としてはまれであるが，動悸が先行することが明らかであったり，頻脈性不整脈や突然死の家族歴がある場合には考慮すべきである。肥大型心筋症は，常染色体優性遺伝病で，しばしば運動時に発作性心室頻拍による失神をきたしうる。Wolff-Parkinson-White（WPW）症候群は，リエントリーによる上室頻拍の原因となる。心電図は特徴的で，PR間隔の短縮と，R波に先行して立ち上がるデルタ波を認める。QT間隔が異常に延長している場合は，心室頻拍と失神をきたす可能性がある。不整脈が疑わしい患児では，24時間心電図が有用である。

過換気

特に10代の女児で，興奮が過換気を引き起こし，意識消失をきたすことがある。過換気は，患児の血中二酸化炭素濃度を低下させるため，無呼吸を誘発する。通常は，呼吸が過多で深いことから，診断は容易である。テタニーが起こることもある。紙袋に吐いた息を吸うようにすれば，血中の二酸化炭素濃度が上昇し，患児は回復する。頻繁に起こるようであれば，心理療法が必要になることもある。

低血糖とその他の代謝異常

低血糖を含む代謝異常が，けいれんを伴う意識消失や意識変容の原因になることがある。発達遅滞や奇形，肝脾腫，小頭症や大頭症などを認める場合は，背景に代謝異常が存在する可能性を考慮すべきである。食後毎回決まった時間にエピソードが集中している場合は，低血糖を原因として考える必要がある。

キーポイント
- 短時間のひきつけや失神，転倒発作は，ほとんどが良性である
- エピソードを医師が目撃することはまれなので，よく病歴を聴取することが肝要である
- 診断は，ほとんどの場合，病歴に基づいて行われる。身体診察が診断に寄与しないことも多い
- エピソードの性質から必要性が認められる場合のみ精査を行う

[*1] 訳注：現在，発作をミオクロニー発作と表現することはなく，epileptic spasms（てんかん性スパスム）と表現される。

44 てんかん

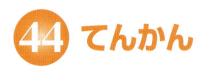

全般発作

全般性強直間代けいれん
- 強直相　突然の意識消失
　　　　四肢は伸展，背は弓なり，歯を食いしばり，
　　　　呼吸は止まる
　　　　舌を噛むこともある
- 間代相　間欠的な筋れん縮運動
　　　　不規則な呼吸
　　　　尿失禁したり，唾液をたらすこともある
- 発作後相　児は嗜眠状態，失見当識

欠神発作
- 短時間（5〜20秒）の意識減損（白昼夢）
- 転倒や不随意運動はない
- 脳波：特徴的な3Hz棘徐波活動のバースト

点頭てんかん（West症候群）
- 全般性ミオクロニー発作を示す[*1]
- 発症は通常，3〜8か月齢
- 屈曲スパズム（"折り畳みナイフ"型または"点頭"）
- 数秒間持続し，最高30分にわたり，続けざまに生じる
- 発達でいったん獲得した能力の退行
- 周生期仮死や髄膜炎の既往を有する場合もある
- 脳波：特徴的なヒプスアリスミアのパターン
- 通常，神経構造に何らかの変性をきたした小児が発症する

部分〔焦点（focal）〕発作

側頭葉てんかん
- 意識の変容や障害。奇妙な感覚，幻覚，半ば目的的にみえる運動を伴う
- 噛む，吸う，飲み込むなどの動きを示すことがある
- 健忘を伴う発作後相
- 脳波は，側頭葉起源の発作活動を示すことがある

ILAE（国際抗てんかん連盟）のてんかん発作型分類[*2]
全般発作
- 全般性強直間代発作
- 強直発作
- 欠神発作
- ミオクロニー発作
- 脱力発作

焦点発作
- 焦点性運動発作
- 焦点性感覚発作

おおまかな局在ごとの焦点発作
- 前頭葉起始発作
- 側頭葉起始発作
- 頭頂葉起始発作
- 後頭葉起始発作

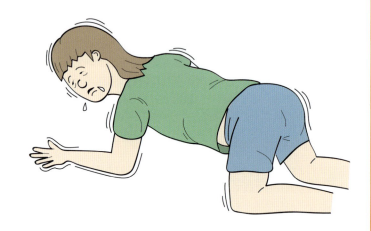

有病率
- 学童：約1,000人あたり4人

病態生理
- 脳機能の突発的・不随意的な障害の結果，再発性の発作が生じる

診断法
- 診断は，主に臨床的に，発作の様式に基づいて下す。診断過程における脳波の役割は，限定的である
- 診断において重要な4つの留意点
  1. 発作は本当にてんかん発作なのか（電解質異常など他の原因はないか）？
  2. 発作型は何なのか？
  3. どのてんかん症候群に該当するのか？
  4. てんかんを引き起こしている原因はあるか？

予後
- 概して良好。特発性てんかんの児の70%で発作消失。点頭てんかんの児に関しては予後不良

小児科的フォローアップ
以下をモニターする。
- 発作の頻度
- 薬剤の副作用
- 心理社会的および教育上の問題
- 発作が抑制されない場合，抗けいれん薬の血中濃度

　発作（seizure, fit）またはけいれん（convulsion）は，意識障害や異常な運動活動，感覚障害，自律神経機能障害を指す非特異的な用語である。これに対し，てんかん（epilepsy）は，発作が反復する状況として定義される特異的な診断であり，この発作は，発熱や急性脳損傷と関係なく生じる突発性・不随意性の脳機能障害の結果として起こるものである。発作は，その起始から全般（generalized）発作であることもあるし，脳内の限局された局所的領域から始まる部分〔焦点（focal）〕発作であることもある。部分（焦点）発作は，運動発作，感覚発作，自律神経発作のいずれか，またはこれら3つの混合型のことがあり，二次性全般化することもある。てんかんは通常，特発性（原因不明）であるが，脳障害や基礎にある解剖学的病巣による場合があ

り，これを二次性てんかんと呼ぶ。脳障害や神経学的異常の存在が疑わしいが，見つからない場合もあり，これを潜因性てんかんと呼ぶ[*3]。

てんかんの診断は臨床的に下す。診断の鍵は，良質かつ詳細な病歴である。身体所見は通常，正常である。しかし，神経学的異常所見が見いだされたなら，それは基礎疾患がありうることを示唆している。検査は通常，診断に役立たない。なぜなら，てんかん児の50％が，初回検査では正常脳波所見を呈し，正常児の5％が異常脳波を有するからである。脳波は，特定のてんかん症候群，例えば，小児欠神てんかん〔以前は小発作(petit mal)と呼ばれた〕やWest症候群〔点頭てんかん(infantile spasm)〕の診断に有用である。24時間脳波検査やビデオ脳波同時記録は，時に診断の役に立つ。MRIは通常，部分(焦点性)てんかんの患児で，CTは急性の神経損傷で適応がある。

てんかんの内科的管理

目的は，発作の抑制を最大限に達成しながら，副作用の程度を最小限にとどめることである。これを達成するには，単剤療法が最も良い。
- 治療は，発作型に対し最も有効な薬剤で開始する
- 用量は漸増。推奨される最大量までとする
- 第1薬が無効の場合，第2薬を追加し，用量を増やしていく
- 可能であれば，第1薬は徐々に減量・中止する
- 薬剤は半減期を超えない間隔で投与する。鎮静効果のある薬剤は，就寝時に投与する。発作が一定のパターンで生じる場合は，血中レベルのピークが発作の起こりやすい時間に合うよう調節する

点頭てんかんの児でACTH療法やビガバトリン(結節性硬化症の児では特に)が第1選択の治療となることを除けば，てんかん患児に対しての治療として，バルプロ酸もしくはカルバマゼピンによる治療が第一に選択される。エトスクシミドはバルプロ酸に抵抗性の欠神てんかん患児の場合のみ適応となる。内科的管理が奏効しない場合，難治性発作で臨床的・脳波的にはっきりした発作焦点が証明されている患児においては，まれではあるが，手術療法が試みられることがある。てんかん児のほとんどでは，身体活動を制限する必要はない。ただし，入浴中や水泳中は，成人の責任者が付き添う必要がある。どの小児でも同じことであるが，自転車運転中はヘルメット装用が推奨される。慎重を期すため，車道で自転車に乗ったり，体操器具で高所に登るのは避けたほうがよい。

新たにてんかんと診断された児は，てんかん専門の看護師の援助を受けることが望ましい。英国国立てんかん協会(National Society for Epilepsy；www.epilepsynse.org.uk)[*4]は，患児や家族に対する情報と支援方法について有用な情報を提供している。

強直間代発作の管理

強直間代発作では，発作が治まった後，回復体位(recovery position)を，児にとらせるべきである。発作が10分以上持続する場合は，それを止めるため，ミダゾラムを口腔投与[*5]するか，ジアゼパムを直腸内投与[*6]するよう，両親に指示しておくべきである。静注薬(ミダゾラム，バルプロ酸[*7]，フェニトイン[*8]，フェノバルビタール)の投与は，万が一呼吸停止が生じた際に備えた設備のある病院内に限るべきである。児は発作が起こるたびに入院する必要はない。その他の型のてんかん発作には，救急医療は必要ない。

てんかん児の経過観察

家族には，日記をつけることにより，発作のほか，服用，副作用，行動上の変化について記録するよう勧める。これにより，児の状況と薬剤の効果を正確にみることができる。すべての受診時に身体診察を行う必要はないが，発作コントロールが悪化した際には診察すべきである。抗けいれん薬の血中濃度の

測定は，ルーチン検査ではないが，発作が抑制されなかったり，薬剤の毒性が疑われる場合には有用である。治療域以下の低濃度となるのは，用量が適切でないか，吸収が悪いか，薬剤の代謝が速いか，薬物相互作用があるか，故意または偶然により服薬コンプライアンスが不良であることの結果である。

てんかんとともに生きる

てんかんは，児にとって，それを抱えながら生きることの難しい疾患である。てんかんのせいで，周期的に予期しえない形で困った状況に陥るからである。児は，差別や社会的困難に苦しむことがあり，学校で皆と一緒にやっていけなくなることもある。発作によるリスクを心配して，身体活動を制限されることがきわめて多い。また，本来てんかん発作での死亡率はきわめて低いにもかかわらず，発作中に患児が亡くなってしまうのではないかという誤解も世間にはある。

両親は適切な支援を受け，病気に関する正確な情報を得る必要がある。また，急性発作の際の安全な応急処置，薬剤の副作用，服用を急に中止することのリスク，社会的・学業上の影響について知る必要もある。てんかんの遺伝性について心配しているかもしれないし，10代の女児は抗けいれん薬の催奇性について知っておくことが重要である。

患児の家族に対しては，児を可能なかぎり普通の児と同じように扱い，児の自立を妨げることのないよう，励ますことが時に必要である。このことは思春期には特別の問題となることが多く，同時期の服薬コンプライアンスの悪化にもつながりかねない。職業指導も重要である。というのは，ある種の職業は，てんかん患者に対して門戸を開いていないからである。自動車運転免許の取得は，服用の有無を問わず，1年間発作のなかった後にだけ可能となる。

学校の教職員は，強直間代発作の正しい処置について教わっておかなければならない。教師は，欠神発作などの他の型の発作や薬剤の副作用に気を配り，両親や学校専属の看護師に報告する必要がある。てんかんに知的障害を合併している場合は，適切に援助すべきである。

キーポイント
- てんかんの診断が正確であることを確認する
- 発作が再発性であるときに限って治療する
- 可能なかぎり，単剤療法を用いる
- 発作が適切に抑制されないときは血中濃度を調べる。低いようであれば，服薬コンプライアンス不良の可能性を考える
- 強直間代発作に対しては，ミダゾラム口腔投与用製剤[*5]か，ジアゼパム直腸内投与用製剤[*6]を投与し，家庭で使用できるようにしておくべきである
- 知的障害があるときは，それに対する取り組みを確実に行う
- 児が普通の生活を送り，学校や家庭の活動に全面的に参加できるよう援助する

[*1] 訳注：発作型はミオクロニー発作ではなくてんかん性スパスムと表現される。
[*2] 訳注：ILAEの1981年てんかん発作型分類をもとにしていると思われるが，焦点発作に関する分類はILAEの提唱とは異なっている。また2017年にILAEからは新たなてんかん発作型分類が提唱されている。
[*3] 訳注：2017年のILAE分類ではてんかん発作型分類ならびにてんかん分類は異なっており，今後の普及次第で分類の概念が変わる可能性がある。
[*4] 訳注：英国の組織である。日本には，日本てんかん協会や波の会(患者・家族中心の団体)がある。
[*5] 訳注：日本でもミダゾラムは発売されているが，てんかん発作に対する口腔投与に関しては保険適応がない。静注薬は希釈済み製剤が保険適応を得ている。
[*6] 訳注：日本ではジアゼパム坐薬が発売されているが，効果発現時間から，てんかん重積治療には推奨されていない。
[*7] 訳注：日本では未承認。
[*8] 訳注：日本ではホスフェニトインの投与が有害事象の側面から普及している。

45 脳性麻痺

脳性麻痺は，発達期の脳における，永続的かつ非進行性の病変により生じた運動障害である。痙直型脳性麻痺が最も頻度が高い病型であり，その場合，病変は大脳皮質や運動系（錐体路）にある。アテトーゼ型や失調型の頻度は，痙直型より低い。

片麻痺
- 身体の一側
- 上肢が下肢よりも強く障害されることが多い
- 歩行開始の遅れ
- つま先歩行。走ると上肢はジストニー肢位

両麻痺
- 両下肢が障害される。上肢の障害は軽いか，ない
- 股関節の過度の内転（おむつを当てづらい）
- 両下肢の鋏状交差
- 特徴的な歩行：内反尖足でつま先歩行

アテトーゼ型脳性麻痺
- 基底核損傷に起因する
- ねじるような動き
- 知能はしばしば正常
- 大きな身体障害

全身障害（四肢麻痺）
- 最重症型
- 全肢が障害される
- 重度の知的障害やてんかん発作の合併が多い
- 嚥下困難や胃食道逆流がよくある
- 膝・肘の屈曲拘縮が小児期後期までに出現

失調型脳性麻痺
- 大脳障害に起因する
- 協調運動が不良
- 失調性歩行

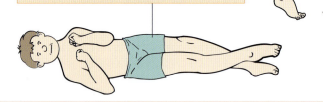

有病率
- 小児400人あたり1人

病因
- **出生前**：脳奇形／先天感染／代謝異常
- **周生期**：早産児の合併症／分娩外傷／低酸素性虚血性障害
- **出生後**（2歳[*1]になる前に受けた脳損傷）：事故によらないけが／頭部外傷／髄膜炎・脳炎／心肺停止

診断
脳性麻痺の診断は，筋トーヌスの異常，運動発達の遅れ，異常な運動パターン，原始反射の残存などの所見に基づいて，臨床的に下す。新生児期に疑われることはあるが，確定しうるのは数か月後である。

関連する問題
脳性麻痺（特に，四肢麻痺や重度の片麻痺）の児は，しばしば他にも問題を抱えている。
- 学習障害／知的障害
- てんかん
- 視力障害
- 斜視
- 難聴
- 言語障害
- 行動障害
- 低栄養と身長増加不良
- 呼吸の問題

予後
予後は，脳性麻痺の程度と型，知的障害のレベル，付随する問題の有無による。どの程度，自立した生活が送れるかは，以下による。
- 脳性麻痺の型と重症度
- 知的障害の程度
- 付随する諸問題（例：視力障害，てんかん）の有無に関連する

[*1] 訳注：日本における定義では，生後4週まで。

　脳性麻痺とは，脳の発達の早期に生じた，永続性かつ非進行性の病変による運動と姿勢の障害を包括的に表現した言葉である。脳性麻痺は，他の神経学的な感覚の異常および知的障害を合併することが多い。脳性麻痺における病変自体は非進行性であるが，その臨床像は，児の成長や発達に伴い変容する。基礎にある脳病変は，発達期の脳のいろいろな時期に生じた，多彩な障害を原因として生じうる。

　新生児期においては，吸啜困難，易刺激性，けいれん，神経学的異常所見のあるときに，脳性麻痺が疑われる。しかし，診断は通常もっと後になり，生後18か月以内に，以下の症状が出現した時点で下される。

- **筋トーヌスの異常**：初期には低下していることがあるが，やがて筋トーヌスは変化して往々にして痙性やジストニアを呈する
- **運動発達の遅れ**：例えば，引き起こしたときに頭部がついてこない，座位や這行が遅れるなど
- **異常な発達のパターン**：運動は単に遅れているのみでなく，質的にも異常である
- **原始反射の残存**：例えば，Moro反射，把握反射，非対称性緊張性頸反射など

診断は臨床的に下す。診断を確定するには，繰り返し診察す

ることが必要であることが多い。ひとたび診断を下したら，障害の程度をはっきりさせるため，集学的評価が必要となる。MRIは，脳の障害や形成異常の存在を証明したり，その程度をはっきりさせたり，非常にまれではあるが，進行性または遺伝的な原因（白質変性をきたす代謝性疾患など）を除外診断するのに有用である。

脳性麻痺の管理

脳性麻痺児のほとんどは，複数の障害を抱えており，集学的援助を必要とする。このような援助に最も適しているのは，子どもの発達支援チーム（Child Development Team）である。このチームは小児科医，理学療法士，作業療法士，言語療法士，専門看護師，栄養士，心理士で構成され，児のすべてのニーズに応えるべく，体系化された治療プログラムを構成し，専門家と両親との間の良好な連携を確保することを担う。

治療

理学療法

理学療法士は，患児が日常動作をうまく行い，関節や筋が拘縮しないために必要な助言を行うため，その役割はきわめて重要である。家族は，摂食，移動，着衣，入浴など，日常生活動作のなかで，異常な筋トーヌスの影響を抑えるような扱い方を教わることになる。また，変形をもたらす拘縮の発生を予防するため，一連の運動を教わる。理学療法士は，この他に，歩行練習中の児に，靴型装具，軽量スプリント（添え木），歩行用フレームなどの補装具を提供することもある。また，姿勢維持へのアドバイスを行う作業療法士と連携して，拘縮予防や児の運動機能を最大限に伸ばすために座位保持椅子や歩行器といった補助器具の活用法を伝える役割も担う。

作業療法

作業療法士の役割は，理学療法士の役割と一部重複する。作業療法士は，車椅子や座椅子などの装具や，児の手の機能を向上させるための遊具・作業に関する助言をすべく，トレーニングを受けている。

言語療法

言語療法士は，摂食と言語の2つに関与する。早期には，摂食や嚥下困難に対する助言が必要である。その後，児の言語発達に関する徹底した評価が必要となる。コミュニケーションのあらゆる面で，必要な際は，非言語的システムをも含めて，援助が与えられる。

栄養指導

脳性麻痺の児では嚥下困難は合併しやすく，栄養士がその児にとって経口栄養もしくは経腸栄養（胃瘻からの栄養）のどちらが安全な栄養経路となるかアドバイスすべきである[*1]。

小児科的管理

小児科医の主要な役割は，学校を含めた他の専門家との連携である。長期的には，児の発達の進み具合，てんかん治療などの医学的問題，拘縮や脱臼の発生，行動上の問題，栄養状態に注意しながら，経過観察を行う必要がある。薬物療法は，てんかんに対する抗けいれん薬を別にすれば，脳性麻痺においては限られた役割しかない。しかし，筋緊張に対する治療は重要であり，痙性に対してはバクロフェン，ジストニアに対してはトリフェキシフェニジルが第1選択薬として用いられる。また第1選択薬で対応不能な痙性にはボツリヌス療法やバクロフェン持続髄液投与が選択される。

痙性に対する選択的脊髄後根切除術やジストニアに対する脳深部刺激療法はより侵襲性は高くなるが，新たな治療法として選択されうる。

大脳性視覚障害（感音性難聴）を合併しうるため，すべての脳性麻痺患児に対して視覚や聴覚の評価が必要となる。また重症化リスクも高いため，毎年インフルエンザウイルスの予防接種も行うべきである。

整形外科的手術

適切に理学療法を行っていても，長期にわたる筋力低下や痙性の結果，整形外科的な変形が生じてくることはありうる。例えば，股関節脱臼が大腿内転筋の痙性の結果として生じうる。脱臼リスクの高い児（大腿内転筋の痙性が強い児）では成長期を通じて股関節のX線撮影を定期的に行うことで脱臼を早期に発見しうる。脱臼をきたしてしまった場合は，整形外科的手術を要することがある。他には側弯が整形外科的問題ではしばしば深刻な事態になりうる。股関節脱臼を引き起こしたり，座位や仰臥位保持を困難にしたり，重度の胸郭変形をきたして呼吸障害につながる場合がある。

栄養

脳性麻痺児には，低栄養が生じることが多い。低栄養のために，児の身体的・知的能力を発揮させるチャンスが減ってしまうこともある。食事は，児の咀嚼や嚥下能力に合った形態で与えなければならない。高エネルギーの栄養補助食や，胃食道逆流に対する内科的治療が必要なこともある。児が十分量を摂食できない場合は，胃瘻を必要とするかもしれない。経年変化として，嚥下機能が低下して誤嚥を起こしやすくなる患児もいる。こうした場合，経口での栄養摂取は継続すべきではない。脳性麻痺児ではルーチンとしてビタミンDの処方が必要で，便秘症に対する治療も必要になることが常である。

脳性麻痺とともに成長する

家族は，障害児を抱えた家族がすべて直面するあらゆる困難に対処しなければならない。しかし，脳性麻痺は，重症の場合，時間と手間の面で特に負担が大きい。着衣や入浴のような日常の作業に時間がかかる。特に，摂食には毎日何時間もかかる。児には，家庭でも定期的な理学療法が必要である。医学的な経過観察と治療のため，予約日に通院しなければならない。このような点から，家族には援助が必要であり，それは，親戚や友人の手伝いで済む範囲を超えていることが多い。ボランティアや社会福祉課により，子守りやレスパイトケア（家族を介護から一時的に解放するためのケア），経済的支援が提供される。

軽症の脳性麻痺児は，軽度の知的障害や登校のアクセスについて具体的な対応や改善がなされれば，通常の学校でやっていくことができる。重症の脳性麻痺児たちは，障害の程度に応じて，肢体不自由児や重度学習／知的障害児用の学校で特殊教育を受ける必要がある。

キーポイント

- 理学療法は，痙性の影響を最小限にとどめ，拘縮を予防するために必要である
- 付随する問題を見つけ，対処しなければならない
- 特殊教育の必要性があれば，それを充足させなければならない
- 家族は，経済面・実務面・感情面での適切な支援を必要とする
- 児の社会参加を最大限にすべきである

＊1 訳注：日本では耳鼻咽喉科医や口腔外科医が嚥下機能評価を行ったうえで栄養経路を検討することが一般的である。

46 関節腫脹

関節炎

関節炎の徴候
- 腫脹
- 疼痛
- 熱感
- 可動域制限

敗血症性関節炎
- 熱感，腫脹，急性発症の関節痛
- 全身の発熱もみられる
- 白血球数増多，CRP 高値
- X 線写真での関節裂隙の開大
- 関節穿刺による膿性の関節液

若年性特発性関節炎（47 章参照）
- 全身型，多関節型，少関節型がある
- 浮腫，関節液貯留，滑膜肥厚による腫脹
- 朝のこわばりと易刺激性
- 再発性の経過
- 貧血と CRP 高値
- リウマトイド因子（RF）と抗核抗体（ANA）は通常陰性

血友病
- 白血病と他の悪性疾患
- 血友病
- 鎌状赤血球症

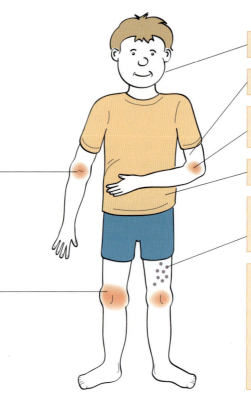

ウイルス感染

乾癬

外傷
- けがの病歴

Crohn 病

Henoch-Schönlein 紫斑病
- 関節痛±関節腫脹
- 大腿と殿部の紫斑

その他の原因
- 外傷
- 炎症性腸疾患
- 血管炎（Henoch-Schönlein 紫斑病）
- 結合組織病・乾癬
- 血友病
- 白血病や他の悪性疾患
- 鎌状赤血球症

診察時に必要なこと

病歴
- **関節症状**：ほとんどの疾患では，運動後に関節痛が増悪するが，炎症性関節疾患では，運動後に関節のこわばりが軽快する
- **全身症状があるか？**：発熱，食欲不振，体重減少，皮疹，筋力低下，疲労は，全身性疾患を示唆する
- **既往歴と家族歴**：関節炎の既往，炎症性腸疾患，自己免疫疾患，血液疾患および乾癬は，重要な情報である

精査とその意義

血算	細菌感染の徴候，慢性疾患における貧血，ヘモグロビン異常症，悪性疾患
CRP と血漿粘度	細菌感染症，膠原病，炎症性腸疾患で高値
血液培養	敗血症性関節炎で陽性
ASO 価	反応性関節炎，ごくまれにリウマチ熱で高値
ウイルス抗体価	ウイルス性関節炎
リウマトイド因子，抗核抗体	若年性慢性関節炎のほとんどで陰性
関節 X 線検査	基礎疾患によって特徴が異なる
関節液穿刺	鏡検や培養によって敗血症性関節炎を除外／診断
関節超音波または MRI	軟部組織（筋，軟骨）傷害の同定が可能であり，浮腫や液貯留もわかる

診察
- **筋骨格系**：四肢すべてと脊椎を診察する。皮膚色，熱感，圧痛，可動域，非対称性を探す
- **歩行の様子**をよく観察する
- **全身の診察**：貧血，肝脾腫，心雑音，皮疹を探す
- **感染巣のチェック**：黄色ブドウ球菌（*Staphylococcus aureus*）は，敗血症性関節炎や骨髄炎を含めた広範囲の敗血症性塞栓症を起こすことがある
- **隣接関節のチェック**：股関節や足関節の異常により膝が痛くなることがある

キーポイント
- 外傷が，群を抜いて最も頻度が高い原因である
- 急性関節腫脹の場合は，敗血症性関節炎を除外する
- 常に全身症状がないかを調べる
- 病歴と罹患関節の分布は，基礎疾患診断の手がかりとなる

47 若年性特発性関節炎

若年性特発性関節炎（JIA）は，小児で他に原因が特定できない関節炎が6週間以上持続する一群の疾患である。小児期に発症するのは1,000人に1人以下である。症状別に分類されるが，6か月は経過観察しないと，必ずしも信頼のおける分類はできない。疼痛と炎症の抑制と関節可動性の維持を目標に治療を行う。多くは小児期に寛解する。心理的支援も含めた集学的アプローチが必要である。

分類[*1]
- 全身型（Still 病）：9%
- 多関節型：19%
- 少関節型（4関節以下）：49%
- 脊椎関節炎〔組織適合抗原 B27（HLA B27）〕：7%
- 乾癬性関節炎：7%
- その他

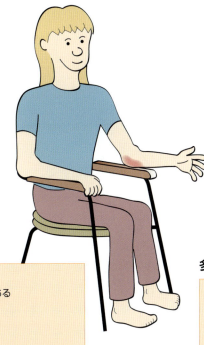

全身型（Still 病）

症状
- 弛張熱と全身倦怠感
- サーモンピンク疹
- 貧血と体重減少
- 肝脾腫，心膜炎
- 関節痛と筋痛があるが，関節症状に乏しい場合もある
- 悪性疾患の症状と似ていることがある

特徴
- 大関節も小関節も侵される
- 25%は関節炎が強い
- リウマトイド因子は陰性である
- HLA-DR4 と関連がある

予後
- 25%では，成人しても症状が残存し，機能障害が残る
- 長期予後は生物学的治療により改善しうる

少関節型（4関節以下）

症状
- 最も頻度が高い JIA のタイプである
- 大関節が中心である（膝，足，肘）
- 4歳以下の女児に多い
- 全身症状は少ない

特徴と予後
- リウマトイド因子は陰性だが，抗核抗体は陽性の場合がある
- 特に抗核抗体が陽性の場合には，慢性のブドウ膜炎（虹彩炎）（眼の前部構造の炎症）が合併する場合がある。細隙灯による定期的な眼科診察が必要である
- 関節炎は80%で完全に寛解する

多関節型（5関節以上）

症状
- 対称性に大関節，小関節が侵される
- 体重増加不良，軽度の貧血がみられることがある
- 朝のこわばりがある
- 年少児で易刺激性がみられる

特徴と予後
- 97%でリウマトイド因子は陰性である。抗核抗体が陽性の場合がある
- 眼合併症はない
- 12%に重症の関節炎をきたすが，予後は一般に良好である
- 側頭下顎関節が侵され，小顎症をきたすことがある

管理

管理の目標は，関節機能を保持すること，治療によるものも含め合併症を最小限とすること，たとえ障害が残った場合も心理的に支援すること，などである。非ステロイド性抗炎症薬（NSAID）によって，関節の炎症を抑制することが目標である。ステロイドを関節内に投与する場合もある。ステロイドの関節内投与が頻回に必要になる場合には，疾患修飾性抗リウマチ薬が使われる。疾患修飾性抗リウマチ薬には，メトトレキサート（MTX），免疫抑制薬やステロイドの全身投与などがある[*2]。すべての薬剤には副作用がある。新たに分類された組み換え抗体製剤は，生物学的製剤として作用し，TNF 活性を低下させる。これらの薬剤は，メトトレキサートで完全に炎症を制御できない場合に使われる（エタネルセプト，インフリキシマブ，アダリムマブを含む）。薬物療法以外には，理学療法，水治療，スプリント（添え木）の装着を，関節の機能と可動性の保持のため行う。作業療法も行われ，関節機能が改善する一助となる。家族にも心理的支援が必要になる場合がある。障害の残った患者は，それぞれに適した職業を選択する支援が必要な場合がある。

精査

赤沈と CRP	全身型，多関節型の一部で亢進するが，少関節型では正常である
血算	慢性疾患による小球性貧血
自己抗体	抗核抗体が25%で陽性（特に少関節型）
リウマトイド因子	陽性はまれ。成人の関節リウマチへの移行のマーカー
放射線検査	X線写真，超音波検査，および MRI は炎症の同定に有用である
超音波検査	全身型における心外膜炎の除外

合併症

定期的に治療し，スプリント（添え木）を装着しないと，関節の屈曲拘縮が起こる可能性がある。関節の破壊によって，股関節や膝関節の関節置換術を要する場合もある。疾患自体の慢性の経過，食欲不振，副腎皮質ステロイドの副作用などによって成長障害がみられることがある。慢性の前部ブドウ膜炎（虹彩炎）は無症候性であるが，見落とすと視力障害を起こすことがある。

[*1] 訳注：病型分類は WHO 分類に基づく。日本での分類などとは異なる。特に，予後に関わるリウマトイド因子，抗核抗体の有無が考慮されていないことに留意する。日本の一般的な教科書を参照。

[*2] 訳注：薬剤の分類，用法などが異なるので，日本の一般的な教科書を参照。

48 脚の痛みと跛行

小児期における脚の痛みと跛行の原因

成長痛
- 就学前の児童
- 夜間の痛みが多く、昼間の跛行なし
- 両側性が多く、脛骨や大腿に生じる
- 骨ではなく、主に筋に痛みを生じる
- 本人は元気で、診察上異常なし
- 正常に運動できる

一過性滑膜炎
- 良性で2〜8歳の小児に多い
- 1〜3週以内に跛行を生じる
- 全身症状なし
- 上気道感染の先行が多い
- 検査値とX線写真は正常

敗血症性関節炎(46章も参照)
- 乳幼児
- 敗血症様
- 関節の腫脹・発赤・熱感(股関節では不明瞭)
- 全身状態不良

外傷

骨髄炎
- 発熱
- 四肢の腫脹、発赤、圧痛、可動域制限
- CRP高値、白血球増多
- X線写真・骨シンチグラフィーまたはMRIで診断

Legg-Calvé-Perthes病
- 大腿骨頭壊死に至る骨軟骨炎
- 男女比は4:1
- 4〜11歳、特に4〜7歳に多い
- 一過性滑膜炎が先行することあり
- 初期は無痛
- 骨折すると痛み、跛行が生じる
- X線写真またはMRIで診断

大腿骨頭すべり症
- 10代の男児(そして女児)
- 体重過多の児はより頻度が高い
- 鼠径部痛が徐々に出現
- X線写真〔frog lateral pelvis(両側股関節外転位)〕で診断

腫瘍性疾患
- 良性・悪性ともにありうる
- 痛み、圧痛、腫瘤
- X線写真で破壊性腫瘤
- 白血病では噛みつかれるような痛み

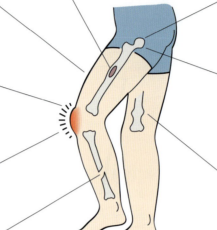

診察時に必要なこと

病歴
- 病的な痛みは持続的であり、昼夜を問わず、学業のみならず遊びも中断してしまうほどで、片側であったり特定の関節に局在することが多い
- 跛行や歩くのを嫌がるのが明らか
- 体重減少、発熱、寝汗、発疹、下痢は、病的な原因の存在を示唆する

診察
- 臥位と歩行の状態を診察し、膝だけでなく、鼠径部を含め脚全体を診察する
- **脚の診察**：圧痛、発赤、腫脹、筋力低下または筋萎縮、そして各関節の可動域制限を探す
- **全身の診察**：感染症や全身性疾患を示唆する発熱、発疹、皮膚蒼白、リンパ節腫脹、臓器腫大を探す

精査とその意義
(脚の痛みが器質的と考えられた場合のみ施行)

検査	意義
血算	白血病、感染症、膠原病では白血球増多
CRP、赤沈、血漿粘度	感染症、膠原病、炎症性腸疾患、腫瘍で高値
X線検査	骨腫瘍、感染症、外傷、無腐性壊死、白血病、大腿骨頭すべり症
MRI、超音波、骨シンチグラフィー	骨髄炎

キーポイント
- 器質的疾患と非器質的疾患は、臨床的に鑑別しうる。脚の痛みだけの場合は、非器質的であることが多い
- 器質的疾患を示唆する重要な所見は、小児が歩きたがらないこと、跛行、診察上の異常所見、全身症状である
- 股関節の痛みが膝に出ることがあるため、膝痛を訴える小児では、鼠径部を含めた脚全体の診察が必要である

49 頻度の高い小児の骨格異常

頻度の高い小児の骨格異常

頭蓋骨
- 頭蓋骨癒合症
  - 頭蓋縫合の早期癒合
  - 頭蓋骨の変形
  - 隆起した骨の稜線
  - 複数の縫合が早期癒合した場合は手術が必要
- 斜頭症
  - 右側に生じることが多い
  - 頭蓋骨の左右非対称の頻度が高い
  - 頭囲は正常
  - 最初の数年間で改善することが多い

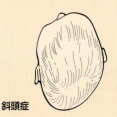

斜頭症

胸郭
- 胸骨の腹側への変位（鳩胸）
- 胸骨の背側への変位（漏斗胸）
- 思春期ごろにみられることが多い
- 外見的な影響が苦悩の原因となりうる
- 手術適応は選択的

上肢
- 指趾の欠損（または過剰）
- より大きな部分欠損も起こりうる
- 他の形成異常と関連することがある（例：VACTERL連合）

下肢
- 内反膝（O脚）
- 外反膝（X脚）
  - 両者とも未就学児に多い
  - 自然治癒することが多い
  - くる病（ビタミンD欠乏症）では極端な内反膝となる

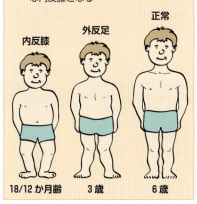

内反膝　外反足　正常
18/12か月齢　3歳　6歳

脊椎
- 先天性二分脊椎症
  - 神経学的機能障害，運動障害および膀胱直腸障害
  - 水頭症と関連
- 脊椎側弯症
  - 青年期に進行する
  - 神経筋疾患の児
  - スプリント（添え木）や手術が必要になることがある

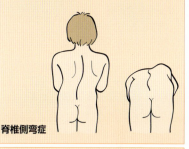

脊椎側弯症

頸部
- 新生児は斜頸を有することがあるが理学療法が奏功する場合が多い

股関節
- 先天性股関節脱臼
  - リスク因子は女児，骨盤位出生，家族歴あり
  - 診察でスクリーニング（Barlowテスト）
  - 歩行が始まるまで繰り返し診察
  - 超音波で新生児をスクリーニングする（骨盤位出生／家族歴を有する新生児は多くの部位をスクリーニングする）

足
- 先天性内反足
  - 一過性の姿位変形として新生児に生じることがある
  - より固定化された変形はまれ
  - 重症の場合，理学療法やギプス固定（Ponseti法）が必要

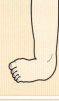

尖足歩行
- 多くは行動的習慣
- 多くは足は正常
- 痙性脳性麻痺の徴候の可能性あり

扁平足
- 乳幼児に頻度が高く，歩行障害はない
- より年長な小児では，膝痛の原因となることがある
- 足病学的では，支持的な足の甲で矯正

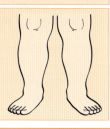

50 貧血と血小板減少症

貧血と顔色不良の原因

小球性低色素性貧血

鉄欠乏性貧血
- 無症候性のこともある
- 成長の早い乳幼児に多い
- 食事内容や牛乳の過剰摂取に関連する
- 血清フェリチン値は貯蔵鉄の量を反映する

血液像(左)には小球性低色素性の赤血球や，異常赤血球，破砕赤血球も認め，典型的な鉄欠乏性貧血の血液像である

サラセミア形質
- 無症候性のこともある
- 血清フェリチン値正常
- HbA_2
- 胎児ヘモグロビン(HbF)の割合が高値＝βサラセミア形質
- HbA_2，HbFの割合が低値/正値＝αサラセミア形質

正球性正色素性貧血
- 慢性腎疾患
- 甲状腺機能低下症
- 慢性炎症性疾患
- 慢性感染

溶血性貧血
- 遺伝性球状赤血球症
- 自己免疫性溶血性貧血
- 赤血球酵素異常（G6PD欠損症など）
- ヘモグロビン異常（鎌状赤血球症など）

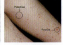
鎌状赤血球症
(© microscopyU.com)

その他の原因
- 鉛中毒
- 慢性感染
- 慢性腎不全
- 悪性腫瘍

その他の貧血

白血病(49章参照)
- だんだんと元気や食欲，落ち着きがなくなっていく
- 顔色不良
- 出血
- 発熱
- 貧血，血小板数減少
- 芽球を伴う白血球数増加

この血液像では急性リンパ性白血病(ALL)における異常な腫瘍細胞(芽球)を多数認める (© HMDS Leeds)

骨髄浸潤による貧血
- 白血病
- 悪性リンパ腫
- 組織球症
- 神経芽腫
- 代謝異常症

骨髄不全
- 白血病
- 再生不良性貧血

鎌状赤血球症
- 黒色人種に多く認められる
- ヘモグロビン電気泳動法で判別

診察時に必要なこと

病歴

- 患児の食事内容はどんなものか？
  牛乳の摂取量について尋ねる。早期から牛乳を乳幼児に与えると，腸管から顕微鏡的出血を引き起こす。また，生後12か月以降の児でも，牛乳の過度な摂取(>500 mL/日)で，固形食の摂取量が減少する可能性があり，それが鉄の摂取不足につながる。長期にわたって母乳栄養以外の食品を与えないことが，鉄欠乏の原因になることもある。さまざまな食材をバランスよく摂取しているか？　多くの小児は，鉄分の豊富な食品については好き嫌いが激しい。異食症が鉛摂取に関連している場合があるため，異食症に関しても問診する。
- どんなものであれ，現病歴に出血のエピソードはなかったか？　例えば，女児では月経過多ではないか？
- 患児の人種的背景は？　血族結婚はないか？　異常ヘモグロビン症に関連した背景はないか？
- 住居環境はどんな様子か？　排気ガスや古い鉛塗料に曝露されていないか？

診察

- すべての項目について身体診察を行う
- 臨床的に問題になるレベルの貧血では，診察でも明らかな所見がある。眼瞼結膜や爪床の色が最重要の観察項目である
- 肝脾腫の所見はないか？　肝脾腫の存在は貧血の原因が通常よりも重篤であることを示唆する

精査とその意義

血算	貧血の重症度と型をみる（小球性，低色素性など）。異常細胞，芽球の存在の有無を確認する
血清フェリチン値	鉄欠乏性貧血では低下
亜鉛プロトポルフィリン	鉄欠乏と鉛中毒では上昇
血中鉛濃度	鉛中毒では上昇
ヘモグロビン電気泳動法	異常ヘモグロビンの検出
尿と電解質	腎不全では異常
血液および尿培養	慢性感染
骨髄穿刺	末梢血中に芽球を認めた場合は必要

鉄欠乏性貧血

　小児期早期では，急速な成長を支えるために必要な鉄分の需要が大きいことと，鉄分を多く含む食事摂取が不十分なことが複合して鉄欠乏が非常によく起こる。この鉄欠乏は，牛乳を早期から飲ませることによって起こる慢性失血により増悪しうる。いくつかの統計では，50％もの高率で鉄欠乏性貧血が認められるとされており，多くの国々では小児期早期の児に対し，鉄欠乏性貧血のスクリーニングがルーチン化されている。生後12か月を超えた児に対しても，消化管での微量出血を減少させ，鉄分の豊富な食品をより多く摂取できるように，毎日の牛乳は500 mLに制限すべきである。母乳中には鉄結合蛋白であるラクトフェリンが存在するため，鉄吸収の効率が高まり，鉄欠乏性貧血に対して多少予防的である。

　鉄欠乏性貧血は，通常は無症状であるが，ヘモグロビン値が大きく低下すると，易疲労性や顔色不良が出現する。鉄欠乏の状態はたとえ貧血がなくとも学習に影響を及ぼす。鉄欠乏ではまず貯蔵鉄の不足を反映して，まずフェリチン値が低下する。そして，鉄欠乏の進行とともに，赤血球の小球化（microcytosis），低色素化（hypochromia），異型赤血球化（poikilocytosis）へと進展する。鉄が存在しない場合，ヘム蛋白は亜鉛と結合し，亜鉛プロトポルフィリン値が上昇する。鉄欠乏の治療は2～3か月にわたる鉄塩の経口投与である。患者には，鉄剤によって便が黒くなること，そして用量が多すぎると鉄は危険な物質であることもあらかじめ注意しておくべきである。

サラセミア

　サラセミアは，重症度に幅のある遺伝性低色素性貧血を呈する疾患群であり，ヘモグロビン蛋白の合成過程における欠陥によって引き起こされる。最も頻度が高いのはβサラセミアで，アジアや地中海沿岸で多くみられる（キプロス人の7人に1人，インド人の20人に1人）。概して，世界人口の3％がサラセミア遺伝子変異のキャリアである。

　βサラセミア形質（異常アレルと正常アレルのヘテロ接合）では，軽度の小球性低色素性貧血が認められ，鉄欠乏と混同されることがある。診断はヘモグロビン電気泳動法によって行われ，HbA_2とHbFの上昇が認められる。通常，治療は不要である。αサラセミア形質（異常アレルと正常アレルのヘテロ接合）も軽度の小球性低色素性貧血を示すが，HbA_2とHbFは正常または低下しており，鉄欠乏の所見を認めない。αサラセミア形質に対しては不要な鉄剤による治療は控えるべきであり，将来的に挙児の希望がある場合は，子どもがより重症なサラセミアメジャーを発症する可能性があることを指導し，パートナーにもサラセミアのスクリーニングを行う必要があるかもしれないということを説明しておく。

　ホモ接合のβサラセミアは，重篤な溶血性貧血を引き起こすため，代償的に骨髄の過形成が起こり，顔面骨や頭蓋骨が特徴的に隆起して歯牙の異常を認めるようになる。著明な肝脾腫も伴う。ヘモグロビン値を維持するため，定期的に輸血が必要である。鉄の過剰によるヘモシデローシスは心筋症，糖尿病や皮膚の色素沈着を起こすが，鉄キレート剤であるデフェロキサミンを継続して皮下投与することによって，これらの合併症を最小限にすることが可能である。

鎌状赤血球症

　鎌状赤血球症は，異常ヘモグロビン症では最も頻度が高く，アフリカ西部では4人に1人，アフリカ系カリブ人では10人に1人が罹患する。鎌状赤血球症では，βグロビン鎖のアミノ酸配列の1つが他のアミノ酸に置換され，不安定型ヘモグロビンである鎌状赤血球ヘモグロビン（HbS）が産生される。HbSは還元型になると，高度に連結したポリマーを形成し，赤血球は破砕しやすい突起状の形態（鎌状）に変化する。この赤血球が血管を閉塞し，組織に虚血を引き起こす。ヘテロ接合での鎌状赤血球症のキャリア（鎌状赤血球形質）は，通常は無症状だが，全身麻酔中に問題が生じる場合がある。現在はHb-SCを含む鎌状赤血球症の他の病型やHb-βサラセミアなど，300以上の異常ヘモグロビン症が知られており，片親からHbSを受け継ぎ，他方の片親からはβサラセミアを受け継いでいる，といった複合型ヘテロ接合体の児も認められる。

　ホモ接合の鎌状赤血球症の場合，患児は急性の疼痛発作を繰り返す。これは脱水，低酸素，感染，アシドーシスによって起こることがある。手足の疼痛を伴う腫脹は，初期の症状としてよく認められる。脾梗塞が繰り返されることから，児は機能的無脾に陥ることがあり，それによって重篤な細菌感染症に罹患しやすくなる。このような場合は肺炎球菌ワクチンやペニシリンの予防投与が推奨される。治療は主に対症的であり，鎮痛薬による疼痛コントロール，抗菌薬，保温，十分な輸液などが行われる。

　現在，母親を対象にした全世界的な出生前スクリーニングが提唱されており，また新生児を対象としたヘモグロビン異常のスクリーニングも行われている[*1]。

特発性血小板減少性紫斑病（ITP）

　ITPは典型的には年少児が発症し，皮下出血（紫斑）や点状出血を症状として認めることが多い。ITPを発症した児はこれらの症状以外に問題はなく，元気にみえる。ITPはウイルス感染後に発症することがある。血算では著明な血小板減少（通常は$20,000/\mu L$で$5,000/\mu L$以下のこともある）を認めるが，赤血球数，白血球数は正常である。たいていの児では治療は不要であり，自然に回復するため，他の血液疾患の可能性がないかを血液検査でフォローするだけでよい。たいていの症例では1～2か月で回復するが，少数の症例では出血や慢性ITPへの移行を認めることがあるため，このような症例ではステロイドや免疫グロブリンで治療を行う。もしステロイドで治療を行う場合は，急性白血病を除外するために骨髄穿刺を行ってから治療を開始する[*2]。

キーポイント

- 鉄欠乏は小児期にはよくみられる。これは，小児は急速に成長していること，鉄分豊富な食事の摂取が不十分な場合が多いことにより，貯蔵鉄が欠乏しやすいことが原因である
- 貧血を認める児が，具合が悪そうであったり，リスクの高い人種であれば，鎌状赤血球症など他の貧血の原因も考慮すべきである
- ヘモグロビン異常症は新生児期のスクリーニング[*1]で診断できる

＊1 訳注：日本では未施行。
＊2 訳注：日本では血小板数が$20,000/\mu L$の場合や，$20,000/\mu L$以上でも出血症状を認める場合は治療をすることが多い。

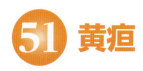
51 黄疸

新生児期の黄疸の原因

非抱合型高ビリルビン血症

未熟性
- 肝酵素の未熟性

Rh不適合
- 母親の血液型がRh(−)で児がRh(+)の場合，母体由来のIgGが溶血の原因となる
- 感作は前の妊娠で成立している
- 重篤な場合，子宮内で胎児水腫の原因となることがある
- Coombs試験陽性

ABO不適合
- 通常，Rh不適合よりは軽症である

感染症
- 細菌感染

血腫
- 分娩外傷によって生じた皮下血腫や頭血腫に含まれる赤血球は崩壊してビリルビンになる

甲状腺機能低下症
- 下垂体疾患に関連していることがある

母乳性黄疸
- 母乳保育中の健康な児に認められる
- 黄疸は生後2週までに認められる

生理的黄疸
- 肝酵素の活性が低い
- 胎児ヘモグロビン(HbF)の崩壊

抱合型ビリルビン血症

肝炎
- 新生児肝炎
- A型肝炎，B型肝炎，C型肝炎
- 先天性ウイルス感染症(CMVなど)
- 先天性代謝異常症(ガラクトース血症など)
- 肝機能障害

嚢胞性線維症
- 胆汁うっ滞

総胆管嚢腫

胆道閉鎖症
- 抱合型ビリルビンが上昇し，黄疸が遷延する
- 灰白色便
- 評価とシンチグラフィー，外科的修復術のため，緊急に紹介する必要がある

(図：赤血球の崩壊 → 非抱合型ビリルビン(脂溶性)，母乳の影響，肝臓で抱合 → 抱合型ビリルビン(水溶性)，腸肝循環，ウロビリノーゲン，ステルコビリノーゲン)

診察時に必要なこと

病歴
- いつ黄疸が出現したか？(生後24時間以内の場合，必ず精密検査が必要である)
- 感染症のリスク因子はあるか？
- 家族歴(嚢胞性線維症，球状赤血球症)があるか？
- 児は元気かつ活動性良好で，哺乳は良好か，または傾眠傾向で哺乳時に覚醒を促す必要がある(重篤な黄疸の場合に認められる症状)か？

診察
- 黄疸の広がり具合はどうなっているか？(黄疸は重篤になるにつれて，頭部から下半身に向けて広がっていく傾向にある)
- 先天性ウイルス感染症を疑わせるような他の病態，例えば，点状出血斑，貧血，肝脾腫といった症状が認められるか？
- 脱水症はないか？ 母乳栄養の確立がうまくいかないと，生後1週の間に重症黄疸と高Na血症を呈することがある
- 元気か？ または感染徴候はないか？
- 便の観察。白色便が認められる場合は，閉塞性黄疸が存在する可能性がある

管理
- 黄疸の原因と重症度を明らかにする
- 血中ビリルビン濃度を下げるため，光線療法を行う
- 重篤な溶血性疾患の場合，核黄疸を防ぐために複数回の交換輸血が必要となることがある
- 抱合型高ビリルビン血症の管理は，原因によって異なるが，胆道閉鎖症が疑われる場合は速やかに肝臓専門医に紹介する
- 黄疸が遷延すると，ビタミンK不足による出血性疾患のリスクが高くなる。凝固機能検査を行い，必要があればビタミンK製剤の補充を行う

精査とその意義

検査	意義
ビリルビン分画	総ビリルビンと抱合型ビリルビン(正常では総ビリルビンの<20%)
血算	血小板数減少があれば，ウイルス感染症かIUGR，貧血があれば，溶血性疾患，好中球数減少や好中球数増加があれば，感染症を考慮する
血液型とCoombs試験	ABO不適合，Rh不適合
甲状腺機能	甲状腺機能低下症
TORCHの検索	B型肝炎，CMV感染
肝機能検査	ALT(GPT)高値は肝炎を考慮する
尿中代謝物の検索	先天性代謝異常症
肝エコー	胆管を描出する
感染症の検索	尿，血液，髄液
肝シンチグラフィー	遷延性抱合型高ビリルビン血症において胆道閉鎖症を除外する目的
凝固機能	肝疾患の場合，凝固因子が十分に合成されない。また，閉塞性黄疸はビタミンK欠乏の原因となることがある

新生児における黄疸と肝疾患

黄疸とは，高ビリルビン血症に伴って起こる皮膚の黄染のことである。過剰な溶血やビリルビン抱合の障害があると非抱合型ビリルビン値が上昇し，胆汁分泌が障害されると抱合型ビリルビン値が上昇する。非抱合型ビリルビンおよび遊離ビリルビンは脂溶性であり，血液脳関門を透過することができる。

治療

光線療法(波長 450 nm の青色光)により，非抱合型ビリルビンを腎臓で排泄されやすい異性体であるビリベルジンに変換する。Rh 不適合や ABO 不適合では，もし光線療法を行ってもビリルビン血中濃度が著明に上昇する場合は交換輸血が必要になることがある。

新生児の溶血性貧血

溶血は，母体の免疫グロブリン G(IgG)抗体が胎盤を通過し，胎児赤血球の抗原と反応することによって起こる。この最も頻度の高い原因は，ABO または Rh 不適合である。Rh 不適合の場合，胎児は Rh(+)，母親は Rh(−)である。母親は，以前の妊娠，出産や流産時に，胎児の赤血球が母親の循環に入ってしまうことにより感作されている。Rh(−)の女性は，今では通常，妊娠 28 週に抗 D 免疫グロブリンを投与される。胎児の貧血は，胎児水腫(重篤な浮腫)を引き起こすことがある。重症の症例では，臍帯を通じて子宮内輸血を行うこともある。生後そういった児は貧血気味であり，急速に重篤な黄疸を発症する。Rh 不適合や重篤な ABO 不適合の治療は，重症の溶血が起こる前に児を娩出させ，交換輸血を行い母体由来の抗体(とビリルビン自体)を洗い流し，早期より積極的に光線療法を行う。抗 D 抗体の作用とを拮抗させるために免疫グロブリンの投与を行うことがある。母体由来 IgG は，児の循環血液中に何週にもわたって残る可能性があり，黄疸が管理可能となった後も溶血が続く原因となりうることを覚えておく必要がある。

核黄疸

高ビリルビン血症において，血中で遊離しているビリルビンは血液脳関門を透過した場合，ビリルビンは基底核に沈着し，核黄疸を引き起こす。これは易刺激性やかん高い泣き声，昏睡などを伴う急性脳症をきたす。基底核への神経毒性障害は難聴やアテトーゼ型脳性麻痺の発症を引き起こすことがある。

生理的黄疸

新生児期の黄疸は非常によく認められ，特に早産児に多い。これは肝臓の未熟性によるものである。程度によっては光線療法が必要となることがある。

母乳性黄疸

母乳性黄疸は，母乳栄養を行っている児に認められる遷延性の黄疸であり，全身状態は良好で便と尿の色も正常である。これは母乳中に含まれる物質により，肝臓のビリルビン抱合酵素が阻害されるためであると考えられている。母乳性黄疸は除外診断であり，抱合型高ビリルビン血症を除外するためにビリルビン分画を測定すべきである。母乳性黄疸は通常，日齢 4〜7 には明らかとなり，生後 3 週〜3 か月は続くことがある。

胆道閉鎖症

胆道閉鎖症はまれ(10,000 人あたり 1 人)ではあるが，肝内または肝外の胆管がないために発症する重要な疾患である。抱合型高ビリルビン血症は生後 1 週を超えたころから発症し，便が粘土色になる。診断が遅れると児は肝不全に陥り，肝移植以外に救命することができなくなることもある。生後 6 週以内に診断がつけば，肝門部腸管瘻造設術(葛西法)を行うことにより，通常は胆汁を十分にドレナージできるようになる。このため，生後 2 週を超えて黄疸が遷延する場合は，血中の抱合型ビリルビンと非抱合型ビリルビンの値を確認しておくことが推奨されている。抱合型ビリルビン分画が高い場合(総ビリルビンの＞20%)には，評価のため，小児肝臓専門医に至急紹介すべきである。

年長児の肝疾患

急性肝不全

小児でも急性肝疾患に罹患することがあり，肝不全に進展することもある。これは以下に示すようなさまざまな疾患で認められる。

- 感染(A 型肝炎など)
- 中毒：自殺企図で行われることがある(アセトアミノフェンの過量内服など)
- Reye 症候群：年少児において有熱性疾患にアスピリンを使用すると，肝不全を伴う症候群を発症することがある。そのため，12 歳未満の小児ではアスピリンの使用を制限すべきである。
- 自己免疫性肝炎
- 代謝性疾患の児における急性代謝性代償不全

肝不全の患者は黄疸，脳症，凝固不全などを伴い，きわめて重篤となる。治療法は限られたものしかなく，特に重篤な場合は緊急で肝移植が必要となることもある。

慢性肝疾患

数は少ないが，小児も慢性肝疾患に罹患することがあり，これは肝移植を必要とするような肝不全に進展することもある。以下のような疾患が慢性肝疾患を引き起こす。

- Wilson 病やガラクトース血症のような代謝性疾患
- A 型肝炎，B 型肝炎のような慢性感染
- 嚢胞性線維症に続発する肝障害
- 胆道閉鎖症は慢性肝障害に進展することがある
- 小腸不全の児における長期間の経静脈栄養
- 自己免疫性肝疾患
- 肥満に続発する脂肪性肝疾患

慢性肝疾患の児は黄疸，皮膚の瘙痒感，腹水，毛細血管拡張，門脈圧の亢進や食道静脈瘤を伴う肝脾腫などの症状を呈することがある。このような児では成長障害が起こることが多く，栄養管理も必要となる場合が多い。

肝移植は，長期間の免疫抑制や感染，拒絶，原疾患の管理といった合併症のモニタリングが必要であり，多職種によるチームアプローチが必須である。

キーポイント

- 軽症の黄疸は新生児，特に早産児には非常に多く認められる
- 生後 24 時間以内の黄疸や生後 2 週以上遷延する黄疸では精査が必要である
- 新生児における黄疸の治療には光線療法や交換輸血が用いられる
- 胆道閉鎖症は閉塞性遷延性黄疸の原因となり，白色便が認められる。早期治療が重要である

52 白血病と小児がん

小児がんの種類

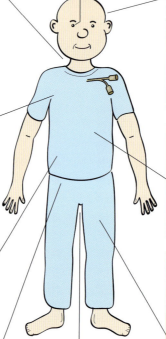

白血病
- 小児悪性腫瘍の中で最も頻度が高い(35%)
- 80%が急性リンパ性白血病(ALL)
- 症状
  - 倦怠感
  - 貧血
  - 皮下出血
  - 骨痛
  - リンパ節腫脹
- 化学療法により，寛解導入と再発防止を行う
- 全体的に予後は良好〔急性リンパ性白血病(ALL)の生存率は85%程度，急性骨髄性白血病の生存率は60〜70%程度〕[*1]

悪性リンパ腫(10%)
- Hodgkinリンパ腫(HL)と非Hodgkinリンパ腫(NHL)に大別される
- 通常はリンパ節腫脹を認める
- 縦隔リンパ節の病変がよく認められる
- 化学療法を開始する前に診断のための生検は必須である

Wilms腫瘍(腎芽腫)(5%)
- 間葉系組織由来で，腫瘤として認められる
- 血尿や高血圧の原因となることもある
- 下大静脈を経て肺に転移することがある
- 10%は遺伝性の症候群(8トリソミー，Beckwith-Wiedemann症候群，無虹彩症(虹彩欠損，11番染色体にコードされる)など
- 2%は泌尿生殖器系の異常を伴う

横紋筋肉腫
- 間葉系組織由来で，腫瘤として認められる
- 頭頸部と泌尿生殖器が好初部位
- 15%に転移が認められる
- 適切な治療を行えば5年生存率は70%程度

網膜芽腫(3%)
- まれだが失明の重要な要因の1つ
- 年少児に多い
- 白色瞳孔や斜視を認める
- 乳児期に最も頻度が高い腫瘍
- 発見が早ければ98%の治癒率

胚細胞腫瘍
- 仙尾部腫瘍
- 性腺腫瘍
- 5年生存率は90%

脳腫瘍
- 小児悪性腫瘍の中で2番目に多い(25%)
- ほとんどの脳腫瘍は原発性
- 頭蓋内圧亢進症状と神経学的徴候を認める
  - 頭痛
  - 悪心と嘔吐
  - かすみ目
  - 斜視(外転神経麻痺)
  - 運動失調，動作の拙劣化
  - 斜頸
  - 内分泌機能障害
- 脳幹や小脳に後発する
- 治療は外科的切除，化学療法および/または放射線療法の組み合わせで行う
- 晩期後遺症には内分泌機能障害，成長障害がある

神経芽腫(7%)
- 5歳以下の小児に多い
- 神経堤細胞由来(副腎髄質と交感神経系)
- 腹部腫瘤，皮下結節，眼窩周囲の皮下出血。なんとなく元気がない，など腫瘍が存在する部位によって症状が異なる
- 尿中カテコールアミン代謝産物増加

骨腫瘍
- 年長児に多い
- 骨痛や骨腫瘤といった症状を認め，通常は長管骨に好発する
- Ewing肉腫は未分化神経外胚葉性腫瘍(PNET)やAskin腫瘍と同じようにEwing肉腫ファミリー腫瘍(EFT)の1つで，11番染色体と22番染色体の転座を認めることが多い。5年生存率は65%程度
- 骨肉腫は小児期に最も頻度が高い骨原発性腫瘍であり，5年生存率は65%程度
- 治療は化学療法と人工骨を用いた外科的治療を行う

小児悪性腫瘍の管理

診断
悪性腫瘍を診断するうえでは，悪性腫瘍の症状は典型的なものだけではなく，さまざまな症状を呈する場合があることを考慮すべきである。悪性腫瘍が疑われる小児は速やかに小児がん専門施設に紹介するべきである。

治療
治療の目的は正常組織に与える障害を最小限にとどめ，腫瘍の根絶を図ることである。悪性腫瘍の治療は毒性が高いため，治療は抗菌薬の予防投与や適切な栄養管理なども必要となる。
- **外科的治療**は診断目的の生検や腫瘍の切除，化学療法や支持療法に必要となる中心静脈カテーテルの挿入のために行う
- **放射線療法**は局所病変の治療，骨髄移植の前処置として行う全身照射に用いられる。隣接した組織は傷害されていることが多く，椎骨や視床下部，下垂体に照射した場合は，長期にわたって成長に影響を及ぼす可能性がある
- **化学療法**に使用される抗がん剤は細胞分裂時に作用して細胞を傷害するものが多い。化学療法の目的は正常細胞を傷害することなく急速に増殖する腫瘍細胞を死滅させることである。抗がん剤は通常，一定の間隔をあけ，組み合わせて投与されることが多い。主な有害事象は脱毛，悪心，免疫抑制および骨髄抑制である。好中球減少時には敗血症を併発するリスクが高いため，患児が好中球減少時に発熱することがあれば，血液やその他の培養の結果が出るまで広域スペクトラムの抗菌薬を積極的に投与する必要がある
- **骨髄移植**は破壊された患児の骨髄を自家骨髄か適合したドナーの骨髄に置き換えるものである。骨髄移植を併用することで強力な化学療法を行うことが可能となる。主な有害事象は重篤な免疫抑制と移植片対宿主病(GVHD)である

[*1] 訳注：全体としての成績はこのようになっているが，両者ともにそのサブタイプによって治療成績は大きく異なる。

悪性腫瘍は小児期には約600人に1人が罹患する（年間では小児10,000人で1人が罹患する）。最も頻度が高い悪性腫瘍は急性白血病と脳腫瘍である。全体的に，専門的な小児がん施設を中心とした研究および標準化された化学療法レジメンを用いることにより，近年では小児がんの予後は著しく改善されてきた。しかし，依然として，予後は悪性腫瘍の種類と初診時の進展の程度に大きく左右される。

急性白血病

白血病は小児期において最も頻度が高い悪性疾患であり（30%），年間に小児10万人中3人に発生する。この疾患は骨髄中で白血球前駆細胞が無秩序に増殖することによって生じる。これらの芽球細胞は末梢循環に流出し，リンパ組織などの組織に集積すると考えられている。小児期の白血病のなかで最も頻度が高いのは急性リンパ性白血病（ALL）であり，腫瘍細胞はリンパ球の前駆細胞である。慢性白血病は，小児期には非常にまれである。

ALLはあらゆる年齢で起こりうるが，好発年齢は2歳から5歳である。1歳未満または10歳以上の場合は予後が悪い傾向にある。発症初期から認められる症状は倦怠感，食欲不振，顔色不良，皮下出血や出血であり，徐々に進行していくことが多い。リンパ節腫脹や脾腫，骨痛が生じることもある。末梢血液像では通常，貧血，血小板数減少と白血球数増多を認めるが，認めない場合もある。白血球が著増（>50,000/μL）している例の方が予後不良である。末梢血の塗抹標本で芽球を認めることがある。診断は，骨髄穿刺を行い，芽球が浸潤した骨髄像を確認することによって確定される。腫瘍細胞に免疫染色や細胞遺伝学的な解析を行い，これらによって予後に関して重要な情報が得られる。90%以上の症例で，腫瘍細胞において特徴的な遺伝子異常が検出される。これらは染色体の数的増加や転座であり，例えば小児ALLの20%で認められるt(12;21)転座ではETV6-RUNX1融合遺伝子が生じる。ALLは，common（75%），T-cell（15%），null（10%），B-cell（1%）のサブタイプに分類できる[*1]。

ALLでは抗がん剤の多剤併用による化学療法により，寛解導入を行う（寛解とは，循環血液中からすべての芽球細胞が消失し，骨髄機能が正常に回復すること）。患児の95%で完全寛解が得られる。寛解維持のために強化療法を行い，強化療法で用いられるメトトレキサートの投与または頭蓋照射は中枢神経浸潤予防の効果がある。その後，1か月ごとの維持療法が必要である。再発した場合は，大量化学療法と骨髄移植の適応となることが多い。ALLの予後は良好であり，5年生存率は85%以上である。その一方で，急性骨髄性白血病ではそのサブタイプによるが，5年生存率は60～70%程度である。

治療の短期副作用

腫瘍崩壊症候群

治療開始前または治療中に大量の腫瘍細胞が崩壊することによって血清中の尿酸，リンおよびカリウムが急速に上昇する。腎臓に沈着した尿酸結晶により腎不全をきたす。腫瘍崩壊症候群は十分な輸液，アロプリノール（キサンチン酸化酵素阻害薬），ラスブリカーゼなどの尿酸酸化酵素の使用により予防できる。

骨髄抑制と発熱性好中球減少症

骨髄抑制は腫瘍細胞の浸潤や化学療法の副作用によって生じる。貧血と血小板減少は，それぞれ赤血球と血小板輸血により治療できる。好中球減少（好中球数<1,000/μLの）治療は困難であり，患児は重症感染を起こすリスクが高い。したがって，好中球減少時に有意な発熱や感染徴候を認めた場合はただちに精査を行い，培養結果が判明するまでは広域スペクトラムの抗菌薬を積極的に使用すべきである。

免疫抑制

治療の結果，重篤な免疫抑制を生じることがある。健常児にとってはささいな感染でも，免疫抑制の状態にある患児では重篤な感染症となるリスクがある。生ワクチンの接種を避けるべきであり，水痘の患者と接触した場合は水痘帯状疱疹ウイルスに対する高力価の免疫グロブリン（VZIG）を投与する必要がある。もし患児が水痘を発症した場合は，アシクロビルとVZIGで治療すべきである[*2]。

栄養

炎症，消化管粘膜の損傷，口内炎や食欲不振は，カロリー摂取の不足をもたらすことがある。その場合，サプリメントなどによる栄養管理が必要となることもある。

治療の晩期障害

椎骨や視床下部，下垂体への放射線照射によって，低身長や不均衡な成長をきたすことがある。視床下部，下垂体への照射は，思春期遅発症に加えて成長ホルモン分泌不全，甲状腺機能低下症，副腎不全，性腺機能不全など，その他の内分泌障害の原因にもなる。頭蓋照射は，特に年少児においては記憶喪失や注意力散漫などの神経認知障害を引き起こす可能性がある。そのため，一部の施設では化学療法の強化や髄注が放射線療法の代替治療として用いられている。化学療法は，不妊，腎毒性，難聴，肺線維症，心筋症をもたらすことがある。化学療法と放射線療法による発がん作用と遺伝的素因の増加によって，二次がんを発症するリスクが有意に高い（約12%）。学校側と専門スタッフのよい連携により最小限にとどめられているものの，慢性的な健康障害と学校の出席率の低下は，教育の達成度に関して長期にわたり影響をもたらす可能性がある。

> **キーポイント**
> - 急性リンパ性白血病（ALL）は小児期の悪性腫瘍で最も頻度が高いが，適切な治療を行えば5年生存率は80%以上である
> - 化学療法による二次性の免疫抑制と好中球減少症は感染のリスクを増加させる。感染が疑われた場合は積極的に治療を行うべきである
> - 小児がんの長期生存者は成長障害や内分泌障害などを含む晩期障害を被る可能性がある

[*1] 訳注：現在はB前駆細胞型，T細胞型，成熟B細胞型とするのが一般的である。

[*2] 訳注：現在，日本ではVZIGは入手できない。

発疹：皮膚病変の種類

皮膚落屑
- 表皮細胞が欠損し、鱗屑となる
- 例：猩紅熱後、川崎病

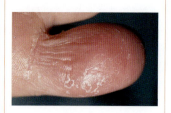

斑状丘疹
- 斑と丘疹の混在
- 癒合傾向あり
- 例：麻疹、薬疹

小水疱
- 液で満たされた膨隆病変。直径が 0.5 cm 未満
- ブラはやや大きな小水疱
- 例：水痘

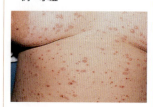

膨疹
- 隆起病変で、隆起部は平坦、中央は蒼白
- 例：じんま疹

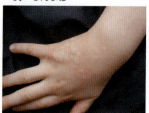

出典：Mollie Mialt 氏のご厚意による

丘疹
- 皮膚表面上に硬く触れる隆起
- 例：虫刺され

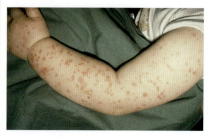

出典：Dr Katherine Thompson のご厚意による

出血斑と点状出血
- 皮膚の中の小さな出血による紫色の病変
- 圧迫しても消えない
- 点状出血は微小な（針先大の）出血斑
- 例：髄膜炎菌菌血症、特発性血小板減少性紫斑病（ITP）、Henoch-Schönlein 紫斑病（HSP）、白血病

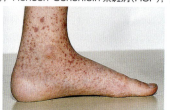

斑
- 平坦でピンク色の病変
- 例：風疹、バラ疹、カフェオレ斑

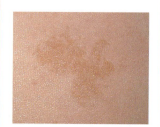

出典：Mollie Mialt 氏のご厚意による

診察時に必要なこと

病歴
- 子どもは具合が悪いか？　発熱しているか？
- 発疹や皮膚病変がどのくらいの期間、出ているか？
- 虫刺されではないか？　アレルギー反応ではないか？
- 反復するものか？
- かゆみはあるか？
- 発疹のある人と接触したか？

診察
以下の言葉で発疹を記述する。
- 隆起しているか、平坦か（丘疹か斑状疹か）
- 痂皮か、鱗屑か
- 色
- 圧迫で消退するか（グラステスト）
- 大きさ
- 範囲（孤立性か、身体全体か、ある部位に限局しているか）

　子どもに見慣れない発疹が出ることや両親が子どもの皮膚の病変や生まれつきのあざを心配するのはまれなことではない。感染やアレルギー、皮膚への刺激によって発疹は急に出ることがある。また、皮膚の変化は慢性疾患の一部分であったり、神経線維腫症や結節性硬化症のような神経皮膚症候群の目印であったりもする。新生児では、皮膚病変は先天母斑であろう。

　皮膚病変の診断は、パターン認識と同様の病変を以前に見たことがあるかどうかによるところが大きいが、体系的かつ論理的に診断に近づいていくことが重要である。また、特に皮膚科などにセカンドオピニオンを聞くときや、鑑別診断のためにデータベースや教科書を参照するときには、病変を正確に表現できるようになることも重要である。後述する体系的な診断法をとれば、確定診断をつけ、さらなる精査や不要な心配をなくすことができるであろう。

54 発疹：乳児期と先天性病変

よくみられる一過性の新生児発疹

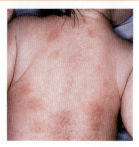

出典：Harper, J., Oranje, A. & Prose, N.S. (2006) Figure1.4.7, p60. *Textbook of Pediatric Dermatology*. 2nd edition, Blackwell Publishing, Ltd. Oxford.

新生児中毒性紅斑
- 新生児で最も一般的にみられる発疹
- 小さな紅斑
- 中心に小さな膿疱を伴うこともある
- 数日で消退する

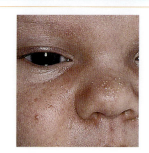

稗粒腫
- とてもよくある発疹
- 微小な表皮嚢胞
- 1～2mmの白色または黄色の密集した斑点
- 鼻，頬，顎，前頭部によく出現する
- 自然消退する

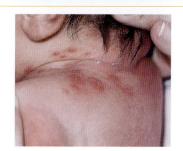

汗疹
- 汗腺の閉塞による
- 高温多湿の環境下でより多くみられる
- 紅色汗疹は生後10～15日に多い
- 周囲の温度を下げることで消退する

おむつかぶれ

アンモニア性皮膚炎
- 紅斑性または丘状水疱状病変，亀裂とびらん
- 割れた皮膚ひだ
- 分泌物や化学物質の刺激による
- 今の使い捨ておむつではまれ
- 細菌やカンジダの二次感染が多く，ヒドロコルチゾンやナイスタチン軟膏を制限して使用。定期的な洗浄，おむつ交換，空気にさらす，皮膚保護剤塗布などで治療する

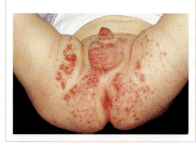

カンジダ性おむつかぶれ
- 境界明瞭なはっきりした赤色疹
- 皮膚の境目を越えて衛星病変を形成する
- 鼠径部のひだに多い
- 鵞口瘡を伴うこともある（口腔内の白い斑点）
- ナイスタチン軟膏塗布，または必要なら経口投与にて治療する

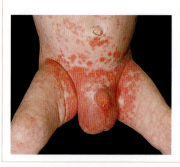

脂漏性おむつかぶれ
- 黄色の鱗屑を伴うピンク色の脂を含んだ病変
- 皮膚ひだ内に多い
- 頭部に乳児脂漏性皮膚炎がみられることもある
- 弱い副腎皮質ステロイドの局所塗布で治療する

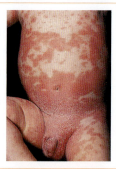

乾癬性おむつかぶれ
- 脂漏性皮膚炎と似ている
- 乾癬の家族歴あり

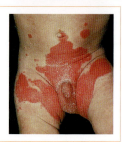

血管性母斑

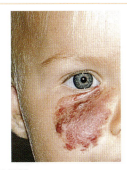

毛細血管腫
- とてもよくある病変，特に早産児に多い
- 血管の増殖によるはっきりした赤いでこぼこした病変
- 2〜4歳まで増大して，その後消退する
- 多くは無治療で自然に消失する
- もし気道や眼などの重要な部位の近くにあるときにはプロプラノロールの経口摂取または塗布により病変を縮小できる

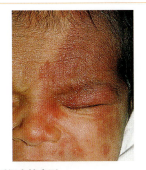

毛細血管奇形
- はっきりした境界のピンクから紫色の病変
- 出生時からある（1,000人に3人）
- 通常の皮膚血管の異常な拡張による
- 髄膜血管腫や頭蓋内石灰化，てんかんを伴ったSturge-Weber症候群の徴候であるかもしれない
- 自然消退しないが，一部の病変はレーザー治療にて改善するかもしれない

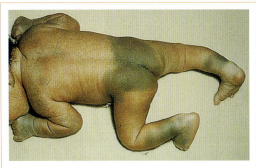

蒙古斑
- 仙骨部の青または灰色の病変
- 有色人種により多くみられる
- 幼少期に消える
- 打撲傷と混同されうる

色素沈着疾患

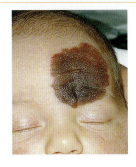

色素性母斑
- 出生時から存在する（先天性母斑）または小児期に出現する〔黒子（ほくろ）〕
- メラニン細胞を含む
- 大きい場合は外科的切除を要するかもしれない
- 大きい場合は悪性化のリスクがある

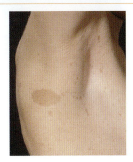

出典：Harper, J., Oranje, A. & Prose, N. S. (2006) Figure19.13.2, p1471. *Textbook of Pediatric Dermatology*. 2nd edition, Blackwell Publishing, Ltd. Oxford.

カフェオレ斑
- 小児期に増加，増大するかもしれない
- 遺伝性疾患でみられる
- 神経線維腫症
- McCune-Albright症候群
- 神経学的，骨格的問題と関連する

出典：Harper, J., Oranje, A. & Prose, N.S. (2006) Figure19.14.10, p1496. *Textbook of Pediatric Dermatology*. 2nd edition, Blackwell Publishing, Ltd. Oxford.

色素脱失
- 遺伝性疾患である結節性硬化症にみられる色素脱失した皮膚領域
- てんかん，知的障害などの脳の異常を起こすかもしれない

紅斑：感染と外寄生

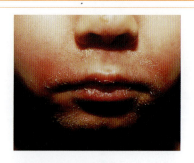

ブドウ球菌皮膚熱傷様症候群＊
- 通常はブドウ球菌感染をきっかけにして起こる
- ショック徴候を伴う全身症状を起こす
- 皮膚擦過物の培養検査で細菌感染とその薬剤感受性を確かめる
- 抗菌薬の静脈注射と全身状態の管理が治療となる

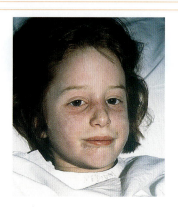

猩紅熱
- A群溶血性レンサ球菌による扁桃腺炎
- 紅斑，紙やすりのようなザラザラした肌
- 口唇周囲の蒼白さ
- イチゴのように赤くはれた舌
- 糸球体腎炎，リウマチ熱の後遺症のリスクがある
- ペニシリンで治療する

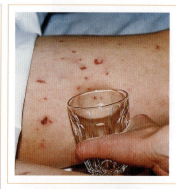

髄膜炎菌性敗血症
- 急激に発症する敗血症。髄膜炎を伴うこともある
- 多くが，B型，C型髄膜炎菌（他の型もみられる）
- 圧迫にて退色しない紫斑から始まる
- 数時間で昏睡，死に至る重症敗血症性ショック
- C型髄膜炎菌のワクチン接種により予防可能
- 抗菌薬と補液による迅速な治療
- B型髄膜炎菌に対する新しいワクチンができていて，英国での予防接種スケジュールに入れられるべきである

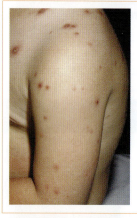

水痘
- とてもよくみられる小児期の感染症
- 曝露から14〜17日後に発症する
- 発熱後に紅斑が出現する（斑点，水疱，痂皮）
- 時には粘膜疹も出ることがある（口腔内，会陰部）
- 肺炎，細菌の二次感染，脳炎などの合併症を起こすことがある
- 合併症のない健康な子どもでは対症的に治療する
- 重篤な合併症のリスクのある免疫不全児では，曝露後には水痘・帯状疱疹ウイルスに対する免疫グロブリン製剤を投与し，発症の徴候があればアシクロビルを投与する

出典：Harper, J., Oranje, A. & Prose, N. S. (2006) Figure 5.3.6, p. 404. *Textbook of Pediatric Dermatology*, 2nd edition, Blackwell Publishing, Ltd., Oxford.

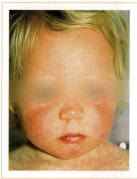

麻疹
- 予防接種した集団ではまれ（麻疹・おたふくかぜ・風疹ワクチンが守ってくれる）
- 曝露から10〜14日後に発症する
- 麻疹様発疹
- 咳，発熱，結膜炎，過敏性
- Koplik斑（口腔内の白斑）
- まれな合併症として脳炎がある

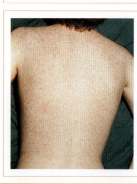

風疹
- 予防接種した集団ではまれ（麻疹・おたふくかぜ・風疹ワクチンが守ってくれる）
- 曝露から14〜21日後に発症する
- 青白い麻疹様発疹が体幹を下がって発生していく
- 妊娠第1三半期の女性が風疹を発症すると，重篤な胎児奇形を起こす

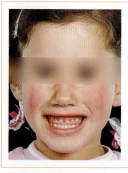

伝染性紅斑
- 低めの発熱を伴う，軽度の全身状態不良
- 平手打ちをされたような頬の赤みが出現する
- 体にはレース状の紅斑が出現する
- 6週間続く
- パルボウイルスB19の感染による

伝染性軟属腫
- 真珠のような光沢のある中心臍窩を伴うドーム型の丘疹
- 特に顔面，腋窩，頸部，大腿部にできる
- 無治療でも自然に寛解する自己限定性疾患である
- 伝染性軟属腫ウイルスの感染による発疹である
- 胸部や腕の内側，腋などの皮膚表面に，キスしたように対称性に発疹が出ることがある

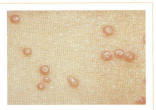

体部白癬（ring worm）
- 遠心性に広がり中心部はきれいになっていく，乾燥した，鱗屑を伴う丘疹
- 水酸化カリウム溶液中に発疹の擦過物を入れて，顕微鏡で観察することで診断を確定する
- 2〜4週間，抗真菌薬を局所塗布することで治療する

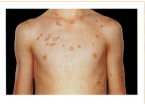

膿痂疹
- べとべとした，盛り上がった，蜂蜜のような色の痂皮
- A群溶血性レンサ球菌またはブドウ球菌による
- 高度に伝染性がある
- 抗菌薬（経口投与ではflucloxacillinまたはエリスロマイシン，または病変が5個以内なら抗菌薬入りのクリームを塗布）

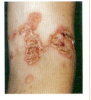

口唇ヘルペス
- 口周囲の単発またはいくつかが集簇した水疱や膿疱
- 単純ヘルペス感染の再燃
- 感冒罹患時やストレスによって再発する
- アシクロビルによって治療されることがある

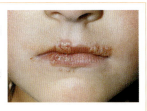

疥癬
- 湿疹の上に膨疹，丘疹，水疱がみられる
- 強烈にかゆい
- 典型的な発疹としては指の間の疥癬孔道がある
- 小児では頭部，頸部，手掌，足底に病変がみられるが，乳児にはみられない
- 擦過標本にダニがみられる
- 家族全員を疥癬虫撲滅剤で治療するとともに寝具を洗濯する

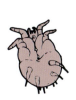
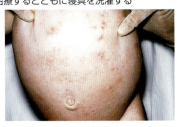

尋常性疣贅
- 表面がふぞろいでざらざらした角化部位
- 手，顔面，膝，肘に起こる
- 足にみられるといぼと呼ばれる
- 直接接触によってうつる
- 自然に消えるが，サリチル酸や液体窒素によって治療することもできる

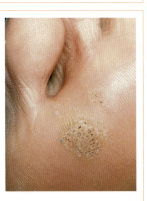

アタマジラミ（*Pediculus humanus capitis*）
- 非常によく学校でみられる。不潔な髪と同様，清潔な髪にも感染する
- 頭皮がかゆい
- 頭髪に，ニット（虫卵）が白い小さな斑点状に付いているのが見える
- 衣服，くし，直接接触で伝染
- 特別細かい櫛で虫卵をよく取り除くことやシラミ駆除シャンプーを使うことで治療する。これらの薬剤に抵抗性のシラミが増えている

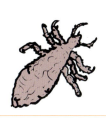
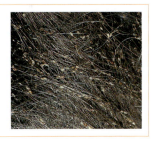

*出典：John Harper教授のご厚意による。*Textbook of Pediatric Dermatology.* 2nd edition, 2005, Blackwell Publishing, Ltd.

56 発疹：一般的な炎症性疾患

アトピー性皮膚炎（湿疹）
- 紅斑，湿潤な"じくじくした"部位，乾燥した鱗屑のある部位，厚くなった皮膚が混在する
- とてもかゆい
- 細菌（ブドウ球菌）やウイルス（単純ヘルペス）の二次感染のリスクがある
- 他のアトピー性疾患を伴うことが多い（例：気管支喘息，花粉症）
- 食物アレルゲンや環境アレルゲンと関連している場合もある
- 母乳栄養は湿疹のリスクを減らすかもしれない
- 皮膚乾燥を防ぐため保湿クリームで治療する
- 湿潤部位にはクリーム（水性）
- 乾燥部位には軟膏（油脂性）
- 外用薬を塗った上に保護布等を巻くWet Wraps法で，皮膚乾燥を防ぎ掻爬を減らすことができる
- 炎症が続く部位にはステロイド塗布を行う
- 重症な場合には免疫抑制薬を塗布（タクロリムス）または経口（シクロスポリン）で使用する
- 慢性の状態に対しては家族の支援とフォローアップが重要である

脂漏性皮膚炎
- 乾燥した，落屑のある，紅斑性の発疹
- 乳児では頭部の脂漏性皮膚炎がみられる
- 顔面，頸部，腋窩，おむつの中に発生する
- オリーブオイルとブラシがけ，抗真菌薬入りのシャンプーで治療する
- 乾癬のようにみえるかもしれない

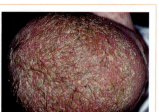

接触性皮膚炎
- 紅斑とじくじくした発疹
- かゆい
- 唾液，洗剤，合成繊維の靴などの刺激物によって引き起こされる
- アトピー性皮膚炎のようにみえる

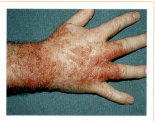

乾癬
- 紅斑を伴う斑点
- 銀色／白色の鱗屑
- 伸筋側の皮膚にみられる—頭皮，膝，肘
- 滴状乾癬—ブドウ球菌性扁桃腺炎と関連する（抗菌薬によって皮膚状態が改善するかもしれない）。体の広い部分に微小な乾癬斑が多数みられる
- 爪床のくぼみ
- ビタミンD類似物質（カルシポトリオール），コールタールの塗布で治療する

アレルギー血管性紫斑病
- いまだはっきりしない機序で起こる血管病変。ウイルス感染後に多い
- 紫斑が殿部と下肢にみられる
- ±関節炎
- ±腹部の血管炎を伴う腹痛，腸重積のリスクがある
- ±腎炎（血尿，蛋白尿，高血圧），腎不全になることは少ない
- 腹痛が強い場合にはステロイドが有用であるという根拠がいくつかある

にきび*
- 思春期にとても多い
- 男性ホルモンと関係する
- 顔面，頭皮，体幹の膿疱を伴う紅斑
- エリスロマイシンやテトラサイクリン系（12歳以上）の抗菌薬で治療する
- 抗男性ホルモンでのホルモン治療がときに行われる
- 皮膚科的に重症な症例ではisotretinoinで治療する

川崎病*
- 全身性の急性炎症疾患
- 感染症のたくさんの特徴を有する
- 5日以上の発熱
- 紅斑
- 典型的には手指，足指の皮がむける
- リンパ節腫脹
- 粘膜の変化（ひび割れた唇，イチゴ舌）
- 結膜炎
- 冠動脈瘤のリスクがある
- 免疫グロブリン製剤とアスピリンで治療する

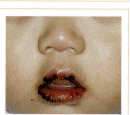
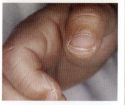

じんま疹（57章参照）

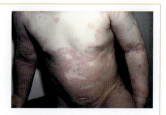

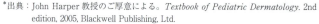

*出典：John Harper教授のご厚意による。*Textbook of Pediatric Dermatology.* 2nd edition, 2005, Blackwell Publishing, Ltd.

57 アレルギー

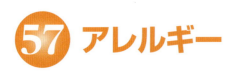

アレルギーをもつ子ども

アトピー
- さまざまな年齢における表現型
  - 湿疹：乳幼児および就学前
  - 食物アレルギー：幼児および就学前
  - 喘息：幼児および就学前
  - 花粉症：10代
- いずれかの年齢において罹患する人が1/3にも及ぶ
- 少数はアナフィラキシーに進展する
- 通常は日常的なアレルゲンに対するIgEを介したI型アレルギー
- アトピーの家族歴があることが多い
- 母乳栄養は防御効果があるかもしれない
- 両親への教育および環境調整が必要かもしれない

喘息（29章参照）
- 罹患率の増加：小児の11%に及ぶ
- 気管支れん縮の反復
- 咳と呼気性喘鳴（wheeze）
- 生命に関わりうる：ぜんそく重積状態
- 環境要因：誘発因子例：イエダニ，チリダニ類
- 気管支拡張薬を必要とする

食物不耐症
- 非アレルギー性の病因
- 酵素欠損によるかもしれない（例：乳糖分解酵素欠損は，乳糖不耐症を引き起こす）
- 食品添加物に対する感受性（例：グルタミン酸ナトリウム）
- 腹部疝痛および下痢を呈する
- 食物を避けることによって治療する

アレルギー性結膜炎
- 涙を伴う，かゆくて充血した結膜
- アレルギー性鼻炎と類似した環境要因
- クロモグリク酸ナトリウムのような局所抗炎症（点眼）薬または局所抗ヒスタミン（点眼）薬によって治療する

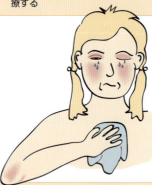

花粉症（アレルギー性鼻炎）
- 人口の10～15%
- 主に思春期に症状を呈する
- 草や樹木の花粉（主に夏の期間）またはイエダニ（通年性）のような環境要因による
- くしゃみ，鼻炎，鼻閉，副鼻腔炎
- 鼻ポリープに進展するかもしれない
- 抗ヒスタミン薬および局所副腎皮質ステロイド（点鼻）薬によって治療する

アナフィラキシー
- さまざまなアレルゲンに対する重篤な全身症状の急性発作
- 特異的IgEが肥満細胞からのヒスタミン遊離の誘因になる
- 血管性浮腫および気管支れん縮により，呼吸が障害され，低酸素症になりうる
- 毛細血管漏出がショックを誘導しうる
- 誘因：
  - 食物（例：ピーナッツ，木の実，魚，卵，牛乳）
  - 昆虫（例：ハナバチ，カリバチ）
  - 薬剤（例：抗菌薬）
  - 環境（例：重症ラテックスアレルギー）
- 抗ヒスタミン薬やステロイド薬，アドレナリン筋注によって治療する

湿疹（56章参照）
- アトピー性皮膚炎
- 乳幼児では伸側面によくみられる
- 年長児では屈側の折り目に限局化する
- 食事（例：牛乳蛋白アレルギー）または環境曝露（例：洗剤）が誘因になりうる
- 保湿剤および局所ステロイド（軟膏）薬によって治療する

接触性皮膚炎
- IV型アレルギー
- 安価な宝飾品に含有されるニッケルとの接触
- 光過敏性発疹がある植物との接触が誘因となりうる
- 原因を同定するのに皮膚パッチテストが有用となりうる

診察時に必要なこと

病歴
- アトピー（花粉症，湿疹または喘息）の家族歴があるか？
- その子どもは乳児期に湿疹があったか？
- 明らかな環境誘因物質はあるか？
- すべての食物摂取歴を尋ねる：食物アレルギー日記をつけることが原因同定の一助となりうる
- いかなるアレルゲン除去が今までになされてきたか？
- 薬剤について尋ねる：薬剤アレルギーの既往があるか？
- 過去にどのような治療が必要だったか？：過去のアドレナリン使用歴はそのアレルギーが生命に関わることを示唆する
- 子どもの日常生活はどれくらいそのアレルゲンによって影響を受けているか？

診察
- **気道**：吸気性喘鳴（stridor），または口唇や舌の明らかな血管性浮腫の所見はあるか？ 鼻閉やポリープはあるか？
- **呼吸**：呼吸窮迫の徴候を観察し，呼気性喘鳴（wheeze）をチェックする。喘息重積状態の"呼吸音減弱"に注意する
- **循環**：ショックの所見である毛細血管再充満時間をチェックする。血圧は測定すべきであるが，低血圧はかなり遅くでてくる徴候である
- **皮膚**：じんま疹（膨疹），湿疹の表皮剥離および小水疱をチェックする。苔癬化は慢性重症湿疹を示唆する

精査
- 疑わしいアレルゲン（例：樹木の花粉，ピーナッツ，牛乳，卵，家塵ダニ）に対する特異的IgE抗体をチェックする
- 皮膚プリックテストは，接触性皮膚炎の診断に有用と思われるが，特異度は低い。陽性所見は感作を示唆するが，必ずしも症状とは合致しない
- 喘息におけるピークフロー測定や肺機能検査：気管支拡張薬による治療後の可逆性検査も含む
- 管理下でのアレルゲン負荷試験：アレルゲンの量を徐々に増やしながら，十分に注意して負荷試験を行い，一定期間の除去の後にもアレルギーがまだ持続しているかどうかを見極める。十分なケアをしながら，また，以前に重篤なアレルギー反応が出た場合には，アナフィラキシーに対する緊急治療ができる設備を整え，注意しながら施行すべきである

治療
- アレルゲンを避ける
- 抗ヒスタミン薬
- ステロイド（局所または全身投与）
- アドレナリン（アナフィラキシーに対して）

アトピー性疾患

アレルギーは4人に1人以上はいずれかの年齢において罹患する。最も頻度が高い小児の病気の1つになっている。発生率は世界中の多くの国で増加しているようにみえるが、その理由は明らかではない。大気汚染への曝露は1つの寄与因子でありうるし、過度の清潔や、幼少期に感染やアレルゲンへの曝露が不足することも他の寄与因子でありうる。

アレルギーは、特定の環境アレルゲンに対してIgE抗体ができることによって起こる。いったん感作されると、アトピー体質の人は再曝露時にI型(即時型)過敏反応を引き起こし、局所または全身反応につながる。この炎症反応は、肥満細胞からのヒスタミンや他のサイトカインの遊離によって引き起こされ、以下のような反応が続く。

- 急性炎症(じんま疹)
- 気管支れん縮(気管支喘息)
- 慢性炎症(例:湿疹)

生命に関わる気道閉塞(血管性浮腫)またはショックは、アレルゲン曝露に対する大きな全身反応(アナフィラキシー)が存在すると起こりうる。

発症年齢はさまざまであるが、ほとんどのアトピー体質の子どもは5〜6歳までに症状が進展する。乳幼児は特に、湿疹や牛乳または卵のアレルギーを呈しやすい。就学前の子どもは、最初はウイルス感染をきっかけにして、その後は家塵ダニのような環境アレルゲンによって、喘息を呈しやすい。より年長児や若者では、アレルギー性鼻炎や結膜炎がより多くみられる。アトピーの家族歴があることが多い。長期にわたる母乳のみの栄養はのちのアレルギーを減弱させるというよい根拠がある。

湿疹

湿疹については56章で詳しく述べた。

気管支喘息

気管支喘息急性発作については29章で述べた。慢性気管支喘息の管理については26章で述べた。

アレルギー性鼻炎

アレルギー性鼻炎(花粉症)は、思春期にピークに達する。くしゃみや鼻汁、鼻閉、瘙痒感は通常、空中浮遊アレルゲンに対するIgEによって引き起こされる。木や草の花粉、糸状菌の芽胞やペットのフケはよくある誘因である。花粉は、特に初夏の乾燥した暑い日に蔓延する。小児は、自身の手で常に鼻をこすることによる"アレルギー性の横に走る鼻のひだ"を呈するかもしれない。鼻ポリープは、慢性炎症に伴って進展しうる。抗ヒスタミン薬やステロイド点鼻薬にて治療する。

アレルギー性結膜炎

アレルギー性鼻炎をもつ子どもの多くは、反復性非感染性結膜炎も有する。眼は充血し、ザラザラしており、かゆいと感じ、涙が多い。局所の抗ヒスタミン薬やクロモグリク酸ナトリウムのような肥満細胞安定薬(点眼液)にて治療する。

食物アレルギー

食物アレルギーはIgEを介した反応であり、増加しているようであり、就学前の子どもの3〜6%、学童の2〜3%が罹患している。乳幼児では、皮膚病変を呈することが多く、湿疹、じんま疹および血管性浮腫がみられる。呼気性喘鳴、下痢、嘔吐を呈することもある。乳児において疝痛が起こる。乳幼児で最も頻度が高い食物アレルゲンは、牛乳蛋白、卵、ピーナッツである。牛乳蛋白アレルギーと豆乳アレルギーとの間には交差反応性が存在する(30%)。より年長児では、柑橘類、木の実やピーナッツ、魚貝類への過敏反応がよくみられる。症状は即時

に出たり、数日、場合によっては数週間後に出ることもある。

診断は明らかな曝露歴、特異的IgE抗体の有意レベルの存在や皮膚プリックテスト陽性によって行われなければならないし、標準化された比較対照食物負荷試験によって確定診断することが望ましい。治療は、そのアレルゲンを通常は2年間ほど食事から除去することであり、その後、管理下の食物負荷試験を行う。栄養士は、バランスのとれた食事(例:牛乳を除去するのであれば、カルシウムを補給する)を助言すべきである。食物に対する重篤なアナフィラキシーは比較的まれであり、過剰診断のために非常に制限した食事や生活習慣を導くリスクがある。同時に起こる喘息をもつ子どもでは、アナフィラキシーのリスクが増え、アドレナリンを携帯し、"医療用警告"腕輪をはめる必要があるかもしれない。非常にまれには、空中浮遊アレルゲンと食物アレルゲン(例:シラカバ花粉とリンゴ)との間には交差反応性が存在しうるし、そのことが一定の食物に反応して季節的粘膜炎症につながる(口腔アレルギー症候群)。

食物過敏性はIgEを介さない反応で、腹痛、嘔吐、下痢、大腸炎といった主に消化器症状を引き起こす。

じんま疹、血管性浮腫、アナフィラキシー

食物、昆虫刺傷および薬剤を含むさまざまなアレルゲンが、重症な急性アレルギー反応を起こしうる。最も重篤で生命に関わるものはアナフィラキシーとして知られている。アレルギー反応は多くの場合、じんま疹様発作―紅斑性の縁と蒼白な中央を有した盛り上がった、境界明瞭なかゆみのある膨疹(56章参照)で始まる。少数例では、じんま疹は非アレルギー性の機序で起こり、冷感、圧(Köbner現象)、または他の物理的な要因で、肥満細胞がヒスタミンを遊離することによって起こる。接触性皮膚炎(IgEを介した遅延型のIV型アレルギー)も、じんま疹を起こしうる。血管性浮腫は、IgEでのI型の即時型反応によって起こる眼周囲や口唇、気道の急性組織腫脹である。これが、吸気性喘鳴や気道閉塞の原因となりうる。

アナフィラキシーは、全身性の炎症や血管拡張と毛細血管漏出によるショックを引き起こす炎症メディエータの大量放出に関与する。浮腫や気管支れん縮による気道閉塞も起こる。非常に急速な症状の発現があり、顔面潮紅や頻脈、"差し迫った破滅(impending doom)"の感情と関係することが多い。よくみられる誘因には、薬剤(例:ペニシリン、麻酔薬)、食物(ピーナッツ、貝類)、ラテックス(ゴム手袋)、昆虫刺傷(カリバチ、ハナバチ)がある。治療は、アレルゲンの除去、アドレナリンの筋肉内注射、抗ヒスタミン薬経口投与、ヒドロコルチゾンの静脈内注射である。

アナフィラキシーの既往のある患者は、専門医による管理のためにアレルギークリニックに紹介されなければならない。患児に、症状が出現した際に決まった量のアドレナリンを筋肉内に注射することができるアドレナリンの自動注入器(例:エピペン®)を供給することは適切であると考えられる。患児や両親、学校の看護師に、予防的な助言することは重要であるが、生活習慣に関して制限しすぎないことである。

キーポイント

- アトピー性疾患は先進国で増加している
- 湿疹やミルクアレルギーは、乳幼児期においては比較的よくみられるが、大部分は自然寛解する
- 季節性のアレルギー性鼻炎や結膜炎はよくみられる(10代では40%にまで達する)
- アレルギー検査は議論のあるところである。というのは、皮膚プリックテストも血清IgE検査も、結果の解釈にあいまいなところがあるからである
- 教育およびアレルゲン回避による予防は、すべてのアトピー状態にとって重要である
- 食物に対する重篤なアナフィラキシーはまれであるが、毎年少人数の避けることができた死の原因となる

58 急性期重症小児の評価

急性期重症小児の所見

小児は急激に重篤化しやすく，救命するためには重症度を素早く判断し，適切な救急処置や迅速な治療を行うことが必要である。親は，たとえ正確な原因を突き止められないとしても，自分の子どもの具合が急に悪くなっていることは認識できるものである。不安に駆られた親は，医師の見立てを早く知りたいという思いから，子どもをかかりつけ医や救急外来に連れていくのである。

急性疾患の認識

医療従事者は重症疾患の徴候を素早く認識し，精査や治療が必要かどうか適切なトリアージを行えることが非常に重要である。発熱は感染症のごくありふれた所見であり，警告サイン（red flags）を認識することこそが重要である。下記の表に急性重症疾患の重症度を認識するための特徴を挙げている。

具合の悪い小児の一般的な所見
- しばしば突然発症する高熱（24章参照）
- 圧迫で消退しない発疹（敗血症）
- 意識レベルの変容（43章参照）
- 重症脱水
- けいれん
- アナフィラキシー
- 異物誤嚥，窒息
- 急性の喘息発作
- 薬物摂取（偶発的または意図的）
- 熱傷

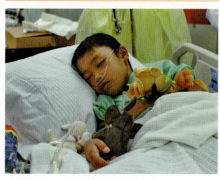

小児の急性疾患の初期徴候を見逃すと，最終的には心肺停止に至る可能性がある（59章参照）。小児において，心停止は心疾患に由来するよりも呼吸不全や循環不全に続発することが多い。これらの徴候を認識し迅速に治療することで，多くの場合，心停止は予防可能となる。

	緑（低リスク）	黄（中リスク）	赤（高リスク）
色調（皮膚，口唇，舌）	正常	顔面蒼白（保護者からの訴え）	顔面蒼白／まだら模様
活動性	疎通性正常 機嫌良好／笑顔あり 覚醒／容易に覚醒 元気よく啼泣／啼泣なし	疎通性異常 笑顔なし 刺激し続けてようやく覚醒 活動性低下	疎通性なし 医療従事者から見て具合が悪い 覚醒しない／覚醒してもすぐ寝てしまう 弱く甲高い啼泣／啼泣し続ける
呼吸		鼻翼呼吸 頻呼吸： 　RR＞50回/分（6～12か月） 　RR＞40回/分（12か月以上） 酸素飽和度≦95%（室内気） 聴診でラ音聴取	呻吟 頻呼吸： 　RR＞60回/分 中等度～重度の胸骨陥没
循環	正常皮膚・眼球 湿った粘膜	頻脈： 　＞160回/分（12か月未満） 　＞150回/分（12～24か月） 　＞140回/分（2～5歳） CRT≧3秒 乾燥した粘膜 乳児における経口摂取不良 尿量減少	皮膚ツルゴール低下
その他	黄・赤の徴候・症状なし	体温≧38℃（3～6か月） 悪寒 発熱≧5日間 四肢・関節の発汗 四肢の抗重力運動なし／動かさない	体温≧38℃（3か月未満） 圧迫で消退しない発疹 大泉門膨隆 項部硬直 てんかん重積 神経学的巣所見あり 焦点発作

CRT：毛細血管再充満時間，RR：呼吸数

NICE guideline on feverish illness in children より。

体液喪失
- 出血
- 嘔吐
- 下痢
- 熱傷

体液の異常分布
- 敗血症性ショック
- 心疾患
- アナフィラキシー
- ネフローゼ症候群（毛細血管漏出）

呼吸困難
- 異物
- クループ
- 喘息
- 気管支炎
- 肺炎

呼吸抑制
- けいれん
- 頭蓋内圧亢進
- 中毒
- 麻薬

↓（体液喪失・体液の異常分布）→ 循環不全（ショック）

↓（呼吸困難・呼吸抑制）→ 呼吸不全

→ 心停止

循環不全（ショック）

ショックとは，急性循環不全により組織内の血液灌流が不十分な状態を意味する。ショックの際は，皮膚・筋肉・消化管から，脳・心臓などの重要な臓器へ血液を再配分させるように身体が反応する。そのため，ショックに陥った小児は，蒼白で皮膚の血液灌流が悪くなる。血圧は末梢血管の収縮によって維持されるため，血圧低下はショックの晩期徴候となる。中枢側で毛細血管再充満時間（CRT）の延長を確認すれば，循環不全のより信頼性の高い徴候となる。正常のCRTは2秒以内である。

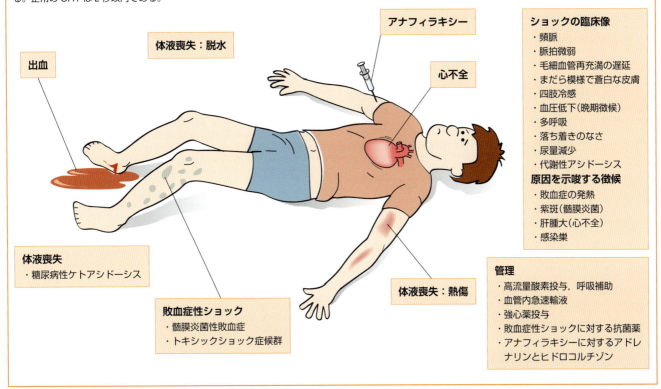

ショックの臨床像
- 頻脈
- 脈拍微弱
- 毛細血管再充満の遅延
- まだら模様で蒼白な皮膚
- 四肢冷感
- 血圧低下（晩期徴候）
- 多呼吸
- 落ち着きのなさ
- 尿量減少
- 代謝性アシドーシス

原因を示唆する徴候
- 敗血症の発熱
- 紫斑（髄膜炎菌）
- 肝腫大（心不全）
- 感染巣

管理
- 高流量酸素投与，呼吸補助
- 血管内急速輸液
- 強心薬投与
- 敗血症性ショックに対する抗菌薬
- アナフィラキシーに対するアドレナリンとヒドロコルチゾン

呼吸不全の原因

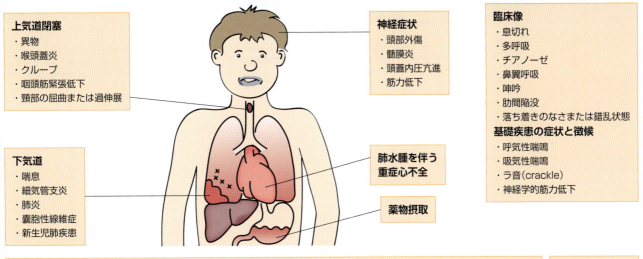

臨床像
- 息切れ
- 多呼吸
- チアノーゼ
- 鼻翼呼吸
- 呻吟
- 肋間陥没
- 落ち着きのなさまたは錯乱状態

基礎疾患の症状と徴候
- 呼気性喘鳴
- 吸気性喘鳴
- ラ音（crackle）
- 神経学的筋力低下

精査
- 酸素飽和度
- 動脈血ガス分析
- 胸部X線検査

管理
- 身体診察，血液ガス分析，酸素飽和度モニターから重症度を評価する
- 高流量酸素を投与する
- P_{CO_2} が上昇した場合は，気管挿管と人工呼吸管理を施行する（実際に人工呼吸を行うかどうかは，血液ガス所見のみならず，臨床的な基準に基づいて決める）
- 基礎疾患を治療する：抗菌薬（感染症），気管支拡張薬とステロイド（喘息），異物除去

呼吸不全

呼吸不全とは，動脈血の正常な酸素濃度と二酸化炭素濃度を維持することができない呼吸状態と定義される。呼吸不全は，患児が無呼吸または重度のチアノーゼを示す場合には明らかであるが，切迫した呼吸不全が明らかになる前に気づいて，迅速な介入をすることが重要である。50回／分以上の頻呼吸，呻吟，酸素飽和度＜95％（室内気）は重篤な呼吸窮迫の徴候である。

急性上気道閉塞

急性上気道閉塞は，医療上の緊急疾患である。原因には，感染症（喉頭蓋炎，クループ）や異物誤嚥（口にすぐ小さな物を入れる乳幼児に多い）などがある。窒息，咳，チアノーゼなどが突然起こり，その場に倒れる。吸気性喘鳴（27章参照）と著明な肋間の陥没呼吸を認めうる。喉頭蓋炎を疑う場合には，患児の咽頭を診察してはならない。窒息時の処置については59章に記載する。

敗血症性ショック

髄膜炎菌性敗血症は，敗血症性ショックを引き起こす最も致命的な原因の1つであり，Gram陰性双球菌の髄膜炎菌感染による。患者の40～50％は髄膜炎のみであり（60章参照），40％は髄膜炎と敗血症を併発し，10％は敗血症のみである。非特異的なインフルエンザ様の症状で発症し，数時間以内に発疹が出現する。初期は，紅斑または点状出血であるが，急速に紫斑となる。両親によってグラス試験（55章の写真参照）をすることが推奨されており，ガラスのコップを皮膚に押し付けて発疹が消退しなければ陽性と考え，医師に至急相談すべきとされている。

劇症型の敗血症は数時間で発症し，エンドトキシンによる重篤な敗血症性ショックと昏睡状態に陥る。致死率は約10％である。紫斑と発熱を併発したすべての小児には，セフトリアキソンを筋注してただちに病院へ搬送すべきである。現在，髄膜炎菌のA，B，C型ワクチンが投与可能である[*1]。人口の20～30％は髄膜炎菌を鼻咽頭に保菌しているので，濃厚接触に対してはリファンピシンを予防投与すべきである。

髄膜炎菌性疾患を示唆する特徴
発熱および圧迫で消退しない発疹があり，特に下記を満たす場合
- 重症感がある
- 圧迫で消退しない発疹の大きさが2mmを超える（紫斑）
- 項部硬直がある
- 毛細血管再充満時間（CRT）≧3秒

ブドウ球菌性トキシックショック症候群を示唆する特徴
- 急性発症の高熱
- 筋肉痛
- 落屑性発疹
- ショックの徴候がある

元々の感染源は，擦過傷のように軽微な可能性があり，女児では月経と関連することもある。循環のサポートとflucloxacillinやクリンダマイシンを併用した高用量の抗菌薬投与が必要である。

警鐘となる神経学的所見

すでに起こっている，または差し迫った深刻な神経学的異常を示す徴候は以下である。
- 傾眠，嗜眠，およびその他の意識レベルの変容
- 重篤な頭痛（特に嘔吐を伴う場合）
- 易刺激性，甲高い泣き声
- 泉門膨隆（乳児）
- 項部硬直
- 急に発症した筋力低下
- 新たな脳神経所見
- 異常な行動
- けいれん

これらの症状がみられたら，原因を突きとめるために精査を行う。頭蓋内圧亢進，中枢神経系（CNS）感染症を考慮し，CTまたはMRIスキャンの神経画像の必要性について検討する。

キーポイント
- 切迫した循環呼吸不全を早期に認識することが非常に重要である
- 易刺激性は，低酸素血症や中枢神経感染症の初期徴候の可能性がある
- 圧迫で消退しない発疹のある重症小児では，髄膜炎菌性敗血症を想起すべきであり，緊急処置が必要である
- 意識レベルの変容には常に注意を払うべきである

＊1 訳注：日本で承認されているのはメナクトラのみである。

59 小児の卒倒

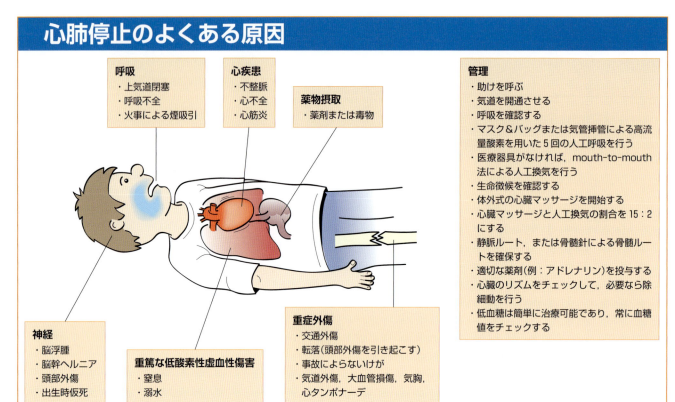

卒倒および心肺停止

突然に卒倒した小児がすべて，呼吸停止や心停止になるわけではない。突然の卒倒の原因を以下に記載するが，これらの多くについては 43, 60 章で詳述する。しかし，ただちに一次救命処置(basic life support)を行わなければ，心肺停止に進行しうる。このような場合，気道確保がうまくいっていないことが多い。

小児の突然の卒倒の原因
- 失神(血管迷走神経反射)
- てんかん
- 窒息
- 不整脈(まれ)
- 詐病(まれ)
- 低血糖
- 薬物摂取
- アナフィラキシー

心肺停止は，重篤な呼吸不全または心不全が急速に悪化するか，適切な治療が施されなかった場合に起こる。病院の外で起きた心肺停止は，訓練された者が到着するまで，一次救命処置を迅速に行うことが要求される。病院内で起きたときは，訓練された蘇生チームが救命処置を施行すべきである。小児の心肺停止は，ほとんどの場合，心疾患ではなく，低酸素状態から二次的に生じることが多く，高流量酸素と人工換気によって気道を確保し十分な酸素化を行うことと，必要な場合(例：心停止または重度の徐脈)は，心臓マッサージにより酸素を全身に循環させることが非常に重要である。

気道確保と人工換気

気道確保には，顎を挙上し頭部を後方へ傾ける "sniffing position" をとる。乳児の場合には，中立位(自然な臥位における頭部の位置)でよい。頸椎損傷の可能性がある場合には，介助者が頸椎を保持している間に "jaw-thrust" 法によって気道を確保する。次に吸引によって，吐物や分泌物を取り除く。人工換気は，mouth-to-mouth 法か，乳児では mouth-to-mouth & nose 法によって施行できる。まず，5回息を吹込んだ後に循環の徴候(体動，正常な呼吸，咳き込み，中心動脈の拍動)をチェックする。生命徴候がなければ，心臓マッサージを開始する。

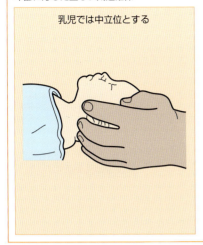
年齢に応じた正しい気道確保
乳児では中立位とする

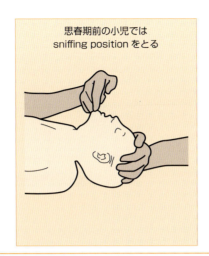
思春期前の小児ではsniffing positionをとる

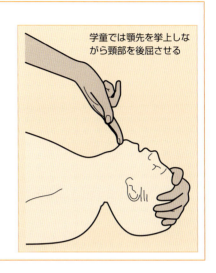
学童では顎先を挙上しながら頸部を後屈させる

窒息

小児は，異物による窒息を起こすリスクが高い。これは，一部は小児の特性による（幼児は小さい物を何でも口に入れたり，年長児は食べ物を空中に投げて食べたりペン先を吸ったりする）。また，一部は気道が狭いという小児の解剖学的理由による。小児の気道は円錐状の形をしている。輪状軟骨の位置が最も狭く，異物が詰まり，完全に気道を閉塞してしまう。これにより突然窒息を起こして，チアノーゼを呈し卒倒する。窒息には，咳き込むように促すか，意識障害を呈している場合には，気道を開通させ，目に見える閉塞物はすべて取り除くか，代わりに背中を叩打するか，異物を吐き出させるために胸部／腹部を圧迫する。腹部圧迫（Heimlich法）は，乳児の場合，肝臓や脾臓を損傷するおそれがあるため施行すべきではない。その代わりに，乳児の頭を下げた状態で，背部を叩打し胸部を圧迫する方法をとる。これらの方法が成功しなかった場合には，緊急気管切開や輪状甲状間膜切開による人工換気が必要となる。

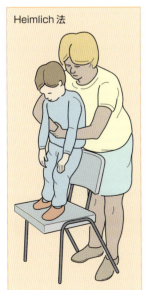
Heimlich法

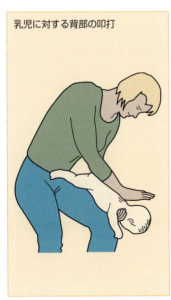
乳児に対する背部の叩打

体外式心臓マッサージ

乳児の心臓マッサージは，両手で胸郭を囲み，両母指を用いて，胸骨の下1/3を圧迫する。年少児では，片方の手掌の付け根の部分を用い，年長児では，両手を用いる。圧迫と換気の比率は，新生児以外の全年齢に対して15：2とし，新生児では3：1とする。

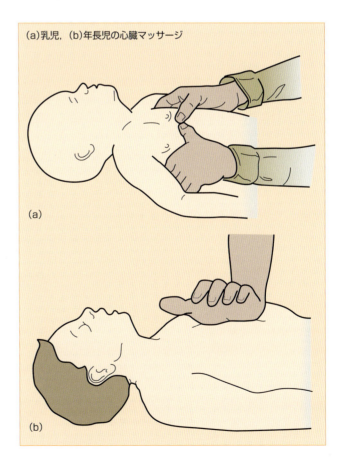
(a)乳児，(b)年長児の心臓マッサージ

これらの方法で効果がない場合には，心停止の原因によっては，アドレナリンや炭酸水素ナトリウムなどの投与，急速輸液が必要となってくる。アドレナリンは，静注か，骨髄内投与が

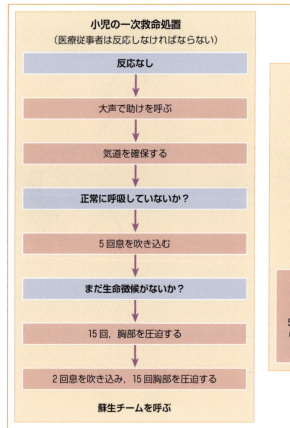
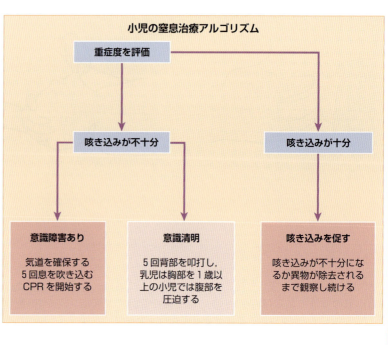

出典：Resuscitation Council Guidelines (UK). The European Resuscitation Guidelines for Resuscitation 2015

可能である．気管内投与は，効果が不十分であることが証明されており，静脈ルートや骨髄内ルートが確保できなかった場合にのみ使用すべきである．小児の心停止では，除細動が必要となることは非常にまれであるが，心室細動，心室頻拍，薬物に反応しない上室頻拍などの不整脈のときには必要となってくる．致死的不整脈は，先天性心疾患（術後），薬物摂取（例：三環系抗うつ薬の過量摂取），心電図上の QT 延長などの小児に起こりやすい．

卒倒した児の評価法のポイント

- 反応はあるか？
- すぐに助けを呼ぶ．児の反応を迅速に評価する：刺激して「大丈夫？」と声をかける．子どもの身体を揺らしてはならない
- 児に反応があり呼吸をして気道も確保されていれば，そのままの体位にして助けを待つ
- 児が反応せずに呼吸をしていなければ，一次救命処置を行う
- 児が正常に呼吸しているが反応がなければ，側臥位にして回復体位（recovery position）をとる
- 一次救命処置は中断せずに，助けが来るまで行う．1 分間の心肺蘇生法（CPR）を施行しても助けが来ない場合には，助けを呼びに行く
- 出血部位を圧迫する
- 瞳孔，肢位，意識レベルをチェックして，神経学的状態を迅速に評価する
- 助けが到着するか，病院内の場合には：
  ・中断せずに一次救命処置を継続する
  ・必要に応じて，二次救命処置を開始する（例：気管挿管，血管確保，薬剤投与）
  ・モニタリングを開始する（心電図，酸素飽和度）
  ・必ず血糖値をチェックする
- 適切な精査を行い，根治的治療を開始する（例：敗血症が疑われる場合には，感染のスクリーニング検査と広域スペクトラムの抗菌薬を使用する）
- 患児の状態が安定したら，根治的治療のために ICU へ搬送する

キーポイント

- 心停止は通常，呼吸不全またはショックから二次的に起こる
- 上気道閉塞は，乳幼児の急性呼吸不全でよくある原因である
- 気道確保と十分な酸素投与が不可欠である
- 一次救命処置は，身につけるべき実用的な技術である

60 意識障害

昏睡の原因

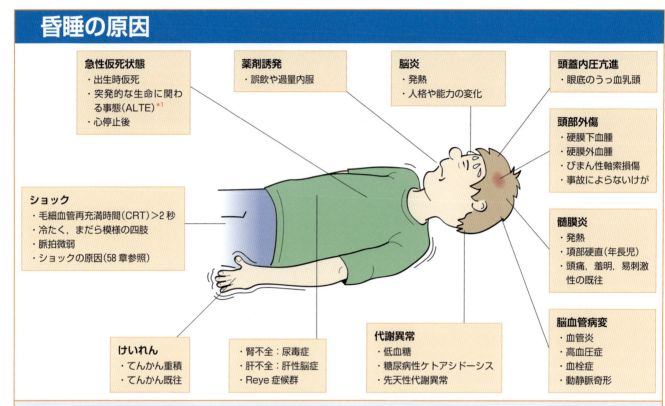

- **急性仮死状態**
  - 出生時仮死
  - 突発的な生命に関わる事態(ALTE)[*1]
  - 心停止後
- **薬剤誘発**
  - 誤飲や過量内服
- **脳炎**
  - 発熱
  - 人格や能力の変化
- **頭蓋内圧亢進**
  - 眼底のうっ血乳頭
- **頭部外傷**
  - 硬膜下血腫
  - 硬膜外血腫
  - びまん性軸索損傷
  - 事故によらないけが
- **ショック**
  - 毛細血管再充満時間(CRT)>2秒
  - 冷たく, まだら模様の四肢
  - 脈拍微弱
  - ショックの原因(58章参照)
- **髄膜炎**
  - 発熱
  - 項部硬直(年長児)
  - 頭痛, 羞明, 易刺激性の既往
- **けいれん**
  - てんかん重積
  - てんかん既往
- 腎不全：尿毒症
- 肝不全：肝性脳症
- Reye症候群
- **代謝異常**
  - 低血糖
  - 糖尿病性ケトアシドーシス
  - 先天性代謝異常
- **脳血管病変**
  - 血管炎
  - 高血圧症
  - 血栓症
  - 動静脈奇形

診察時に必要なこと

病歴

- 薬剤の過量内服の可能性を聞く(年少児では, 故意か事故かを聞く)
- 先行疾患や重症感染(例：髄膜炎)患者との接触を確認
- 事故によらないけがの可能性を評価(68章「ネグレクトと虐待」参照)
- けいれんの既往と持続時間
- 昏睡前の神経学的発達状態の確認

診察

- **バイタルサイン**：徐脈(頭蓋内圧亢進を示唆)や頻脈(薬物摂取)。深い溜息様の呼吸(Kussmaul呼吸)は, 糖尿病性ケトアシドーシスを示唆する。呼気にケトン臭がある
- 感染源を探す。発疹や項部硬直, 肺炎, 尿路感染症をチェックする
- 瞳孔確認：左右対称か, 対光反射は問題ないか？
- 異常肢位の確認(除皮質または除脳硬直)
- 修正Glasgow Coma Scale(GCS)またはAVPU(右段参照)を用いて意識レベルを評価する
- 忘れずに血糖値をチェックする。低血糖が昏睡の最も頻度の高い代謝性原因である

精査とその意義

血糖	低血糖または高血糖
血算	感染症または急激な出血(ヘモグロビン低値と充塡赤血球量低値)
血液培養	起因菌の同定
BUNと電解質	脱水でBUN高値, Naは高値または低値
血液ガス分析	代謝性または呼吸性アシドーシス(6章参照)
胸部X線検査	感染症, 心不全, 外傷(例：肋骨骨折)
CT, MRI	病巣の評価(例：腫瘍, 出血, 膿瘍)
髄液検査	感染症(例：髄膜炎, 脳炎)の証明または出血(例：くも膜下出血)
代謝疾患スクリーン	アンモニアが尿素サイクル異常症やReye症候群で上昇する
肝機能検査	肝性脳症で上昇する
尿検査	薬物中毒や過量内服の中毒学的スクリーニング, ケトン体〔糖尿病性ケトアシドーシス(DKA)〕, 培養検査(尿路感染症)

髄液検査は, 意識不明の患児に施行する場合, 脳ヘルニアを引き起こすリスクがあるため, 頭蓋内圧亢進を除外してからとする

AVPU coma scale

Alert(意識清明)
Voice(呼び掛けに反応)
Pain(痛みに反応)
Unresponsive(無反応)

スコア "**P**" は, Glasgow Coma Scale (GCS)の8点に相当し, 誤嚥防止のために気管挿管を施行して気道を確保する。

[*1] 訳注：ALTEは昨今BRUE(brief resolved unexplained events)として定義も改められている。

昏睡

重篤な意識障害の状態を昏睡と呼ぶ。脳症は，意識レベルが変容した前昏睡状態のことをいう。意識障害の小児には，昏睡の原因を確定し適切な治療を開始するために，緊急かつ注意深い評価が必要である。原因が何であれ，気道を確保し十分な換気を維持しなければならない。

髄膜炎

髄膜炎は，脳脊髄膜に侵入する細菌やウイルスの感染によって引き起こされる。原因不明の発熱を伴う易刺激状態の患児において疑うべきである。新生児期に最も頻度が高いが，あらゆる年齢で起こりうる。その原因を以下の BOX に示す。

> **髄膜炎の原因**
> **ウイルス性**
> - おたふくかぜウイルス
> - コクサッキーウイルス
> - エコーウイルス
> - 単純ヘルペスウイルス
> - ポリオウイルス（予防接種が未接種の場合）
>
> **細菌性**
> - 髄膜炎菌（髄膜炎菌性髄膜炎）
> - 肺炎球菌（肺炎球菌性髄膜炎）
> - インフルエンザ菌 b 型（予防接種が接種済みであれば現在ではまれ）
> - B 群溶血性レンサ球菌（新生児）
> - 大腸菌およびリステリア（新生児）

ウイルス性髄膜炎では，咽頭炎や消化器症状が先行することがある。患児は，発熱，頭痛，項部硬直を生じる。**細菌性髄膜炎**のときには，患児は傾眠傾向があり，意識が清明でないことがある。易刺激性のこともあり，甲高い声で泣くことが多く，けいれんを起こしうる。身体所見として，項部硬直と Kernig 徴候（脚を伸ばすと痛みが誘発される）が陽性のことが多いが，乳幼児では当てにならない。扁桃腺炎と中耳炎でも，項部硬直様の症状を示すことがある。乳児では，大泉門が膨隆している可能性がある。点状出血や紫斑は，髄膜炎菌性髄膜炎を示唆する。

髄膜炎は，髄液検査によって確定診断される（6 章参照）。髄液中の白血球増多，蛋白の高値，グルコースの低値を認め，病原体を観察できることもある。髄液は肉眼でも白濁して見える。培養またはポリメラーゼ連鎖反応（PCR）分析により病原体を確定させるが，治療は培養の検体をとったらすぐに経験的治療を開始する。

通常は，患児の年齢と予測される病原体によって，セフトリアキソンを静注投与する。ステロイドは，インフルエンザ菌が起因菌の髄膜炎の場合，髄膜の炎症を軽減するとされている。髄膜炎菌性髄膜炎は，咽頭から菌が侵入するとされているので，家族内の接触がある者は，予防的にリファンピシンを服用する。髄膜炎菌性敗血症については 55 章で述べた。

脳炎

ウイルス性の感染は，髄膜を越えて脳組織自体の感染を引き起こすことがある。これは，髄膜脳炎として知られている。発症は比較的急激であることが多く，患者の人格が変化することがある。昏睡に陥る前に混乱があったり，それまで可能であった動作ができなくなったりする。髄膜刺激症状は不明瞭なこともある。髄液検査により，髄液中のリンパ球増多がわかる。また，ウイルス培養や PCR 分析のために髄液の検体を送る必要

がある。単純ヘルペスウイルスや肺炎マイコプラズマが病原体の可能性もあり，ヘルペス病変をもった患者との接触があるか，病歴で必ず聞く必要がある。アシクロビル，エリスロマイシン，セフォタキシムを，病原体が判明するまで投与する。

ヘルペス性の脳炎では，脳波（EEG）と脳の MRI によって，側頭葉の異常が特徴的に示されるかもしれない。その場合は治療期間の延長が必要になるかもしれない。

昏睡の代謝性原因

外傷や感染症のない昏睡の原因として，代謝異常を考慮しなければならない。昏睡を引き起こす最も頻度が高い代謝性の原因は，低血糖である。血糖値は，すべての意識障害の小児に対して，ベッドサイドにおいてただちに調べなければならない。低血糖は，不十分な炭水化物の摂取や，糖尿病児における過量なインスリン投与などが原因となるが，低血糖が先天的な代謝異常や副腎不全の初発徴候の可能性もある。コントロール不良な糖尿病の高血糖は，ケトアシドーシスになり昏睡に陥ることがあるが，その発症は比較的緩徐であることが多い。糖尿病についての詳細は 21 章参照。

あらゆる重篤な代謝異常は，昏睡を起こしうる。腎不全における重症の尿毒症や，尿素サイクル異常のような先天性代謝異常における高アンモニア血症や，重篤な高 Na 血症，低 Na 血症などがある。また，重度の脱水症患者で急速な電解質補正を行うと脳浮腫から昏睡に陥ることもある。

Reye 症候群

Reye 症候群は，インフルエンザや水痘のようなウイルス感染に引き続き発症することが多く，冬に比較的頻度が高い。この症候群はまれでそれ自体には感染性はないが，ウイルス感染中のアスピリン（サリチル酸）の使用により誘発されうるので，小児期にアスピリンの使用は推奨されない。正確な病因はわかっていないが，初期に嘔吐と傾眠傾向があり，続いて人格変化を伴う非炎症性脳症，易刺激性，頭蓋内圧亢進を伴った昏睡となる。肝臓の脂肪変性は，急性肝不全を引き起こす可能性がある。治療は，対症療法であり，亢進した頭蓋内圧を積極的に下げる集中治療を行う。

説明できない昏睡

説明できない昏睡は，shaking injury のような事故によらないけがの可能性がある。脳の CT や全身骨の X 線写真によって，外傷のあとが明らかになることもある。また，網膜出血が確認されることもある。事故による薬物摂取や過量内服，故意の毒物中毒も昏睡を起こしうる。尿のスクリーニング検査によって薬剤を特定できることもある。麻薬系鎮痛薬，アルコール，抗うつ薬などの中枢神経系に影響を及ぼす薬剤が昏睡の原因となることが多い。

> **キーポイント**
> - 昏睡は，AVPU（alert, voice, pain, unresposive）スコアによって評価できる
> - 意識障害の小児では全例で血糖値をチェックする
> - 毒物や薬剤の過量内服，事故によらないけがの可能性を考慮する
> - 意識レベルの変化，発熱，易刺激性では，項部硬直がなくても髄膜炎を疑う
> - 髄液検査は，意識障害の小児に施行する場合，頭蓋内圧亢進が否定されてからとする
> - Reye 症候群は，特にアスピリン服用や最近起こしたウイルス感染があった場合に考慮する

61 けいれん

けいれんの原因

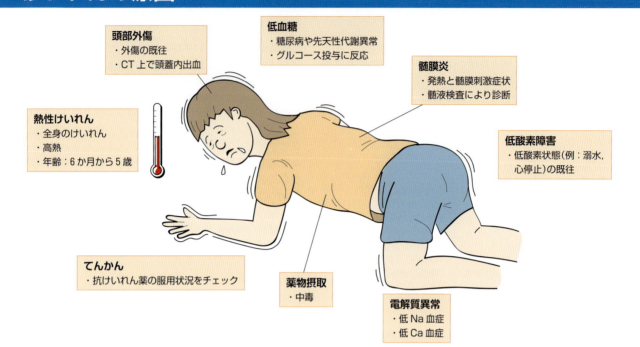

- **頭部外傷**
  - 外傷の既往
  - CT上で頭蓋内出血
- **低血糖**
  - 糖尿病や先天性代謝異常
  - グルコース投与に反応
- **髄膜炎**
  - 発熱と髄膜刺激症状
  - 髄液検査により診断
- **熱性けいれん**
  - 全身のけいれん
  - 高熱
  - 年齢：6か月から5歳
- **低酸素障害**
  - 低酸素状態(例：溺水，心停止)の既往
- **てんかん**
  - 抗けいれん薬の服用状況をチェック
- **薬物摂取**
  - 中毒
- **電解質異常**
  - 低Na血症
  - 低Ca血症

診察時に必要なこと

病歴

- けいれんの既往はあるか？　すでにてんかんと診断されているか？
- けいれんの持続時間は？：一般に20分間未満のけいれんは脳に障害を起こさない
- けいれんの詳細な性状を把握する：どのように始まり，局所的か全身性か？　発見者から話を聞く．両親がビデオに撮影していることもある
- 患児はけいれん前から状態が悪かったのか，または発熱していたか？　熱性けいれんか，中枢神経系の感染の可能性があるか？
- 患児の精神運動発達は正常か？：無熱性けいれんは，知的障害や脳性麻痺の小児で比較的頻度が高い
- 薬物摂取や中毒の可能性はあるか？：けいれんの原因は治療可能な器質的なものである可能性がある

診察

- 気道の開通を確認する
- けいれんは，全身性ですべての四肢に及んでいるか？
- 体温を測定する
- 明らかな感染巣はあるか？
- 外傷や頭部損傷の所見があるか？
- 眼を診察する：異常運動や眼振があるか？
- 髄膜炎の徴候を調べ，瞳孔もチェックする

治療

- 酸素投与を開始し，気道を確保する
- 患児を回復体位(recovery position)にする
- ミダゾラムを口腔投与，またはジアゼパムを直腸投与する
- 代謝異常を補正する
- 低血糖の可能性があれば，デキストロースを投与する
- 抗けいれん薬を静注投与する(ロラゼパム，フェニトイン，フェノバルビタール)
- てんかん重積状態が長引くならば，チオペンタールの点滴投与と人工呼吸管理を考慮する

精査とその意義

血糖値	けいれんの小児すべてに対してチェックすべきである．ベッドサイドで検査可能である
BUNと電解質，Ca^{2+}，Mg^{2+}	低Na血症，低Ca血症，低Mg血症は，けいれんの原因となりうる
髄液検査	髄膜炎が疑われたら施行するが，持続時間の長いけいれん時の頭蓋内圧亢進に注意する
CT/MRI	頭蓋内病変を疑わせる外傷や局所的な神経学的所見がある場合には，施行する
血液・尿の培養，咽頭培養，胸部X線検査	熱性けいれんに対して，感染巣を探す
尿の薬物検査	薬物摂取や過量服用が疑われたら施行する

全身性けいれん

けいれんを意味する単語として，convulsion や fit または seizure などがある。けいれんは，脳を構成している多くのニューロンが電気的興奮を同時に起こすことにより生じる。その結果として，意識を喪失し異常運動が現れることが多い。全身性けいれんでは，四肢と顔に及ぶ。けいれんは比較的頻度が高く，小児の3～5%で生じる。けいれんは必ずしもてんかんに移行するとは限らない。ほとんどの小児は，けいれんを起こしても，一生に1度きりであることが多い。しかし，てんかんの患者の60%は小児期に発症する(44章参照)。小児の脳には，特にけいれんを生じやすい特性がある。けいれんの誘因で最も頻度の高いものは，発熱疾患中の体温の上昇である。

熱性けいれん

熱性けいれんは，もともと神経学的に正常な小児において，発熱が誘因となり，生後6か月から5歳までの間に起こるのが一般的である。上気道感染に伴う発熱で引き起こされることが多いが，あらゆる発熱疾患で生じうる。熱性けいれんは単純型と複雑型に分類される(表参照)。

単純型熱性けいれん(75%)	複雑型熱性けいれん(25%)
・患者の年齢は6か月から6歳	・患者の年齢は6か月から6歳
・けいれんの持続時間は15分未満	・けいれんが焦点性，または15分以上持続，または連続して何度もけいれんを起こす，またはてんかん重積
・けいれん前後で神経学的に正常	
・神経学的発達は正常	
・発熱の原因は中枢神経系感染以外	

発熱の原因を確定して治療をするのと同時に，服を脱がせて皮膚をぬるま湯で湿らせたスポンジで拭くなどの方法で体温を下げる。また，アセトアミノフェンやイブプロフェンなどの解熱薬を投与する。けいれんが10分間以上持続するならば，抗けいれん薬を投与する。てんかん重積(右段参照)は熱性けいれんの1%未満で生じる。必要な検査を施行して，重篤な感染症を除外する必要がある。明らかな感染巣が見つからなければ，髄液検査を施行して，髄膜炎を否定しなければならない。

両親への説明は非常に重要である。患児の30%は熱性けいれんを繰り返す。両親に発熱時の対処法とけいれんの基本的な初期療法を教えておく必要がある。予後が良好であることも説明する。合併症のない熱性けいれんは，てんかんに移行するリスクは非常に低い。熱性けいれん全体で，てんかんになるリスクは2～3%(一般の発生率の約2倍)である。抗けいれん薬の予防内服は将来のけいれん発症のリスクを下げない。熱性けいれんを頻回に繰り返す場合は，病院に連れてくる前にけいれん発症時にベンゾジアゼピン系薬を投与してもよい。

けいれん患児の管理

ほとんどの両親は，子どもがけいれんしているのを見ると，このまま死んでしまうのではないかと思い，急いで医師に診せようとする。診療所や病院に到着したときまで，けいれんが持続していることもある。最も大切なことは，気道の確保と回復体位(recovery position)をとらせる，すなわち半腹臥位の状態で膝を屈曲させて胸につけ，手は頭の下に置かせることである。口腔咽頭エアウェイ以外の物を口の中に入れるべきではない。酸素があれば，フェイスマスクによって投与する。けいれんが持続していれば，ロラゼパムを静注してけいれんを止める。静脈ルートが確保できなければ，ミダゾラムを口腔投与するか，または，ジアゼパムを直腸投与する。時に，けいれんが持続することがある。これはてんかん重積である(下記参照)。

低血糖は頻度が高く，ただちに治療可能な原因であるので，けいれんの患児すべてで血糖値を迅速に調べることは重要である。低血糖によるけいれんを起こした患児のすべてが糖尿病とは限らない。先天性代謝異常がある場合もある。けいれんが止まっても，しばらくの間は傾眠傾向で，"後けいれん状態(postictal state)"が続くことがある。注意深く観察し，自力で気道の開通を維持できるようになるまで回復体位(recovery position)をとらせる。初めてのけいれんであった場合には，両親を安心させる必要がある。そして，次回のけいれんが起きた場合に，両親がどのように対処すべきかを教えるべきである。また，家庭でミダゾラムの口腔内投与やジアゼパムの直腸投与ができるように処方することもある。

てんかん重積

けいれんは，持続時間が遷延しすぎると昏睡の原因となりうる。てんかん重積とは，30分間以上にわたりけいれんが連続して持続するか，一連のけいれん発作が完全に回復することなく断続的に30分間以上継続した場合と定義される。重積は，熱性けいれんに続発することもあるが，てんかん，または外傷や代謝異常などの他の急性疾患で起こることが多い。気道の確保と酸素投与を開始して，血糖値をチェックすべきである。下記のように抗けいれん薬を投与すべきである。けいれんが遷延した場合には，ICUにおける注意深いモニターが必要であり，その原因を特定するための緊急検査を施行すべきである。

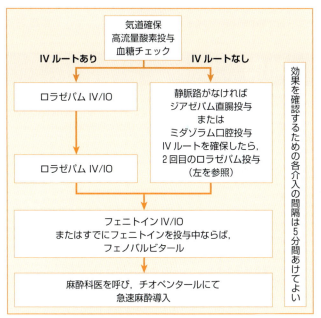

てんかん重積の治療(IV：静注投与，IO：骨髄内投与)

キーポイント

- 熱性けいれんは，生後6か月から6歳までの児の3%に起こり，予後は一般に非常に良好である
- けいれんの児は，回復体位をとらせて，気道を確保することが重要である
- 低血糖は頻度が高く治療も可能なので，必ず血糖値をチェックする
- 10分間以上続くけいれんは，ミダゾラムを口腔投与，またはジアゼパムを直腸投与する
- てんかん重積は，けいれんが30分間以上持続した場合であり，緊急の治療が必要となる

134　Part 13　救急疾患

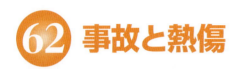 事故と熱傷

事故

英国では，事故で毎年約200人の子どもが死亡し，約200万人が受診し，約1万人が後遺症を残している。このうちの約半数が自宅で事故にあっている。ほとんどの事故は全くの偶然というわけではなく，ある程度予測や予防が可能である。ほとんどの事故は家の中や周囲で起こる。事故防止のために最も重要なことは，両親に対する啓発であり，潜在的なリスクを意識させることが大切である。主な事故原因とその対処法を以下に記した。

窒息
- 小さな玩具は，乳幼児の手の届かない場所に保管する
- 5歳未満の子どもにナッツ類を与えない
- 蓋付きのペンを使用する

交通事故
小児の死亡原因では最も頻度が高い。子どもは徒歩か自転車に乗っている。スピード制限で事故を減らすことができる。運転手と子どもの教育が必要。
- チャイルドシートとシートベルトを使用
- 子どもに対する早期交通安全教育
- 学校や公園周囲の交通規制
- 自転車ヘルメットで頭部外傷予防
- スピードカメラで速度規制
- 救命救急センターへの搬送時間を短縮する

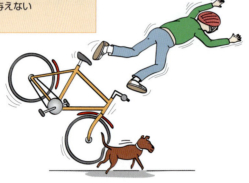

溺水
- ほとんどは淡水（浴槽，プール，河川）
- 冷水では低体温となり，予後良好
- 溺れかけた時点で蘇生できれば予後良好

予防
- 子どもを浴室に放置しない
- 係員の目の届かない所で泳がない
- プールや池には柵を設ける

転落
- 階段に柵を設置する
- 子どもが窓を開けないよう施錠する
- 遊び場の床は軟らかくする

中毒（63章参照）

熱傷

英国では毎年57,000人の子どもが熱傷で救急外来を受診する。熱傷は，小児期の死因としては，交通外傷に続き第2位である。死亡者数は毎年90人にものぼる。致命的な熱傷は通常，火災によるものである。死因は煙の吸入と直接の熱傷が半々である。熱傷では，露出した皮下組織からの大量の水分喪失と感染症により死亡する。熱傷の重症度は，温度と接触時間によって決まる。体表の熱傷のほとんどは，熱湯などによるものである。

予防
- 台所では気をつける
- お湯の温度を48℃まで下げる
- 煙探知機を設置する
- 電気ポットやアイロンのコードを引っ張らないようにする
- 防火壁を使用する
- 電気ソケットカバーを使う

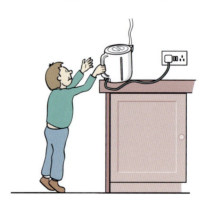 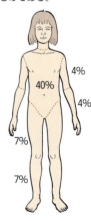

体幹部
20%背部
20%腹部

管理
熱源や熱された衣類をただちに除去する。冷水を流しながら，皮膚をよく冷却する。患部を清潔なシートやラップで被覆する。煙を吸入している場合は，呼気性喘鳴，チアノーゼ，呼吸窮迫がないかどうかを確認する。煤煙が鼻腔や口腔に認められることがある。酸素飽和度と一酸化炭素ヘモグロビン濃度（一酸化炭素中毒の場合）を検査する。高濃度酸素を投与し，人工呼吸器管理も考慮する。熱傷面積を算出し，深達度熱傷または浅達度熱傷の体表面積に占める割合を求める（手掌が1％に相当）。10％を超える熱傷面積の場合，重篤であり，輸液による循環維持が必要となるだろう。体液管理は複雑で，熱傷面積によっても異なる。疼痛管理にはモルヒネを投与する。深達度熱傷は，浅達度熱傷よりも疼痛は弱い。現在は，ほとんどの熱傷患者が，専門の熱傷病棟で治療を受ける。皮膚移植が必要なこともある。特に恐怖心が強い場合，子どもや家族には精神的な支援も必要となる。

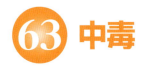

63 中毒

乳幼児における誤飲

両親の誤飲のリスクに対する意識が高まり，薬品類も子どもが開けづらいように工夫されて売られるようになってきたため，誤飲の件数は減少してきている。誤飲は，周囲への好奇心の高まる幼児期で最も頻度が高く，特に薬剤や家財道具が子どもを意識してしまわれることの少ない祖父母宅に滞在しているようなときに起こりやすい。

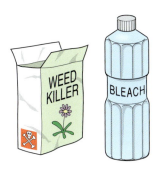

誤飲でよくある薬剤
- アスピリン
- アセトアミノフェン
- 抗うつ薬

よくある家庭の薬品
- ボタン電池
- 殺菌剤，漂白剤
- 除草剤
- 灯油や揮発油
- 食器洗浄剤

病歴と評価
- 誤飲物
- 誤飲した時刻
- 誤飲したと予想される最大積算量
- 誤飲物の容器を調べる
- アルカリは酸よりも食道の腐食性が強い

診察
- 患児の意識レベルは？ 瞳孔反射は正常か？
- 脈拍数と血圧を調べる。不整脈が疑われるならモニターする
- 誤飲の証明，例えば，口腔内潰瘍や衣服の焼けこげや匂いのようなものはあるか？

精査
- 中毒成分が不明な場合は，血液や尿の毒物検査
- 必要なら，アセトアミノフェンやアルコール，サリチル酸，麻薬の血中濃度
- 特にアルコールの中毒では血糖値
- 誤飲物やその包装も，さらなる分析のためにとっておく

管理
- 最寄りの中毒センターに相談
- 可能なら誤飲物の除去。胃洗浄はルーチンにする必要はないが，致死量の薬剤（例：アスピリン）誤飲で，誤飲後1時間以内であれば，胃洗浄を考慮する。気道が確保できないなら，胃洗浄は禁忌である。ボタン電池は腐食を予防するためには誤飲後2時間以内に内視鏡で除去しなければならない
- 活性炭で薬剤吸着が可能（例：アスピリン，アセトアミノフェン，フェニトイン，カルバマゼピン。ただし，致死量を誤飲してから1時間以内の場合に限る）。活性炭の複数回投与も有効な場合がある
- 催吐薬（吐根シロップ）は，危険なので勧められない
- それぞれ有効な解毒薬があれば使用する（例：麻薬にナロキソン，ワルファリンにビタミンK）
- 呼吸管理，不整脈のモニター，必要なら治療する
- 両親に対して，家庭内での安全管理について助言する

年長児，思春期の子どもにおける故意の過量摂取

薬剤過量摂取
- アセトアミノフェン
- アスピリン
- アルコール
- 薬物中毒（例：麻薬）
- 鎮静薬と抗うつ薬

過量摂取のリスク因子
- 患児
- 衝動的
- 児童虐待や暴力
- 精神疾患
- 自殺企図（めったにない）
- その他の自傷行為

アセトアミノフェン中毒
- ブリスター包装や1パッケージ内の錠数を16までに制限することで，重篤な中毒のリスクを減らせる可能性がある
- めったに大事には至らないが，20～30錠または150 mg/kg以上摂取すると，肝不全を起こしうる
- 150 mg/kg以上摂取した場合，N-アセチルシステイン静注をすぐに開始する。これは，摂取後8時間以内に開始しなければならない。これらの解毒薬は，血中濃度が基準値以下になったら中止する
- アセトアミノフェンの血中濃度を摂取してから4時間後に検査し，ノモグラムにプロットする。治療域を超えていたら，N-アセチルシステインの注入を開始し，少なくとも24時間は続ける。これにより，肝機能障害のリスクを回避できる
- きわめて過量の摂取の場合，肝機能評価のため，肝酵素や凝固時間を一通りみなければならない。腎機能評価のためには，BUNや電解質をみる
- 悪心や嘔吐といった初期症状は通常，24時間以内に治まる。しかし，肝壊死が3～4日後に右上腹部痛で始まり，のちに脳症となる
- 最重症例（アシドーシス，脳症や重篤な凝固障害）では，緊急の肝移植が救命につながる可能性がある

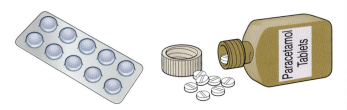

管理
- 前述したように，病歴と診察，評価を行う
- できれば，毒物除去か活性炭を投与する
- アスピリンはかなり胃内に残留するため，胃洗浄を考える
- 前述したように，薬剤の毒性に対し治療を行う
- 全例，精神科医に受診させ，診断を受けさせる
- 虐待のような深刻なリスク因子の可能性を考慮する

64 慢性疾患を抱えての生活

慢性疾患を抱えての生活

小児期によくみられる慢性疾患
- 喘息
- てんかん
- 先天性心疾患
- 糖尿病
- 関節炎
- 嚢胞性線維症
- 慢性腎不全
- 悪性疾患
- 神経発達症

患児の慢性疾患への適応に影響を及ぼす要因

患児
- 年齢
- 疾患の発症時の年齢，学校入学時や思春期は，特に傷つきやすい時期である
- 学習障害あるい身体的な違いが友人関係の問題を引き起こしうる

疾患
- 予測できない再燃や再発は，安定した病状よりもストレスを増やす
- "周りからみえない"病態（例：糖尿病）は隠されやすく，疾患が明らかになったときに，友人たちがどんな態度をとるのかと不安になりやすい

家族
- 患児の家族の態度や家族が果たすことのできる役割は，患児の疾患への適応を決定づける最も重大な要素である
- 肯定的で温かな家族関係が子どもを支える
- 家族は，病気の管理や通院，治療の遵守，問題が起きた時の助けの求め方などに関心をもち，そして参加する必要がある
- 上手な育児によって，子どもは自信をもち，自立し，自分の能力や課題からの回復力について前向きになることができる

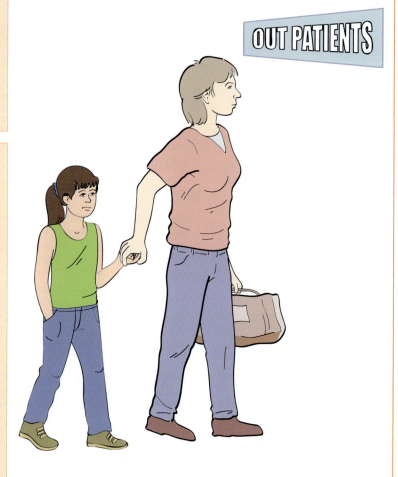

診察時に必要なこと

評価
- 疾患の程度と合併症はどうか？
- 疾患による身体的影響（身長増加不良や性成熟の遅れなど）は何か？
- 疾患は，患児の家や学校，仲間との活動にどのような影響を及ぼしているか？
- どれくらい学校を休んでいるか？
- 患児は，疾患に対してどのように適応しているか？
- 疾患は，家族にどんな衝撃を与えているか？
- 患児自身が病気を理解し，病気の管理に責任を持っているか？
- 家族は，患児の病気という特殊な衝撃や負担にどのように適応しているか？
- 主介護者は誰か？　どのような社会的なサポートを得ているか？
- 親の仕事や人間関係に変化をもたらしたか？
- 同胞が，なにか感情的あるいは行動的な問題に直面していないか？

管理
- 病状における影響を最小限の出現にとどめるように努力する
- 正常な発育と発達を促進する
- すべての可能な範囲で患児の可能性を最大にするように支援する
- 患児の精神的安定を助ける
- 同胞や親への援助を考慮する
- 慢性疾患による行動的・社会的悪影響を減らす

慢性的な病状とは，3か月以上継続する疾患で，子どもの通常の活動を妨げるほど重篤であるもの，と定義される。英国の全世帯調査(General Household Survey)によると，小児の10～20％が長期間慢性的な病状を経験しており，そのうちの5～10％が中等度から重篤な長期的疾患や障害に相当する状態である。

患児における慢性疾患の影響

患児がどのように慢性的な症状と折り合っていくのかということに影響を及ぼすのは，疾患の重症度や予後だけではない。実際，重症度と心理社会的問題の程度との関連はほとんどない。軽度の障害をもった子どもは，より重症である子どもよりも悩みが深いかもしれない。

健康な児と比較して，感情的・行動的・教育的な問題は2～3倍生じやすい。自尊心の低さ，損なわれたセルフイメージ，行動上の問題，抑うつ，不安，学校生活がうまく機能しないといったことはすべて起こりうる。それらは，患児自身の慢性疾患への反応に起因するのかもしれないし，両親や仲間，専門家，社会がどのように反応したのかということと関連するのかもしれない。

学校で患児が活動する能力は慢性疾患の影響を受ける。患児自身やその仲間の目に映るほどの成績の悪さや失敗を起こすリスクが存在する。病状の急な悪化や外来予約，入院により，しばしば学校を欠席することになる。慢性疾患は，学校生活の社会的側面にもまた影響を及ぼす。頻繁な病気の出現や制限は，子どもを活発な活動から遠ざけてしまう。身体的な見た目や急な体調不良，学校での服薬，特別食などはすべて，その原因となりうる。

家族における慢性疾患の影響

両親は，我が子が慢性疾患に罹患したことを知ったとき，死別を経験するのと同様の反応をする傾向がある。第1の反応は，ショックと信じたくないという思いであり，その後に否定や怒り，憤りを経て，最終的にはその状況を受け入れる。特に子どもにとって大きな役割を担う母親に，心配や抑うつ，自責の念や悲しみが生じる。慢性疾患が家庭に影響を与えると，夫婦間の関係がより悪化する可能性があり，長期的な関係性も綻びやすい。

同胞もまた高い犠牲を払う。不安や困惑，怒り，自責の念が生じやすい。また同様に，患児の健康や同胞自身の健康上の問題における原因や性質に関しての恐怖感が生じることも珍しくない。両親は患児の同胞には少ししか構うことができないかもしれず，ネグレクトするかもしれない。また，同胞を甘やかしすぎたり，非現実的な期待を膨らませる可能性もある。

医師が慢性疾患を考えるとき，精神病理学的や精神社会的な問題に焦点を当てる傾向にある。しかし，家族に与える衝撃はいつも否定的なものだけではないことを覚えておくことが大切である。なかには，お互いの結束が強くなる家族もいるし，非常に優れた介護をするようになる家族もいる。「慢性疾患をもつ児の家族は，どのようにして，良好な状態を保っているのか？」という疑問がしばしば生じるものである。

病状が長期にわたる児に対する小児科的ケア

慢性疾患をもつ児に対しての小児科的なケアは全人的であるべきであり，臨床的な管理以上のものである必要がある。さらに，時間や良好な意思疎通，熟練が必要とされる。特に診断時や就学時，思春期のような転換期に必要とされる。時々，両親は我が子の同席しない場で話をする機会を求めてくるかもしれない。思春期の子どもはまた，自立して，問題について話をし，自分自身の健康管理について責任をもつよう励ますべきである。小児科医の役割は以下のとおりである。

- **カウンセリング**：気遣いや共感は，患児の家族が抱えている状況を最善のものにするために家族を支援するのに役に立つ。家族に，（可能である場合に）慢性疾患のことを隠すことは，患児が自分の病気を隠したり何か恥ずべきことだと思いこんでしまうことにもなり，ほとんど役に立たないことをわかってもらうことは大切である
- **教育**：管理のなかで重要なのは，その疾患について家族を教育することである。これにより，家族は，患児の疾患で遭遇する多くの場面に自分で対処できるようになる。喘息や糖尿病などの場合，特に重要である
- **協力**：慢性疾患をもつ児は，教師やソーシャルワーカーはもとより，コンサルタントやセラピスト，栄養士などのさまざまな体調管理の専門家たちによってフォローされていることが多い。異なる意見や助言は家族にとって困惑の原因となるので，他の部署との連携や協力体制は非常に重要である。専門家のいる診療所は，特に，患児や家族を密に支援し，このような連携役を担う専門看護師がいる場合，助けとなる
- **遺伝的問題**：両親は，兄弟への遺伝的な影響について，そして患児自身が将来子どもをもったときの影響について質問をすることが多い。遺伝の専門家に紹介するとよい
- **支援**：慢性疾患の存在は孤立感を与えるような経験であり，多くの家族は，親族や友達からの支援を受けていない。社会福祉機関を紹介することは，給付金や他のサービスについて助言するうえでも必要かもしれない。感情的および行動的な問題が存在するのであれば，カウンセリングを紹介することも必要である。英国糖尿病協会(Diabetes UK)や英国てんかん協会(Epilepsy Action)[*1]のような自助・ボランティア組織は家族の助けとなり，しばしば支援グループを運営したり，同じ問題をもつ家族同士が会う機会を設けるなどの活動を行っている

学校との関わり

学校との良好な連携関係は重要である。学校のスタッフは，問題にうまく対処できるように，疾患を理解することが必要である。学校側の最も大きな関心は通常，疾患による体調の急変についてである。しかし，投薬を行ったり食事制限を理解することも学校側に必要とされることがある。症状の出現や薬剤の副作用のような不測の出来事の報告を教師に頼むことが，臨床の助けとなりうる。緊急時の手順や詳細な連絡先の指示を出すために，公式の健康管理計画書を準備しておく必要がある。

成績不振の児には特別な支援を要する。これには欠席して不在の期間の学習課題を作成したり，本人にとって学習に有利なクラス内での席を与えるなどの援助が含まれる。教師は，患児が学校生活にうまく対応し，溶け込むための助けとなりうる。特にその家族がうまく対応していない場合は重要である。特別な教育的対応を必要とする児もいるかもしれない(66章参照)。

> **キーポイント**
> - 慢性および再発性の疾患はまれではない
> - そういった疾患は，患児とその家族に広範な影響を及ぼしうる
> - すべての家族を含む全人的なアプローチが重要である
> - 小児科的ケアには，支援や他の専門家や学校との連携や協力が含まれる

＊1 訳注：日本にも同様の組織が存在する。

65 障害との共存

障害児の有病率
英国では小児の20人に1人の割合で慢性疾患を有しており, 半数近くで長期にわたる神経発達の問題がある
- **運動性および複合性身体障害**
  - 脳性麻痺
  - 筋ジストロフィー
  - 脊髄疾患
- **重度知的障害**
  - 染色体異常
  - 中枢神経系の異常
  - 特発性
  - 自閉症
- **感覚障害**
  - 重度視力障害
  - 重度聴力障害

症状の現れ方
- 出生前または出生時：先天異常
- 乳児期：運動発達障害, 重度知的障害
- 1〜2歳：中等度知的障害, 言語発達遅滞, 自閉症
- 頭部外傷後

障害の評価
以下の評価項目からなる
- 患児の能力の詳細な評価
- 基礎疾患の検索
- 長期にわたって起こりやすい障害の評価

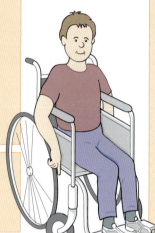

子どもの発達支援チームによる複雑な障害への対応

専門職	役割
小児神経科医	基礎疾患の診断
	医学的見地からの助言
理学療法士	脳性麻痺児における粗大運動障害, 筋緊張異常の評価と管理, および肢体変形の予防
	特殊用具の提供
作業療法士	微細運動障害の評価と管理
	玩具, 遊戯, 生活補助器具に関する助言
言語療法士	摂食に関する助言
	発声, 言語獲得, コミュニケーション全般に関する評価と管理
臨床心理士	家族や発達支援チームの支援とカウンセリング
教育相談員	特殊教育についての助言
ソーシャルワーカー	家族の支援
	給付金やレスパイトケア[*1] などについての助言
連携保健師	家族の支援
	地域訪問保健看護師との連携

[*1] 訳注：障害児を在宅でケアしている家族を癒すため, 一時的にケアを代替してリフレッシュしてもらうこと。

障害児の管理
- **診断**：上級専門職による熟練した方法でなされる必要がある
- **療育指導**：はじめは家庭や子どもの発達支援センターにて療育指導を行い, のちに保育園や学校にて行う
- **遺伝カウンセリング**：明らかな遺伝病ではない場合にも, 遺伝カウンセリングを必要とすることが多い
- **(英国における)教育**："教育・健康・ケア計画(Education Health and Care Plan)"〔以前は"特殊教育の必要性に関する報告書(Statement of Special Educational Needs)"と呼ばれていた〕では, 障害をもつ子どもに対して, 教育, 健康管理, 社会的ケアを提供しなければならないとしている。可能なかぎり普通学級への編入を考慮する
- **社会サービスの提供**：障害者が受けうる社会サービスには, 就学前保育, レスパイトケア, ホームヘルパー, 給付金に関する助言, 卒後の障害者福祉サービスの適応評価などがある。ボランティア組織が援助や情報を提供していることもある

障害との共存
- 両親は, 子どもの障害を初めて聞かされるとショックを受け, 不安, 失望, 怒りを示し, 自分自身を責めたりする。その反応は死別と同じようである。さらに両親は, 子どもの発達段階に応じて適応しなければならないし, 子どもの自立という問題を常に抱えなければならない
- 学校は予期されうるどのような障害にも備えなければならないし, 身体障害にも対応しなければならない。学校職員は, 療法士の意見を実行するために彼らと一緒に働くことが必要である。青年期の障害者には, 高等学校卒業後の進路についても助言を与える

　障害児は, 複雑な健康ニーズをもっている。64章で述べた問題点の多くは, 障害児の家族に関わるものである。障害に関する用語を正しく認識することが重要である。

　疾患(disorder)は, 医学的に定義することができる状態または病気である。機能障害(impairment)は, 機能の喪失である。身体障害(disability)は,（機能障害の結果として）身体能力が何らかの制限を受けていることを示す。ハンディキャップ(handicap)とは, 児の活動において, 機能障害が及ぼす影響を指す。

　身体障害とハンディキャップの区別は重要である。身体障害に起因するハンディキャップを最小化することが目標の1つである。障害をもつ人々が社会からどのように認識されているかを考えることは重要である。身体障害をもつ人々に関わる, アクセスのしにくさ, 偏見や差別は, 現在も続いている問題である。

　患児の両親はしばしば, 自分の子どもを, 身体障害児やハンディキャップ児というよりも, むしろ, "特殊なニーズ"をもつ子どもとして考える。この用語は, 医療従事者が家族と議論する際だけでなく, 患児が"特殊教育の必要性に関する報告書"（次頁参照）の記載に合致する場合の教育環境においても用いられている。

身体障害の現れ方

両親や医療従事者が意識した結果，障害児として認識される場合がある。症候群と呼ばれるような病気や中枢神経系の異常は，出生前や出生時に発見されることがある。新生児期に問題のあった赤ちゃんは，身体障害の危険性が高いものとして密にフォローされる。難聴や運動機能障害や重度の知的障害[*1]は1歳までに発見されることが多い。中等度あるいは時に重度の知的障害，言語障害，自閉症は，2〜3歳になって，発達経過が正常でないことがはっきりするまで障害に気づかれない場合がある。頭部外傷や脳腫瘍のような急性疾患の後，学童期に障害が出現する場合がある。

障害児の評価と診断

基礎疾患を同定することは，障害児の評価の1つである。発達評価や，障害が児の家族と学校生活にどれくらい影響を及ぼしているかの評価もそうである。障害が複雑であれば，子どもの発達支援チームが関わる必要がある（左頁の図参照）。

小児科的なケア

全人的な取り組みが必要である。両親が子どもの障害を受け入れる間とその移行期には，きめ細かいサポートが重要となる。援助には，さまざまな専門や機関の，医療従事者も非医療者も含んだ，多くの専門職が関与することが多い。主となる人を指名して，多くの専門分野にわたるチームを連携させる役割を担わせることが有用である（例えば，学校を休む日を少なくするために，療法士にかかる日と同じ日に外来予約を変更するなど）。

障害の診断は通常，衝撃的な体験となるため，最初に告げる方法は，その後の長い医師-患者関係の始まりとして重要な意味をもつ。障害を最初に伝える際は，両親同席のうえ，個室で上級医師が行うべきである。さらに，ほどなく追加の説明の場を設け，十分な質問の機会を与える。子どもが先天異常をもって生まれた場合には，両親との相談は，児の傍らで，家族と不安を共有したり，確定診断に至った経過を説明しながら行うべきである。

子どもの障害が十分に評価されたら，療育が必要となる。これは，子どもの発達支援センターや家庭，または保育園で行われることがある。子どもが全日制学校へ入学した後は，その療育サービスは，地域の療法士によって遂行される。子どもに関わるだけでなく，学校職員にも助言を与えることが，療法士の仕事である。

サービスの提供

保健機関以外の機関も，家族へのサービス提供に関わっている。

- **教育機関**は，知的障害の評価に責任を負い，就学前の家庭での指導や保育園での指導，普通学級や特殊学級での教育を提供する。学校で医療行為（胃瘻からの投薬など）を行う必要のある児に関しては，補助員が医療行為を行ってよいとする旨で健康管理計画書を書いてもらうべきである
- **社会福祉機関**は，就学前の子どものケア，救済措置，給付金について助言したり，卒業後に必要なサービスの評価について責任を負う。また，子どもの保護事業についても責任を負う
- **ボランティア組織**は，家族への支援活動や情報提供，遊興施設の運営，教育の機会やベビーシッターサービスの提供を行う。数多くの地方支所をもつ大きな全国的規模の機関もあるが，その他はより小さなグループであり，地域の問題や1つの病気に関わっている

特殊教育の必要がある子ども

特殊教育を必要とする子どもたちは，可能であれば，普通学級に通い，知的障害や身体障害に対しての特別な援助を教室で受けながら，教育を受ける。このような援助は，特別補助員が行うことが多いが，理学療法士や作業療法士，言語療法士が行う場合もある。普通学級への編入は，特殊教育の必要のある子どもたちを同じ地域の同じ年齢グループのなかに統合させ，早い時期から正常な社会へ適応させられる利点がある。一方で正常な子どもたちにとっても，障害児と一緒に生活して，それが普通のことだと学べる利点がある。しかし，大人数クラスでは，特別な援助を受けられなかったり，建物が肢体不自由児に対応していなかったりする欠点がみられる可能性もある。

特殊学級はより少人数のクラスでの教育を提供することができる。職員は，複雑な医療的ニーズへの経験がより豊富である。子どもが，より広い社会グループに参加できないのが欠点である。他の手段として，普通学級のなかに障害児のための特殊学級を設ける方法がある。

教育・健康・ケア計画

英国では地方自治体が，重度または複数の障害のために追加の援助を必要とする子どもたちを評価する義務を負っている。その評価には，教育心理学者や小児科医に加えて，療法士，障害児の通う保育園または学校の職員など，他の専門家からの報告が含まれる。子どものニーズを評価するうえで親からの情報も重要であり，また可能であれば子ども本人からの情報もあった方が望ましい。医療的ニーズ，教育的ニーズ，身体的な介助におけるニーズ，管理や移動に関するニーズ，児と家族が受ける社会的ケアに対するニーズを明らかにする。"教育・健康・ケア計画（Education, Health and Care Plan）"と呼ばれている，法的拘束力のある文書が作成されている。その中で，教育的ニーズと必要な援助が定められており，毎年見直されている。

成人を対象としたサービスへの移行

複雑な健康的問題や身体障害をもち，教育・健康・ケア計画を受けている子どもたちが成人に近づくにつれて，社会福祉機関は子どもの長期のニーズを正式に評価することが法的要件とされている。保健機関，教育機関，本人と家族からの情報を元に評価が行われる。長期間関わっていた小児科のチーム，療法士，教育環境から，成人の健康的ケアや社会的ケアに移行するのは難しく，注意深く計画する必要がある。重度で複雑なニーズをもつ子どもは，成人としての居住介護，あるいは独立して生活するための特別な支援が必要かもしれない。成人の知的障害の専門知識をもつ専門家による，継続的な支援が必要である。

＊1 訳注：原書では，learning disability や learning difficulty という用語が用いられているが，これらを直訳すると"学習障害"となる。しかし，日本では"学習障害"は，主に特異的な認知機能の障害を指す語として用いられており，本章の learning disability や learning difficulty が意味する全般的な認知機能の障害に対しては，通常，"知的障害"という用語が用いられる。これによる誤解を避けるため，本章では，learning disability および learning difficulty を"知的障害"と訳した。

66 知的障害*¹ と自閉症

有病率
- 小児 1,000 人あたり 4 人

病因・病態生理
- 染色体異常：30％
- 特定可能な疾患または症候群：20％
- 脳性麻痺，小頭症，点頭てんかん，出生後脳損傷に関連：20％
- 代謝異常，変性疾患：＜1％
- 原因不明（特発性）：25％

臨床像
- 知的機能の減退
- 乳幼児期の発達指標，特に言語，社会技能の遅れ
- 以下を伴うことが多い
  - てんかん
  - 視覚・聴覚障害
  - コミュニケーション障害
  - 注意欠如・多動
  - 摂食障害と成長障害 (failure to thrive)
  - 小頭症

知的障害の現れ方
- 出生時に形態異常の徴候に気づかれることがある
- 重度知的障害は生後 12 か月以前に発達遅滞で見つかる
- 中等度知的障害はしばしば幼児期に言語発達遅滞で見つかる
- 診断過程については，3 章で述べる

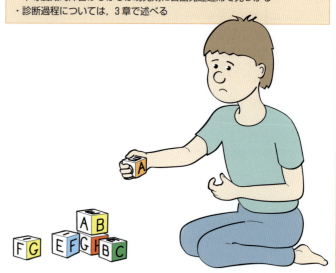

管理（集学的管理が必要）
- 基礎にある原因を見つけるよう努める
- 認知，言語，運動発達を刺激するための早期介入と教育プログラム
- 特殊教育の必要性に配慮し，重度の場合は診断書を作成する
- 行動上の問題に取り組まなければならない
- 家庭に対する支援，給付金を与えるべきである
- 一般小児科的なケアを忘れてはならない

小児科的フォローアップ
- 発達上の進歩と身体発育に関して観察を要する
- いくつかの疾患に固有の，付随した問題の有無を調べる
- 行動が問題になることが多い
- 他の専門家との連携が重要（特に教育に関して）
- 家族は支援を必要としている

予後
- 基礎にある原因による
- どの程度，自立した生活を送れるかは，知的障害の程度と基礎にある病因による

---

*¹ 訳注：原書では，learning disability や learning difficulty という用語が用いられているが，これらを直訳すると "学習障害" となる。しかし，日本では "学習障害" は，主に特異的な認知機能の障害を指す語として用いられており，本章の learning disability や learning difficulty が意味する全般的な認知機能の障害に対しては，通常，"知的障害" という用語が用いられる。これによる誤解を避けるため，本章では，learning disability および learning difficulty を "知的障害" と訳した。

　知的発達の能力を成長させる際に，他の人と比べて極端に困難を伴う場合，知的障害と呼ばれる。知能はすべての発達面で重なり合っているため，重度の知的障害は通常，移動能力やコミュニケーション能力，自己管理能力の問題と関連した，全般的発達遅滞を呈する。

　子どもが知的障害となる原因はさまざまである。Down 症候群や脳損傷のようなはっきりとした病因の場合がある。幼少時のネグレクトの結果として知的障害が起こることもあるが，多くの場合はっきりとした遺伝的，神経解剖学的，代謝的あるいは環境的原因は見つからない。これは医学の発展途中の領域であり，遺伝学や脳画像科学の進歩でより多くのことがわかるだろう。

　知的障害は，知的能力の制約および自立の程度に応じて，軽度，中等度，重度，最重度に分類される。最重度の知的障害者は，自己管理や食事を含めたすべての生活活動を介護者に依存している。通常，コミュニケーションも非常に限られている。重度知的障害者は，限られた自己管理能力と簡単なコミュニケーション能力を学びうるが，自立した生活を送ることは不可能である。軽度または中等度の知的障害では，支援があれば自立して生活できるかもしれない。

小児科的管理

　小児科医の役割は，将来の重大な発達の問題を示唆するような早期の発達パターンを評価し，診察と精査から基礎にある原因を診断することである。また，何が問題で将来どんなことが

予想されるかを家族が理解できるよう，家族と意思疎通を図る．医学的問題を管理し，発達における集学的治療や多機関の連携を調整する役割も担っている．

知的障害とともに育つ

重度知的障害と診断されると，家族は落胆する．診断時およびその後に，家族の支援に特別に配慮することが必要である．就学時から成人期までの各時期には，それぞれ固有の問題が生じる．思春期は通常，特に困難な時期であり，自立した生活，友人関係，性，職業訓練，成人後の介護などが問題となる．よく知った子どものサービスから成人のサービスへの移行も困難なことであり，社会的介護の職員とともに計画を立てる必要がある．

認知・言語・運動発達を促進するための働きかけを，早期から始めることが重要である．子どもの発達支援チーム(Child Development Team)の療法士たちは，発達を促し機能を最大限に引き出すための遊戯に関する助言をする．両親は言語療法や，必要であれば代替手段(マカトンサイン*1や視覚言語カード)による意思疎通の方法を学ぶ．専門家による就学前保育に参加することは有意義であり，社会学習を促す．親が他の家族と接点をもつ機会にもなる．

知的障害児の多くは，適切な援助のもと，普通の保育園や小学校に通っている．しかし，一部の児，特に他にも問題を有する児では，特技学校のほうがよいこともある．障害の程度に応じて，"特殊教育の必要性に関する報告書(Statement of Special Educational Needs)"が必要かもしれない(65 章参照)．教育の目標は現実的でなければならず，身辺処理，社会的マナー，自活などの技能を含んでいるべきである．学校を卒業したら，入所施設，職業訓練所などの若年成人に対する施設が利用できるようにすべきである．

行動上の問題は，発達障害を有する児では高頻度に生じる．これには，注意集中困難，多動(15 章参照)，常同行動，自傷行為などがある．問題行動を理解し管理法の助言を得るために，しばしば心理的支援を要する．視覚，聴覚，消化器症状，栄養の問題，けいれんや急な体調不良といった医学的な問題には積極的な管理が必要である．

医療従事者が知的障害の児の急性疾患を評価するのは困難なことである．会話での意思疎通が行えず，理解力も限られているような児では，急性虫垂炎のような病気を見つけるのは非常に難しい．医療者は，適切なケアを提供するため，知的障害児の専門的なニーズに合わせた訓練が必要である．

Down 症候群(21 トリソミー)

Down 症候群は重い知的障害の原因の 1 つであり，長期的な自立生活に影響を与える．

Down 症候群は知的障害の原因として最も多い先天異常である．過剰な染色体は通常母親由来であり，Down 症候群の頻度は母親の年齢とともに上昇する(40 歳で 1 %)．

身体的特徴は，眼裂斜上，内眼角贅皮，舌の突出，扁平な後頭，単一手掌屈曲線である．発達は軽度から中等度に遅れる．合併症として消化器疾患があり，十二指腸閉鎖が最も多い．また 40～50 %に心奇形があり，最も頻度が高いのは房室中隔欠損である．他に，中耳炎，斜視，甲状腺機能低下症，環軸椎不

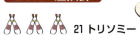

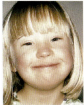

Down 症候群

21 トリソミー

最もよくみられる特徴
- 平坦な顔貌
- 平坦な後頭部
- 内眼角贅皮

ときにみられる特徴
- 先天性心疾患(特に房室中隔欠損)
- 白血病発症の高リスク
- 十二指腸閉鎖
- Hirschsprung 病
- 甲状腺機能低下症

第1趾・第2趾間開大
短指症
第5指弯指症
単一手掌屈曲線
全身の筋緊張低下

安定症，白血病などもみられる．

脆弱 X 症候群

脆弱 X 症候群は，男児における知的障害の遺伝的素因として重要である．原因不明で，中等度または重度の知的障害のある男児では，本症の診断の可能性について調べるべきである．同じ染色体をもつ女児の一部には，軽度知的障害がある．

自閉スペクトラム症

自閉症とは，異常行動を伴う発達の障害であり，以下の 3 つの特徴がある．
- 言語的，非言語的コミュニケーションに乏しい(しばしば視線が合わない)
- 強迫的で，非常に強く反復的な興味
- 創作遊びに乏しい

自閉症はしばしば"精神盲"と表現される．つまり，他人に共感したり，他人は違ったものの見方をするということを理解したり，といったことができない．多くの自閉症児で遺伝的素因が証明されている．

自閉症の重症度は幅が広い．重度の自閉症では，言語発達が著しく障害されており，行動を管理するのがきわめて困難であることが多い．自閉症の特徴を，すべてではないが，いくらか認めるような児がいる．例えば Asperger 症候群では，通常言語発達は良好だが，社会的共感に乏しいため友人関係や学業の問題が生じる．

特殊教育が必要であり，家庭や学校で異常行動を管理したりコミュニケーションをとったりするために，家族を支援することも必要である．

キーポイント
- 可能なかぎり，基礎疾患を診断すべきである
- 児の発達上の進歩を観察すべきである
- 就学前には適切な働きかけがなされるべきであり，学校の選択も適切にすべきである
- 児と両親には支援の枠組みが必要である
- 成人のサービスへの移行は慎重に計画しなければならない

---

*1 訳注：英国で開発された，手話のような動作サイン．

67 視力障害および聴力障害

視力障害

視力が6/18(0.33)未満であれば弱視として扱われ，大きい字が印刷された本を用いた学習法などが用いられる．視力が3/60(0.05)未満であれば全盲として扱われ，Braille点字のように視覚を全く必要としない学習のみが可能となる．

有病率

全盲または弱視の子どもの有病率は2,500人に1人で，そのうち50％が他の機能障害も合併している．

病因

頻度の高い原因は，視神経萎縮，先天性白内障，網脈絡膜変性である．

臨床像

視力障害児では，眼の外観または眼球運動に異常が認められる場合がある．先天性視覚障害の場合，精神運動発達も影響を受ける．乳児初期には，あやし笑いがはっきりとみられず，音のほうへ顔を向けない．物に向かって手を伸ばす動作や，指でつまむ運動発達に遅れが認められる．早期の言語発達は正常でも，より複雑な言語獲得に遅れが生じる可能性がある．ブラインディズム（指を目に押し当てる，眼をこする，体を揺らす）が現れる可能性がある．聴力障害や重度の学習困難がよくみられる合併症である．

視力障害徴候の現れ方

新生児に，白内障，眼振，無目的な眼球運動がみられる場合，視力障害が疑われる．その時期に気づかれなかった場合，両親が気づいたり，乳児検診で発見されたりする．視力障害が疑われる場合には，視覚誘発反応（VER）を含めた眼科的診察が必要である．

管理指導

早期の介入は，発達を促すこと，ブラインディズムを減らすこと，両親に自信をもたせることに重点をおく必要がある．学習方法，移動訓練，支援サービスについて助言するため，教育支援専門の補助教員が必要となる．

視力障害児の成長

視力障害児の両親は，育児の仕方，住宅の適応の仕方や視力以外の働きかけ方について助言を求めている．通常，幼児期には，援助を受けながら普通児と同じ幼稚園に通う．就学後は学習能力に合わせて，普通学級，弱視者のための特殊学級，盲学校に振り分けられる．なかでも移動訓練は重要な教育課題である．

聴力障害

有病率

4％の子どもが聴力障害を有する．そのほとんどが軽度だが，1,000人に2人の割合で補聴器が必要となり，1,000人に1人の割合で特殊教育が必要となる．

病因

軽度から中等度の聴力障害の原因は，ほとんど中耳炎による二次的な伝音性難聴である．感音性難聴の原因としては，遺伝的素因，出生前因子，周産期因子，脳損傷に続発するものなどがある．

聴力障害のリスクを増加させる因子	
感音性難聴	伝音性難聴
髄膜炎の既往	口蓋裂
脳性麻痺	反復性中耳炎
聴力障害の家族歴	
アミノグリコシド系抗菌薬による治療	
先天性サイトメガロウイルス感染症	

聴力障害徴候の現れ方

現在，先天性感音性難聴の発見を目的として，耳音響放射（OAE）検査を用いた普遍的な新生児スクリーニングが行われている[*1]．聴力障害のリスク因子（上記表参照）をもつ子ども，重度発達障害児，構音障害児，聴力障害の可能性を両親が心配している子どもの場合には，さらなる聴力検査を依頼すべきである．子どもがまだ幼かったり，聴力検査に協力が難しい場合には，聴性脳幹反応（BSER, ABR）が用いられる．

臨床像

聴力障害は，さまざまな形で現れる．
・音への反応欠如
・言語発達遅滞
・行動異常
・付随する他の障害：知的障害，神経疾患，視力障害

管理指導

伝音性難聴がなかなか治らない場合には，鼓膜内チューブ留置を行う．感音性難聴児には，補聴器を用いる．コミュニケーションの発達には，早期の言語療法が不可欠である．重度の感音性難聴の場合，人工内耳の埋めこみ手術で予後が改善される．遺伝カウンセリングも行うことが望ましい．

聴力障害児の成長

聴力障害児の両親は，手話などを用いて子どもと意思疎通することを学ばなければならない．聴力障害が中等度であれば，普通学級に通うことができる．重度の聴力障害児は補聴器を着けながら普通学級に通ったり，または聾学校に通いながら，特殊教育を受ける必要がある．聴力障害児は精神発達障害のリスクが高い．

[*1]訳注：日本では，自動聴性脳幹反応（Automated ABR）をスクリーニングに用いる場合もある．

68 ネグレクトと虐待

虐待とネグレクトのタイプ

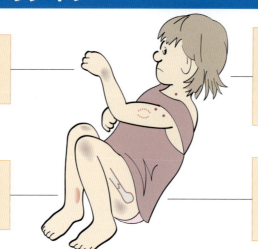

心理的虐待
- "こわばって探るような"表情
- 顔は無表情，用心深い目
- 見知らぬ人に示す不自然な親密さ

性的虐待
- 急性期には，肛門会陰部の皮下出血や裂傷
- 妊娠，性感染症
- 身体的な所見がみられないこともある

事故によらないけが
- おかしな形や部位の皮下出血
- 熱傷や熱湯でのやけど
- 咬傷
- 隠れた頭部外傷
- おかしな骨折

ネグレクト
- 汚れてだらしない外見
- 皮膚のただれ
- おむつかぶれの放置
- 成長障害(failure to thrive)

診察時に必要なこと

病歴

- **どのようにけがをしたか？**：特徴的なことは，説明に説得力がなく，傷に合致しないことや，医療機関を受診するまでに時間的な遅れがある点である。まだ動けないくらい幼い乳児のけがは特に疑わしい
- **過去の病歴**：過去の外傷の既往を尋ねる
- **発達と行動**：ネグレクトと虐待に影響を受ける
- **社会歴と家族歴**：家庭の構成と，誰が児の面倒をみているのかをはっきりさせる。虐待は，親の交際相手が替わっている場合に生じやすい。他の関係する専門家（例：訪問保健看護師や保育園の保育士）から，さらに詳細な情報が得られることも多い

精査とその意義

事故によらないけがは，きわめて重大な意味をもつことになるので，皮下出血しやすいことや骨が脆弱なことなどの原因となる，まれな疾患を除外診断する。

写真	その後の相談や法廷での証拠として有用
血算，凝固検査	出血しやすい原因となる血液学的疾患の除外のため
（X線写真による）全身骨検査	特定の骨折（例：肋骨骨折，骨折線がらせん型の骨折，長管骨の骨幹端部骨片）やさまざまな治癒段階の骨折の混在は，特に疑わしい
妊娠検査と培養検査（性的虐待の場合）	性感染症の所見は強力な補強証拠（であり治療も必要）
CT検査	身体的外傷が疑われる幼児で，頭蓋内損傷（硬膜下血腫）の評価に必要なことがある

診察

- **全身所見**：ネグレクトの徴候はないか？ 児が診察者に対して，異様に用心深かったり，過剰な親密さを示したりしていないか？
- **成長**：身長と体重を成長曲線上に記入して，以前の測定値と比較する。虐待やネグレクトを受けた児は成長障害を示すことが多い
- **外傷**：事故によらないけがの多くは，特徴的な外見を呈する。多発性の外傷，特に複数回，確認された場合には虐待が疑わしい
  - **皮下出血**：よちよち歩きをする児の下肢のものを除いて，皮下出血は疑わしい徴候である。そのパターンから，どのようにして生じたものかが判断できることもある。（色調から判断される）出血からの経過時間は，家族の不自然な説明に反論する際に役立つこともある
  - **熱傷や熱湯でのやけど**：意図的な熱湯でのやけどは，古典的には対称性であり，飛散した水滴状の病変がない。たばこを押しつけられた熱傷では，深い円形の潰瘍が生じる
  - **咬傷**：加害者の特定の際に，歯型を法的に用いることができる
  - **骨損傷**：骨折の臨床的所見を認めることがある
- **神経学的診察**：網膜出血は，乳児が激しく揺さぶられた際に生じることがある硬膜下血腫を発見するきっかけになる
- **性的虐待の徴候**：性的虐待が疑われる場合には，経験のある小児科医による性器と肛門部の診察を行わなければならない。皮下出血や裂傷のように明らかな場合もあるが，わずかな所見のみのこともある。所見がないからといって，診断を否定できるわけではない

概要

　子どもは身体的，精神的，発達的な欲求や自身の管理，そして安全を介護者に依存している。日常的に起きているにもかかわらず，大人が子どもに危害を与えうることを理解するのは難しい。虐待は典型的には家族あるいは子どもと近しく接する友人によって行われる。医療従事者は，虐待のさまざまな現れ方や，子どもを保護する機関との働き方を理解する必要がある。

虐待の現れ方

　虐待はさまざまな方法で見つかる可能性がある。多い筋書きを以下に示す。
- 児が虐待のエピソードを打ち明けた後に，親または教師が助けを求める
- 家族が，非特異的な病気またはけがの症状で児をプライマリ・ケア医や救急外来に連れてくる。評価によって，病歴，背景にある社会的リスク因子，虐待を示唆する身体的徴候における矛盾が明らかとなる
- 日常的な診察の間に虐待の身体的徴候に気づかれる
- 被虐待児は不機嫌，不安，疎な社会的交流，注意力不足，攻撃的行動，性的行動といった情緒面または行動面の問題があるかもしれない

身体的虐待

　通常，大人が乳幼児の世話をしている最中に感情の制御を失ったとき，身体的なけがを負わせる。両親のストレスや薬物乱用，社会的支援の不足，自身が児童虐待を受けた経験をもつことなどが虐待のリスク因子である。体罰のように，故意にけがを負わせてしまう場合もある。軽度の皮下出血から，致命的な脳損傷や腹部損傷まで，けがの程度はさまざまである。小児期を通して，長い間けがが繰り返されることがある。虐待による軽度のけがを負った子どもは，将来的に大きなけがを負うリスクがある。

　どんなけがでも虐待によるものの可能性があり，方法もさまざまである。例えば，殴る，平手打ちする，蹴る，噛む，物で叩く，腹部外傷，骨折，揺さぶる，やけど，窒息，中毒などが挙げられる。

　以下のような場合に，虐待によるけがを疑う。
- 保護者がけがを隠す
- 医療機関を受診するのが遅い
- けがについての病歴が普通ではない，あるいは一貫性に欠ける
- 多発外傷
- さまざまな受傷時期のけが
- いくつかの特徴的なけがは虐待で典型的である
- 過去に，社会的に問題となったことがある
- 子どもが，虐待によるけがを明らかにする

　虐待をより強く疑うようなけがのパターンは主に以下のとおりである。
- **皮下出血**：噛みあとのような独特な形，乳児の多発性皮下出血，ふつうみられないような部位の皮下出血
- **やけど**：たばこによるやけど，熱湯によるやけど
- **骨折**：乳児，多発骨折，さまざまな受傷時期の骨折

- **揺さぶられっ子症候群**：網膜出血や頭蓋骨骨折を伴う，硬膜下血腫による脳損傷

ネグレクト

　ネグレクトとは，子どもに重大な危害を与えるような，不適切な養育のことである。基本的な養育は，食事やぬくもり，衣服を与え，衛生を保ち，歯の手入れをし，予防接種を打たせることなどである。また病気の際に，病院で治療を受けさせることも含まれる。両親は子どもをけがから守るよう行動しなければならない。基本的な養育には，子どもの行動に限度を定めることや，健康的な食生活，運動活動などを含んだ，良い育児行動も含んでいる。

ネグレクトと成長障害(failure to thrive)

　低栄養で成長障害をきたす子どもがいる。良好な乳児の哺乳には，哺乳時に良好な感情的相互作用が求められる。両親は，子どもに反応し，困難な時期を管理し，問題があれば助言を求める必要がある。両親に，良い育児のお手本がなかったり，社会的ストレスがあったり，精神面の健康に問題があったり，薬物乱用の問題があったりすると障害される。

　成長の停滞，急性疾患，発達の問題が起こりうる。病院に入院すると，しばしば急速な体重増加を示す。身体発育は追いつくかもしれないが，脳の発達は思わしくないことがある。しばしば二次性に，情緒面や教育面での問題がみられる。

心理的虐待

　愛着とは，家族と密接に，感情的に結びつくことであり，その中で子どもは，将来の人間関係や自立するうえでの能力を養う。愛着の質は，親と子との相互関係の質や一貫性に左右される。

　長期にわたる病気や重い病気の治療において，拒絶，行きすぎた体罰，孤立，責任転嫁，操作，過保護といった，親として失格の反応をされると，子どもは心理的虐待を被ることとなる。心理的虐待には，不適切な責任を負わされることや，有害な大人の行動(家庭内暴力など)を目撃することも含まれる。

　心理的虐待の結果は深刻であり，子どもは正常な情緒反応を身につけられない。共感，自尊心，回復力，独立心に問題が生じる。通常，身体的虐待や性的虐待，ネグレクトのいずれにも著しい心理的虐待を伴う。

性的虐待

　性的虐待とは，子どもにわいせつなものを見せる，性的な身体接触をする，腟，口腔や肛門による性交を行う，などの不適切な性的行動のことである。加害者は通常，家族の一員または知り合いであり，密接に接触する状況を作り出すよう子どもを"仕込む"。加害者は，虐待を明らかにしないよう子どもを脅迫したり，子どもに薬物やアルコールを与えることもある。

　何が起こったのかを子どもがしゃべることで性的虐待が明らかになる。被虐待児が遊んでいる最中に不適切な性的言動をすることもある。軟部組織(口腔や肛門，性器)の外傷や感染から虐待を疑う場合もあるが，非特異的な症状や行動上の問題しかみられない可能性もある。子どもが安全と感じれば，ある人が

146 Part 14　地域社会における小児の健康

自分を傷つけた事実を，信頼できる大人の親類や教師に話せるかもしれない。何が起こったのかを子どもが打ち明けられるようにするため，医療従事者は，自由回答の形で支持的に，子どもに語りかける必要がある。

きめ細かな，かつ熟練した医学的管理が求められる。全身診察と，腟鏡を用いた肛門，性器の診察によって，被害を記録し，写真による証拠と法医学的証拠を得る。性的虐待の直後は通常，身体的な所見が認められない。

緊急避妊薬，性感染症のスクリーニング，曝露後の抗レトロウイルス薬療法に関する助言も必要となる。

虐待の被害者には将来的な保護と，虐待による心理的な被害に取り組むための精神的支援が必要である。

子どもの性的搾取

加害者が大人の集団で，弱い子どもを見つけると長期間にわたって時に複数人で虐待をする，というケースが近年認識されつつある。監視されていないインターネットの利用により子どもたちが被害のリスクに曝されている。医療機関，教育機関，社会福祉機関[*1]，警察は，子どもが大人と定期的に接触しているのを目撃したら，それは性的被害を受けるリスク下に置かれているということなので，子どもの性的搾取について考えなければならない。

大人は極端な感情的圧力をかけて，子どもが同意しない性行為に参加するよう強制するかもしれず，それは何度も繰り返される可能性がある。

作為症

親がでっち上げの症状で子どもを医学的精査に参加させることがあり，幅広い範囲の検査を行うことで，子どもに身体的，心理的な害を与えてしまう可能性がある。このような行動には複雑な理由があり，おそらくは不適切な世話の探索行動の1つである。

医学的精査

乳児で過去の身体的虐待を懸念した際は，全身骨の X 線検査を行う。揺さぶられっ子症候群かどうかを調べるためには，脳画像検査と眼科診察が行われる。

虐待によるけがか，骨折しやすいあるいは脳を損傷しやすいまれな疾患かは，通常は医学的検査によって識別可能である。

皮下出血のある児においては，凝固異常や血小板異常といっ

た血液疾患を除外する目的で血液検査が行われる。

性的虐待の際には，性感染症のスクリーニング，妊娠検査，法医学的な検査が行われる。

安全保護のプロセス

専門家は児童福祉の責任があるので，懸念される問題を行政機関に報告しなければならない。英国では，懸念される状況についての調査は地方自治体の社会事業部が行っている。過程の全段階で家族に情報を提供し，行動がとられている理由を明確に伝えることが最善の方法である。

医学的評価も懸念事項の調査の1つである。注意深く，子ども自身の言葉も含めた病歴を文章化すること，診察すること，そして医学的精査を行うことが必要不可欠である。小児科医は病歴と診察所見の特徴について意見を述べる。背景にある情報は，家庭内のリスク因子や過去の問題を示すので，訪問看護師や補助教員，ソーシャルワーカー，かかりつけ医，学校といった他の専門家と共有する。多機関での症例検討会議を行って，まとめられた評価を再検討し，リスクの程度を決定し，子どもの守りかたについて意見をまとめる。

子どもに虐待の危険性がある場合，安全保護プランが準備される。主な専門家が家族とともに働き，児の将来の幸福を観察する。多くの場合，子どもは家族の世話を受け続けることができるが，なかには，背景にある問題が解決できず深刻な被害を受ける危険性がある児もいる。最も深刻な場合では，裁判所からの命令で子どもを家族から引き離し，地方行政機関（多くは養護施設）で世話するようにすべきか，検討する必要がある。長期的にケアされた児は，新しい家族と恒久的な養子縁組ができれば，良好な転帰が得られる可能性がある。

キーポイント

事故によらないけがの特徴
- 非常に幼い児のけが
- けがに合致しない説明で，話すたびに説明が変わる
- けがの種類や受傷年齢がさまざまである
- "古典的"とされる部位や特徴のあるけが
- 受診の遅れ
- 児が打ち明ける情報

＊1 訳注：日本では，児童相談所などがある。

148　Part 14　地域社会における小児の健康

69 思春期の問題

思春期は，小児期と完全な成熟との間の時期であり，成長するときでもある。この時期は，身体的・心理的・社会的に大きな変化があり，思春期の世代とその両親にとって，かなりのストレスがかかる時期である。

身体的変化
- 成長のスパートがかかる："ひょろ長く"感じる
- 二次性徴が発達する
  - 恥毛が生える
  - 男子はひげが生え，精巣が大きくなる
  - 女子は胸が大きくなる
- 男子は声変わりする
- 女子は初潮を経験し妊娠が可能になる
- にきびができる
- 男子に女性化乳房がみられる場合もある

思春期に"なすべきこと"
- 自我を確立させること
- 独立すること
- 性的に成熟すること
- 大人としての責任をもつこと
- 大人の考え方ができるようになること

心理的な問題
- 摂食障害
- 抑うつ状態
- 自傷行為
- 薬物の過量服用
- 自殺

心理的な変化
- 洞察力が発達する
- 抽象的な説明ができるようになる
- 論理的に思考するようになる
- 道徳観に基づく意見を述べるようになる。すなわち，世の中の社会的不正や両親に対して疑問を感じるようになる
- 独立する方法を模索する
- 感情的に動揺し葛藤することもある
- 試しにやってみようとしたり，若干のリスクを伴う行動をしたりする

健康上の問題
- リスクのある行動は交通外傷の危険性を高める
- 薬物やアルコールの使用により，受傷や搾取を受ける可能性が高まる
- 性の健康と避妊
- 思春期には故意に自分の体を傷つけることもよく起こる
- 摂食障害
- さまざまな慢性的な状況のマネージメント
- 同意に関連する問題

健康を損なう行動
- アルコール
- 喫煙
- 薬物の使用
- （シンナー，トルエンなどの）薬物の乱用
- 事故
- 安全でない性交渉
  - 性感染症
  - 予期せぬ妊娠
  - 10代の妊娠
- 食行動の異常

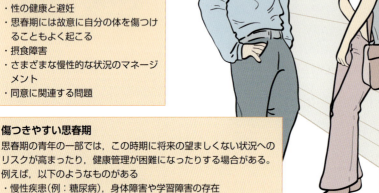

傷つきやすい思春期
思春期の青年の一部では，この時期に将来の望ましくない状況へのリスクが高まったり，健康管理が困難になったりする場合がある。例えば，以下のようなものがある
- 慢性疾患（例：糖尿病），身体障害や学習障害の存在
- ホームレスや失業者になること
- （身体的・精神的・性的）虐待の被害者
- 妊娠している場合
- 少数民族であることによる問題
- 不十分な家族サポートや育児環境を経験している場合

社会的変化
- 経済的にはまだ親に依存し，同居していることが多い
- より大きな自由と柔軟性を望むようになる
- 学校では，自らの行動の動機づけと自制を期待されている
- 性的興味と性行動が増加する。大部分は何らかの形で性行動を経験する
- 義務教育を終え，高等教育に進んだり，働くようになったり，経済的に独立したり，失業に直面したりする

思春期の青年へのアプローチ
- 思春期は，一般に病気が少ない時期である
- 上記のような理由もあり，小児と成人のはざまにある思春期の子どもに対する（心や身体の）医療施設が少ない
- 医師と接触する機会が少ない思春期の子どもには，学校内の，ふらりと立ち寄ることができるクリニックや医療施設やショートメールなどの手段を用いて，健康について考えたり理解してもらったりする機会を与える必要がある
- かかりつけ医と会う際，秘密が守られるかどうかを気にすることもある
- ふらりと立ち寄ることができるクリニックや医療施設は，健康上の問題についてただちに助言でき，感情や個人的な問題をカウンセリングし，避妊の助言を行う
- 健康の専門家が思春期の子どもを治療する方法が重要である

思春期の子どもへの対処法
- じっくりと話を聞く
- 話した内容について秘密が守られることをどう理解したか確認する。その後に医療従事者の意見を述べることで，互いに話し合いに期待している内容を理解できる
- 大人として扱う
- 悩みを打ち明けられるようにする
- 評価や結論を下すような言葉を避ける
- プライバシーを尊重する。時には親とは別に会うことを提案する

> **思春期の青年が健康や福祉に影響する個人的な問題を話しやすくするためのスクリーニング質問法(HEADSS)**
>
> **H** 家庭やその他の環境(Home and environment)
> **E** 教育や雇用の状態(Education and Employment situation)
> **A** 社会的な関心やスポーツなどの課外活動(Activities such as social interests, sports)
> **D** 薬物やアルコールの使用(Drug and alcohol use)
> **S** 性的なこと(Sexuality)
> **S** 希死念慮や抑うつ気分(Suicide ideation or depression feelings)
>
> これらの質問は繊細な内容を含んでおり,スタッフは有効なコミュニケーションの方法についての訓練を受けている必要がある。
> 非侵襲的な質問の例としては,以下のようなものがある。
> 「誰と一緒に住んでいますか? 彼らとはうまくやっていますか?」
> 「友達と遊びに行ったときなどに,薬物を使ったり,たばこを吸ったり,お酒を飲んだりする人がいますか? あなた自身はどうですか?」
> 「付き合っている人はいますか? 誰かがあなたに不快なことをしたり,あなたのことを尊重しなかったりした経験はありましたか?」

健康を損なう行動

思春期は両親の監視下から離れ,独立性が高まる時期である。自分の選択に試行錯誤するのは一般的なことだが,家族にとっては思春期の子どもとこれらのことについて話し合うことが難しい場合も多い。

喫煙,薬物,アルコールの乱用

喫煙はしばしば思春期に始まり,生涯にわたって依存性を形成する可能性がある。

10代の青年の多くは薬物使用の経験がある。年齢に応じて,薬物乱用についてのサポートを受ける必要がある。

危険な飲酒行動の多くは思春期に始まり,事故による外傷,性犯罪への脆弱性や昏睡のリスクを高める。

事故

交通事故は,この年代の死亡原因の第1位を占めている。アルコールとシートベルトやクラッシュ・ヘルメット(緩衝吸収材が入っているヘルメット)を着用しないことがリスクを高める。

自傷行為

思春期の青年の入院理由としてよくみられるものに過量服薬があり,家族や友人間の問題によるストレス環境に対する脆弱性や,有効なサポートを受けられていない状態を反映していることが多い。自傷行為は,リストカットのように皮膚を意図的に傷つける行為として現れることもある。自傷行為のある青年は直ちにメンタルヘルスの専門家の診察を受け,危険度の評価と継続的な支援が行われる必要がある。

性に関連する健康問題

月経に関する訴え

無月経は,生理的によくみられることがあり,初潮からしばらくは,月経周期が不規則で,数か月間ないこともある。ストレスで月経不順となることがある。摂食障害や慢性疾患により無月経となる場合もある。原因として妊娠の可能性も同時に考えなければならない。

月経過多(重い月経)や月経困難症(ひどい月経痛)は初経から数年間は一般的にみられる。治療には,月経を軽くするためのプロスタグランジン合成阻害薬(例:メフェナム酸)または月経

周期を調整し避妊にも役立つ経口避妊薬を使用する。

多囊胞性卵巣症候群は無月経,肥満,多毛,にきびといった症状を伴って思春期に明らかになる場合がある。

安全でない性交渉

多くの思春期の青年がリスクの高い性行動をしている。学校を拠点とした,アクセスしやすい性の健康相談のサービスを設置し,秘密が守られた状態での情報提供や経口避妊薬の提供,性感染症の検査などを行うことが役に立つ。若年者は仲間や年長の成人からの性被害にあうリスクが高く,薬物やアルコールの使用がある場合にはさらにリスクが高まる。

10代の妊娠

10代の40%が,性交渉を開始してから2年以内に妊娠する。10代の妊娠では母親にとっても児にとっても周産期のリスクが高まる。長期的な予後の改善のために,早期から若年妊婦とその子どもを支援することが重要である。

流産

10代では,妊娠しても1/3は中絶する。相談することへの抵抗や,罪悪感や秘密がばれてしまうことへの不安がある場合もあるので,きめ細やかな支援が求められる。

避妊

この時期の初めての性交渉で,避妊をしている割合は半数以下にすぎない。予期しない妊娠や性感染症を防ぐためには,情報と手に入りやすい避妊方法の提供が必要である。

性感染症

クラミジア,淋菌,ヘルペスウイルス感染症はよくみられ,思春期患者も増加している。HIV感染のリスクもある。英国の学校の性の健康に関わるクリニックでは,尿のPCR検査を用いたクラミジアのスクリーニングを行うことができる。

> **キーポイント**
> - 思春期は,身体的にも心理的にも社会的にも急速に変化する時期である
> - 思春期は自立について学ぶ時期である一方で,リスクを伴うような有害な行動をとることが多い
> - 摂食障害は決してまれなものではなく,専門的な対処を必要とする
> - 保健指導に当たっては,思春期の子ども,特に弱い立場にある者と接するための新しい手法を見つける必要がある

70 乳児突然死

乳児突然死症候群（SIDS）および突発的な生命に関わる事態（ALTE）

病因
- 生後1週間以降の乳児の死亡原因で最も多い
- 一般に、元気だった乳児に起こる。ときに軽い咳などの感冒症状を伴う
- 患児の20%で、予測されなかった原因が病理解剖によって判明する

SIDSのリスク因子
- うつぶせ寝
- 出生前後の受動喫煙
- 養育者の薬物・アルコールの使用
- ベッドや椅子での添い寝
- やわらかいマットとブランケットで覆うこと
- 男児

診察
- 発見時には倒れてぐったりした状態
- 顔色蒼白または斑状
- 徐脈
- 低血圧

突発的な生命に関わる事態の管理
- 心肺蘇生（CPR）
- 観察と精査のための入院
- 両親に対するCPR法の教育
- 在宅無呼吸監視モニター（不安を緩和する可能性があるが、効果は証明されていない）

精査
- 血糖値
- 感染症のスクリーニング
- 胸部X線検査とバリウム検査
- 心電図モニタリング
- 代謝疾患のスクリーニング

鑑別診断
- 感染症
- 胃食道逆流
- 神経学的異常
- 低血糖
- 不整脈
- 先天性代謝異常
- 窒息
- 事故によらない外傷

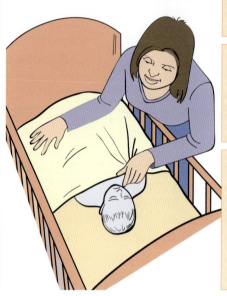

乳児突然死症候群(SIDS)と突発的な生命に関わる事態(ALTE)

　乳児突然死症候群(SIDS)は、"乳幼児の突然死のなかで、病理解剖を行っても明らかな原因が見つからないもの"と定義される。典型的な例では夜間ベビーベッドで発生することから、しばしば"cot death(ベビーベッドにおける死亡)"としても知られている。家族にとっては、突然死の原因について徹底的な精査が行われることが必須である。詳細な症例検討には、熟練した小児科医、社会福祉、警察の専門家による複合的なアプローチが求められる。現病歴と身体所見、臨床検査の結果の振り返りや、環境要因を知るための死亡時の状況の精査、病理解剖の結果を参照するための会議などを行う。こうしたプロセスに家族も参加し、可能な限り、その出来事や子どもの死について判明したことをすべて説明することが非常に重要である。

　ときに、乳児が倒れてぐったりしている状態で発見されても、蘇生に成功することがある。これを突発的な生命に関わる事態(ALTE)または"near-miss cot death"と呼ぶ。これらの症例にはすべて、注意深い医学的な原因精査が必要である。

　SIDSは、生後1週以降の乳児死亡のなかで最も多く(40%)、国によって発症率は異なるが、英国では現時点で1,000人あたり0.45人の発生率である。その正確な原因は依然として不明で、複数の要因が関係している可能性がある。3つのリスクモデルが提唱されており(BOX参照)、これによって、SIDSの発症のピークが生後2～4か月で、90%は生後6か月以内に起こることを説明できるかもしれない。

3つのリスクモデル
- 心肺機能の先天的な問題がある脆弱な乳児(例：早産児)
- 発達の重要な期間(覚醒、睡眠と覚醒パターン、代謝の変化)
- 外的環境因子(例：腹臥位で寝かせる、喫煙、気温、感染)

　英国では、SIDSの発生が、"Back to Sleep"キャンペーンによって半分に減少した。これは1990年代前半に始まり(次頁のBOX参照)、乳児は仰向けで、両足をベッドの足元側の端に付けるような体位で寝かせ、布で覆いすぎたり、温めすぎたりしない、というものである。これは、SIDSの発症率が、腹臥位に寝ると8倍、側臥位に寝ると2倍になることを明らかにした先行研究の結果に基づくものである。その他のリスク因子としては、家庭内での喫煙、養育者のアルコール摂取や添い寝などがある。最近明らかにされた報告によると、乳児が養育者の寝室で寝ること(同じベッドではなく)や、おしゃぶり(pacifier)がSIDS発生のリスクを軽減するかもしれない。当初SIDSであると思われていた症例のうちの少数例は、経過や外傷の病理所見が典型的ではなく、事故によらない外傷により起こっている可能性がある。英国では、SIDSを経験した家族を支援し、再発の可能性を軽減することを目的として、次の子どもに対する"care of the next infant"(CONI)計画を行っている。こ

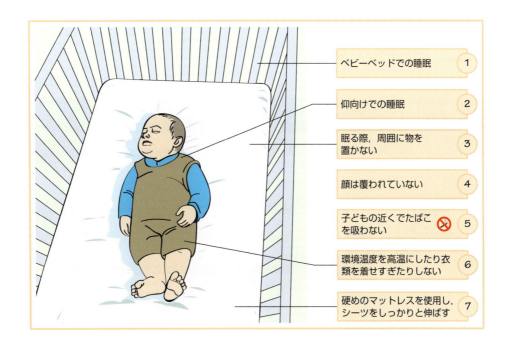

1	ベビーベッドでの睡眠
2	仰向けでの睡眠
3	眠る際，周囲に物を置かない
4	顔は覆われていない
5	子どもの近くでたばこを吸わない
6	環境温度を高温にしたり衣類を着せすぎたりしない
7	硬めのマットレスを使用し，シーツをしっかりと伸ばす

こでは，リスク因子についてのアドバイスや日常的なモニタリングによる観察，蘇生の訓練などを行う．在宅無呼吸監視モニターの使用については意見が分かれるが，使用により安心する養育者もいる．

小児期の突然の予期せぬ死亡（SUDIC）は，より広範な概念で，子どもが原因にかかわらず予期せずに死亡した場合を指す．こうした死亡例（例：交通事故や急性の重症感染症）は全例，集学的なアプローチによって精査され，医療関係者が振り返りを行い，さらに可能な限りすべての説明が家族になされる必要がある．

突発的な生命に関わる事態（ALTE）[*1]

多くの乳児は，明らかな ALTE を起こした後に入院する．説明できない無呼吸のエピソードや蘇生に成功した"near-miss cot death"に対して，哺乳中の窒息のような明らかな原因があるかもしれない．これらのすべての乳児には，注意深い評価と，通常，一定の経過観察期間，院内でのモニタリングが必要となる．困難な症例では，長期にわたる心臓，呼吸，酸素化，場合によってはビデオの分析が経過の解明に必要となるだろう．頻度の高い原因には，胃食道逆流，感染症（例：RSウイルスによる細気管支炎），窒息などがある．先天的な代謝異常，けいれん，不整脈は，より頻度が低い．

養育者への支援は必須である．在宅無呼吸監視モニターの有効性は，論議のあるところであるが，一部の養育者には安心を提供できるかもしれない．

"Back to Sleep"キャンペーン
- 乳児の背中を下にして寝かせる
- 室内でたばこを吸わない．妊娠中にたばこを吸わない
- ベビーベッドの中で，乳児の両足をベッドの足元側の端に付け，頭をしっかり出すような体位をとらせる．これにより，乳児が敷き布団の下に潜り込むのを防ぐことができる
- 枕やクッションの上に乳児を寝かせない．ベッド枠にパッドを使用しない
- 硬めのマットレスを使用する
- 環境温度を高温や低温にしない．保温には羽毛布団ではなく，シーツや重ねたブランケットを使用する．室温を16〜20℃に保つ
- 喫煙したりアルコールや薬を飲んだり，ひどく疲れているときには，添い寝をしない．ソファの上で乳児と一緒には絶対に寝ない
- 乳児の体調が悪いときは医師の診察を受ける
詳細は，www.fsids.org.uk のホームページを参照．

キーポイント
- SIDS は新生児期以降の乳児死亡原因として最多である
- "Back to Sleep"キャンペーンによって，リスクが激減した
- 突発的な生命に関わる事態（ALTE）は乳幼児突然死の前駆状態である可能性があり，注意深い精査が求められる
- SIDS の病態は多元的であり，さらなる研究が行われている

[*1] 訳注：ALTE は昨今 BRUE（brief resolved unexplained events）として定義も改められている．

71 倫理，研究，同意

倫理，研究，同意

小児医療では倫理的な問題が関与する場面が多い。倫理は，ある判断が正しいかどうかを理解するための，人々の道徳的価値基準である。多くの場合，こうした価値基準は個人の小児期早期に形成され，成人になるまで発展しつづける。これらには他者への配慮，良心，宗教的信仰，文化的信仰や個人的な体験などが含まれる。

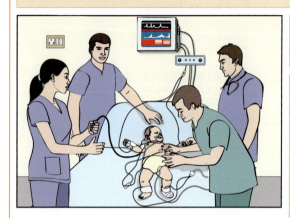

医療倫理の原則
- 自律尊重（患者の自己決定）
- 善行（利益をもたらす）
- 無危害（患者に危害を加えない）
- 正義（利益と負担の公平な分配）

救命救急における倫理的決定の際に重要な考え方
- **人権（生命の権利）**：常に生命維持を優先すべきかどうかについてはさまざまな意見があるが，一般的には生命は尊重されるべきである。場合によっては，あらゆる手段を尽くして延命措置を行うことが適切でないことに大多数の人が賛同することもある（例えば脳死の診断後など）。こうした場合には，治療中止の決断によって死がもたらされても，法的な擁護がある。
- **作為的な行為と不作為的な行為**：死をもたらす積極的な決定と，延命措置を行わない，あるいは中止する決断の違い
- **生命の質（QOL）**：多くの人々は QOL は重要だと考え，以下の場合には QOL が低下する
  - 侵襲的な医療的補助によって生命が維持されている
  - 慢性的な苦痛や重篤な意識障害がある

同意，自律尊重，守秘義務

一般的に，治療は患者の同意に基づいて行われるべきであるが，年少児では同意を得ることが不可能な場合がある。成人と異なり，小児では他者（通常は両親）が代理決定を行うことが法的に認められている。裁判所の命令があった場合には，裁判官，ソーシャルワーカーや後見人が，患者の最善の利益となるような同意に関する決定を行う。

特に年少の小児は，決定について理解したり議論したりすることが不可能なため，両親や養育者が治療への同意に際しての弁護人となる。利害関係の対立が存在することはほとんどないが，皆無ではない。医療従事者の勧めに反して，親が救命に必要な一定の治療を望まないなど，親と医療関係者の意向が異なる場合もある。多くの場合，こうした不一致は丁寧なコミュニケーションや中立性の高いセカンドオピニオンの提供によって解決するが，時に医師が裁判所に判断を委ねなければならない場合もある。

成長に伴い，小児は治療に関する決定により積極的に参画することが求められる。最も良いのは，子どもと両親の双方から合意を得るよう努めることである。一般的に，若年者は，両親の関与があるほうが健康に関わる問題に関してより良い決定ができると考えられている。一方で，若者が親の関与を望まない場合もあり，それが理由で彼らが受診をあきらめることは危険である。例えば，思春期の女子が避妊方法を探しているが，医師が親に知らせてしまうことを懸念している場合などがこれにあたる。仮に医師がその若者は治療の適応について理解するのに十分成熟していると判断すれば，必ずしも親に情報提供する必要はない。このような同意能力は，英国では，過去の訴訟の例にちなんで時に "Gillick competence" とも呼ばれる[*1]。また，救命のために治療が必要で，それが患者の最善の利益にかなうと医師が判断した場合には，同意が得られない場合であっても治療を行うべきである。

正義と公平な分配

偏見をもつことなく患者と家族に接することが必須である。人種・宗教・民族・障害の有無などにより，特別な法的擁護を受けている人々は多い。医師は可能な限り，患者や家族とのコミュニケーションが難しければ通訳サービスを確実に用意する必要がある。健康管理へのアクセスの公平性は多くの医療システムにとって重要な理念であり，たとえ高額な医療であっても QOL の改善へのエビデンスがある場合にはその治療を選択できることが重要である。同様に，明らかな利点のない治療に対して限られた資源が使われるべきではない。こうした難しい判断は，英国では NICE（国立医療技術評価機構）によって決定される。

救命救急医療における倫理—集中治療の差し控え

集中的な生命補助治療の開始または継続が正しいかどうか，その判断基準が常に明確であるとは限らない。例えば，ある赤ちゃんが極端に未熟な状態（妊娠 22〜23 週）で出生した場合に，生存確率が非常に低いことに鑑みて，集中治療を提供することが正しくないと判断する人々もいるだろう。ある子どもが治療方法のない重篤な慢性疾患に罹患している際には，集中治療を繰り返し行うことを模索することは誤りかもしれない。あるいは重症の脳障害をもつ子どもに対しては，死を許容し，人工呼吸器管理を中止することが正しいのかもしれない。重要なのは，こうした状況について，あらかじめ想定しておくことである。このような問題について，事前に家族と，あるいはそれが適切な場合には子ども本人と話し合いをもてる可能性もある。

こうした決断は非常に難しく，医師は家族と協力して，家族が予後，痛み，苦痛や治療を継続した場合の潜在的な QOL について，完全に理解できるよう保証しなければならない。医療・看護チームのすべてのメンバーが，どのような懸念であっても発信でき，いかなる不一致も解決される状態であることが重要である。緩和ケアおよび終末期医療については，72 章でくわしく述べる。

> **キーポイント**
> - 倫理的な決断は早急に下される必要はない。じっくり考える時間が必要である
> - 通常は，両親の意見に反するような決定をすべきではない
> - 決定を行う前に，関係するすべてのメンバーが議論に加わることが必要である
> - 十分に成熟した子どもは，倫理的な決断に参画すべきである
> - 結果を受け止めるのに十分な能力があるとみなされた思春期の青年は，両親に知られることなく治療を受けられる場合がある
> - 医療関係者と両親の間での論争が長引く場合には，裁判所に最終決定を委ねる必要がある

[*1] 訳注：英国では 1980 年代に，16 歳未満の子どもであっても親の同意なしに避妊に関する処置を行えるか否かについての裁判が行われ，子どもに十分な知性と能力があれば親の権利は除外されると判断された（Gillick 判決）。この判決をきっかけに，16 歳未満の子どもであっても，避妊のみならず広く治療行為に関わる意思決定について，自律した権利が与えられる "Gillick competence" が確立された。
参考：https://www.jstage.jst.go.jp/article/jabedit/22/1/22_KJ00009379911/_pdf/-char/ja

研究および根拠に基づいた医療

臨床研究

臨床研究は小児医学の今後の発展の基礎となり，患者が最も効果的な根拠に基づいた治療を受けることを保障するものである。研究にはさまざまな種類がある。治療の効果を評価する最も制度の高い方法は無作為化比較対照研究（RCT）である。RCTでは集団は無作為に治療（介入）を受ける群と比較対照群に割りつけられる。対照群はプラセボによる治療（効用をもたない治療）あるいはその時点の標準的な治療を受ける。その治療以外の医療については同条件である必要がある。両群の転帰については，可能であれば盲検化された（誰がどの群に割りつけられたか知らない）研究者により分析が行われる。

調査研究の種類と手法

研究デザイン	方法論と根拠
症例対照研究	ある疾患をもつ患者群と対照群を比較する。疾患や予後に関連する要因やリスク因子を後方視的に検討するために用いられる
コホート研究	ある特定の集団を前方視的に追跡し，転帰を評価する。対照群がある場合もない場合もある。予後や長期的な転帰を決定するのに向いている（例えば，早産児について）。コホート集団はすべての地理的集団に基づいていることが最も望ましい
無作為化比較対照研究（RCT）	2種類の治療あるいは新しい治療方法と従来の治療を比較する際に用いられる。単盲検あるいは二重盲検（観察者も被験者もどちらの治療に割り当てられたか知らない状態）で行われ，治療の比較の際に生じるバイアスを可能な限り排除することを目的とする
レジストリ研究	新規の治療が一般的になった場合にさらに長期的な影響を調べたり，一般人口の中でまれな状態（例えば，先天奇形）について評価したりする際に用いられる
システマティックレビューとメタ分析	複数のRCTで示された転帰を，統計学的手法を用いてまとめたもの。多くの被験者のデータをまとめることにより，より狭い信頼区間を得ることができるが，対象となる研究のデザインの類似性が求められる

根拠に基づいた治療（EBM）

「根拠に基づいた治療」は，研究から明らかになった証拠を，利用可能で解釈しやすいものにし，日常診療に生かすことを目的としている。小児医学の専門家は，研究論文を批判的に評価し，結論が妥当かどうか判断する能力を身につける必要がある。

小児を対象とする研究における倫理的問題

すべての研究計画は，臨床研究倫理委員会の承認を得ることが必須である。被験者（もしくは両親）は，臨床研究参加あるいは試験的治療を受けるのに先立って，十分な説明を受け，文書での同意を提出することが求められる。患者向けの資料は平易で理解しやすく，かつ年齢に応じたものでなければならない。小児を対象とする研究，特に薬剤の効果を検証する研究では，同意に必要な認知能力や，子どもに生涯にわたる影響を与えるような有害事象が障壁となる。一方で，言い換えれば，多くの薬剤は小児での使用を正式に検証されておらず，成人を対象とした研究結果をもとに小児への影響が推測されているということになる。そもそもこのこと自体が非倫理的であり，本来すべての小児の治療薬は，実際に小児への使用結果を検証されるべきである。臨床研究に参加することは，通常被験者そのものよりは将来の患者の利益に貢献するものである。しかし，（多くの場合には）臨床研究の参加者は非参加者に比してより良い医療を受けるということがわかっている。理由としては，標準化された手順を使用することや，研究チームにより治療について詳細な検討がなされることなどが考えられる。

小児医学における研究のランドマーク

- **予防接種**：インフルエンザ桿菌（Hib）とロタウイルスワクチンは重症感染症により入院する子どもの数を明らかに減らすことに貢献した
- **早産児の呼吸窮迫症候群（RDS）**：出生前の副腎皮質ステロイド投与および生後早期のサーファクタント補充療法の普及により，早産児の生存率および予後が改善した
- **仰向け寝**：仰向けで赤ちゃんを寝かせることが乳児突然死を減らすという研究結果によって，ベビーベッドでの死亡が劇的に減少した
- **白血病**：急性リンパ性白血病（ALL）に対する化学療法のプロトコルの研究によって，生存率は50%以下から90%以上に向上した
- **ヒト免疫不全ウイルス（HIV）感染**：研究により母親に対する抗ウイルス治療の最適化が行われ，HIVの母子感染は25%から2%未満にまで減少した

フォレストプロット：早産児における壊死性腸炎（NEC）の予防のための，プロバイオティクス使用群と対照群の比較

研究あるいは下位集団	プロバイオティクス使用群 発生数	合計	対照群 発生数	合計	発生率割合(%)	リスク比 (M・H, 無作為, 95%信頼区間)
Al-Hosni 2012	2	50	2	51	2.9	1.02 [0.15, 6.96]
Bib-Num 2005	1	72	10	73	2.6	0.10 [0.01, 0.77]
Braga 2011	0	119	4	112	1.3	0.10 [0.01, 1.92]
Fernando-Carrocera 2012	6	75	12	75	12.5	0.50 [0.20, 1.26]
Huang 2009	0	95	3	98	1.2	0.15 [0.01, 2.81]
Kitajima 1997	0	45	0	46		Not estimable
Lin 2005	4	217	14	217	8.9	0.29 [0.10, 0.85]
Lin 2008	7	180	20	187	15.3	0.36 [0.16, 0.84]
Manzoni 2006	1	39	3	41	2.2	0.35 [0.04, 3.23]
Mihatsch 2010	2	93	4	90	3.8	0.48 [0.09, 2.58]
Oncel 2013	8	200	10	200	13.0	0.80 [0.32, 1.99]
Proprems 2012	12	550	24	550	23.0	0.50 [0.25, 0.99]
Rouge 2009	2	45	1	49	1.9	2.18 [0.20, 23.21]
Samanta 2009	5	91	15	95	11.4	0.35 [0.13, 0.92]
合計（95%信頼区間）		1871		1884	100.0%	0.45 [0.32, 0.62]
合計発生数	50		122			

異質性：$Tau^2 = 0.00$; $Chi^2 = 9.03$, $df = 12$ ($P = 0.70$); $I^2 = 0\%$
総合効果の検定結果：$Z = 4.84$ ($P < 0.00001$)

横線はそれぞれの研究を指す。しばしば信頼区間が1をまたいでいることがあり，これは結果が有意ではないことを示している。リスク比を青色の四角で示す

菱形は総合効果を示す。縦線よりも左側に菱形があるため，総合効果としては対照群よりも介入群（プロバイオティクス使用）のほうが大きいことがわかる

0.01　0.1　1　10　100
介入群　　　　対照群

72 緩和ケアと終末期医療

緩和ケアと終末期医療

哲学
小児の緩和医療は、命に関わる疾患をもつ子どもに対して、身体的、感情的、スピリチュアルに、積極的なケアを行うことである。その家族を支えることが中心的な内容となる。緩和ケアの目的は、延命よりも、生命の質（QOL）を最適なものにするために、子ども、青年とその家族を支援することにある。緩和ケアは終末期にのみ行われるという誤解があるが、緩和ケアは生命に関わるあらゆる状況を診断されたときから始まり、積極的な治療とともに継続されるものである。並行して計画すること（パラレル・プランニング）すなわち「最善を望みながら、最悪の事態に備える」ことへの転換の動きがみられている。

緩和ケアにおける臨床的観点

症状のコントロール
- 痛み
  - オピオイドを含む、適切な鎮痛薬の選択
  - 適切な投与経路：経口薬には液剤や錠剤、点滴には皮下投与も有用
- 嘔気・嘔吐
  - 投与薬剤の確認（副作用）
  - 制吐剤の選択
  - 経腸栄養の考慮
- けいれんおよび発作
  - 抗けいれん薬および鎮静薬
- 精神運動興奮
  - 鎮静薬（ベンゾジアゼピン系薬）が有用な場合がある。低酸素に対する酸素投与

全人的なケア
- さまざまな人が、子どもと家族の精神的・感情的なニーズへの支援を行うことができる
  - スピリチュアルおよび宗教的な指導者
  - 精神科医や心理士
  - ソーシャルワーカー
  - 緩和ケア看護師や医療スタッフ
  - プレイセラピスト
- 適切な経済的支援や給付金を受けられるように保障する
- 子どもが亡くなった際の実務的な支援：死亡届、臓器移植、葬儀の準備、誰にどのように伝えるか
- 子どもが亡くなった後も一定期間、家族の悲嘆に対する支援は必要
- ホスピスや医療機関のスタッフも感情的なサポートを必要とする

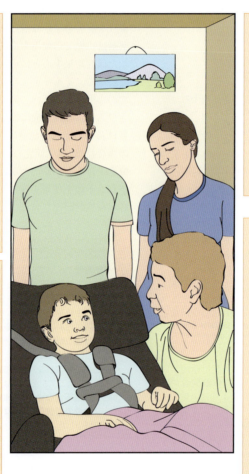

栄養
- 特殊な栄養補助が必要な場合がある。良好な栄養状態は不快な症状を緩和できる可能性がある。終末期であっても、子どもに口渇感や空腹感がありそうならば、苦痛の緩和のために食事や補液を考慮することが求められる
- 子どもの個別のニーズに合わせて、美味しくて新鮮な食事を提供することが有効である。子どもホスピスの多くには専属の料理人がいる
- 長期になりそうな場合には、胃瘻や腸瘻を考慮する（後者は嘔吐の防止に有効）
- アイスキャンディーや氷の塊は悪心を緩和する

治療計画
- 以下の専門家同士を調整する、集学的なチームアプローチが必要
  - ホスピス
  - 地域の看護師
  - 学校
  - 小児科医
  - かかりつけ医
- 非常にまれな病態に対しては、両親がその障害に詳しくなっている場合があるので、両親の意見に耳を傾けること
- 緩和的な医療の必要性について予測し、早期に準備する
- 「治療計画」はすべての専門家と家族の間で共有される
- どこまで治療するかについて家族と合意形成を行う。例えば、どの程度までの救急治療や救命措置が適切かどうかについての合意など
- 起こりうることを予測しておくこと。両親は子どもが自宅で亡くなった場合に誰に連絡すべきか把握しておく。救急サービス提供者は連絡を受けた際の対応を理解しておく

状態の分類

神経変性疾患、心疾患、代謝疾患や遺伝性の問題のある小児のうちの一定数の子どもは、緩和医療を必要とする。緩和医療の範疇に入る状態には多くのものがあるが、大枠としては以下の4つのカテゴリーに分類される。

カテゴリー	状態
1	治癒を目指す方法はあるが成功しない可能性もある　例）がん
2	延命のための治療法はあるが若年死が避けられない　例）嚢胞性線維症
3	治癒の方法がなく、緩和的医療が年余にわたる可能性がある　例）Batten病
4	非可逆的で非進行性の病態により若年死に至る可能性がある　例）非常に重症の脳損傷

緩和ケアは小児医療の中でも新たに発展しつつある専門領域である。緩和医療専門チームのサポートがあれば，緩和ケアの多くは地域の医師や看護師でも行うことができる。ケアの内容は，柔軟性があり子どもと家族にぴったり合ったものでなければならない。地域の医師はその家族と長年の付き合いがある場合も多く，地域と急性期医療サービスがアクセスできるように，地域の医療機関と家族が連絡を取り続けることが求められる。

緩和医療サービスへの紹介

患児をいつ緩和医療に紹介すべきかの決定は容易ではない。緩和ケアへの紹介が，その子どものことを見放すことではないという説明を含め，家族と明瞭に協議する必要がある。パラレル・プランニング（前述）を考慮することが非常に有用である。緩和医療へ紹介された家族のほとんどは受けられた支援に大変感謝していて，もっと早く紹介されたかったと感じていることも多い。

ホスピス

英国のほとんどの地域やその他の国では，子ども，10代の青年，若年者のためのホスピスがあり，安息の場所を提供している。家族全員で短期間の休息のために滞在することも多い。ホスピスは，車いすを使用している子どもや青年がすべてのエリアに行くことができ，庭や屋外での活動に参加できるようにデザインされている必要がある。ホスピスでの仕事には，プレイセラピスト，音楽療法士，調理師なども参画する。

ホスピスでは症状緩和のための滞在もできる。これによって家族は休息することができるし，治療が個別に丁寧に調整されたものとなりうる。

症状のマネジメント

その子どもについての背景情報と，症状のコントロールのために最も有効な方法がわかるような治療計画を，書面で作成することが役に立つ。治療計画書には，子どもの具合が悪くなった際に専門家が何をするべきかの情報を書いてもよい。家族も計画書をコピーしたものを自宅に置いて，かかりつけ医や救急隊，病院に見せられるように準備しておくべきである。心肺停止や集中治療が必要になった際の行動について，子どもと家族のなかで十分に議論が尽くされ合意がなされているのであれば，場合によって「蘇生を希望しない」計画（どこまで治療するかについての計画）を含むこともある。緩和ケアで扱われる一般的な症状には，疼痛，嘔気，嘔吐，けいれん，スパズムがある。

疼痛

痛みを引き起こしている原因，例えばそれが骨痛なのか内臓痛なのか筋痛なのか，を明らかにすることが重要である。

子どもにコミュニケーションの問題がある場合には，歯や殿部，尿路感染などの隠れた痛みがないかどうか考慮する。

鎮痛薬の投与にはさまざまな方法がある。液剤や錠剤は最も一般的だが，トローチ，鼻腔・頬粘膜投与，貼付剤を使うこともできる。

緩和ケアの患者に呼吸抑制のリスクがある場合には，医療従事者がモルヒネの使用を不安に感じるかもしれない。しかし，鎮痛に対して適用量を使用すれば，モルヒネは安全に使うことができる。

食事

緩和ケアの子どもに食事のサポートが必要となることは非常に多い。経口の栄養補助ドリンクや，経鼻胃管，胃瘻からの栄養投与などの方法があり，栄養士と協働することが役立つ。

精神的なケア，スピリチュアルなケア

社会関係の支援

他の子どもや若者と定期的に交流することは必須である。通学についても，可能な限りできるように支援する。

スピリチュアルな支援

家族に信仰がある場合には，宗教的指導者からのスピリチュアルな支援が可能である。多くの人は特定の信仰をもっていなくても，いくらかは神聖な部分を内面にもっている。スピリチュアリティは個人的なアイデンティティや人間であることの意味と結びついている。すなわち，物理的な肉体とはまた違った「自己」や，人間が他の人たちや周囲の環境とどのように感情面でつながっているのか，ということである。悲劇的なできごとがあった際に，苦難によって信仰が揺らぐ場合もある。ホスピスのスタッフは神聖なニーズを理解し支援するのに必要なトレーニングを受けている。

終末期のケアと死別

小児の緩和ケアには終末期のケアが含まれる。死にゆく場所としてどこを選びたいかを家族と子どもと相談し，必要に応じて，また可能な限り，希望に添えるようにすることが大切である。不快な症状のコントロールの方法について明らかにしておくことが求められる。

オピオイドやベンゾジアゼピン系薬などの鎮静薬により，死期を早めるのではないかという不安があるかもしれない。二重効果の原則（患者に明らかに死が迫っているとき，症状緩和の目的があれば，死期を早めるリスクは許容されること）を認識しておく。

死後

ほとんどの子どもホスピスには，葬儀まで子どもの体を休めておく霊安室がある。多くの場合，亡くなった子どもの家族は長い間子どもの看病をしており，状況を受け止めるのには時間がかかるものである。子どもが亡くなった後もホスピスで時間を過ごすのには価値がないと訴える家族もいる。家族が自宅で過ごすことが弔いの過程に必要なこともある。葬儀の準備のような実用的な事柄への支援を行う。同胞へのサポートも必要である。

死別に際しての支援は，死後年余にわたり必要になる。家族によって死別への反応は大きく異なるが，多くの人は以下のように予測される，「死の受容の段階」をたどる。
- 否認，それに続く，喪失が現実だという理解
- グリーフの苦痛
- その人がいない生活への適応
- 徐々に悲嘆に暮れるのに注ぐ感情的なエネルギーが減り，新しいことに力が向く（前に進む）

キーポイント
- 緩和ケアは，診断後できるだけ早期に開始されるべきである
- 緩和ケアは，痛みのコントロールのみならず，子どものすべてのニーズに対応するような全人的なものである必要がある
- ケアに当たるすべての人，医療従事者，さらに子ども自身が協働する
- 終末期医療は緩和医療のごく一部であるが，その後もずっと記憶を抱き続ける家族にとっては特に重要なものである

索引

和文索引

あ

悪性新生物　64
悪性リンパ腫　110
悪夢　43
アシクロビル　116, 117, 131
アシドーシス　21, 79
アスピリン　118, 135
朝のこわばり　102, 103
汗試験　73
アセトアミノフェン　95, 133
アセトアミノフェン中毒　135
アタマジラミ　117
アダリムマブ　103
アデノウイルス　67
アトピー(性疾患)　71, 120, 121
アトピー性皮膚炎　118, 120
アドレナリン　120, 121, 123, 126, 127
アナフィラキシー　68, 120, 121〜123, 126
アミノフィリン　71
アモキシシリン　67, 83
アルカローシス　21, 79
アルコール乱用　149
アレルギー　120
アレルギー血管性紫斑病　118
アレルギー性結膜炎　120, 121
アレルギー性鼻炎　120, 121
アレルギー歴　5
アレルゲン　70, 71, 118, 120, 121
アロプリノール　111
安静時呼吸数　6
アンモニア性皮膚炎　114

い

息切れ　70
育児　47
異型赤血球化(poikilocytosis)　107
異型肺炎　64
意識障害　128, 130
易刺激性　80, 130
維持水分量　79
いじめ　45
異常ヘモグロビン症　107
胃食道逆流(現象)　38, 50, 76, 77
異所性腎　87
異所性精巣　91
胃洗浄　135
イチゴ舌　118
一次救命処置　126, 128
一次性夜尿症　90
胃腸炎　21, 74, 76, 77, 79
一過性滑膜炎　104

遺伝

遺伝形式, 非典型的な ―― 30
遺伝子検査　26, 31
遺伝子診断, 囊胞性線維症　73
遺伝性疾患　29
遺伝性心疾患　61
遺伝的症候群　50, 51, 54
遺伝的表現促進　30
移動性精巣　91
異物誤嚥　66, 68, 124
イブプロフェン　133
遺糞症　85
医療倫理の原則　152
インスリン依存性糖尿病　56
インスリン療法　57
陰囊水腫　91
陰囊の腫脹　91
インフリキシマブ　103
インプリンティング　30
インフルエンザ　62, 67
インフルエンザ菌 b 型(Hib)　48, 49, 131

う

ウイルス感染　62, 71, 102
ウイルス感染性喘鳴　66
ウイルス性胃腸炎　78
ウイルス性上気道感染症　63
ウイルス性髄膜炎　25, 131
う歯　94
うつ　36, 47, 50, 137
うっ血乳頭　76, 94, 95, 130
ウロビリノーゲン　108
運動発達の遅れ　100

え

エアートラッピング　22, 71
栄養　111
　　学童期の ――　41
　　緩和ケア　154
　　健康増進　47
　　就学前の ――　41
　　乳幼児　41
　　腹部臓器と ――　8
　　未熟児　38
栄養性肥満　54, 55
壊死性腸炎(NEC)　38, 39
エタネルセプト　103
エリスロマイシン　67, 117, 118, 131
炎症性疾患　118
炎症性腸疾患(IBD)　64, 74, 81
塩分喪失　73

お

黄色ブドウ球菌　66, 102
黄疸　108, 109
　　新生児　36, 37

嘔吐

嘔吐　76, 78, 94
横紋筋肉腫　110
オキシブチニン　90
おたふくかぜ　49, 69
落ちこぼれ　45
おむつかぶれ　114
オメプラゾール　83

か

外傷　102, 104
外性器発育　18
疥癬　117
外反膝　105
回復体位(recovery position)　97, 99, 133
潰瘍性大腸炎　80, 81
かえる肢位　10
化学療法　111
かかりつけ医　46
過換気　97
過期産　32
核黄疸　109
学習困難, 重度の ――　45
学習障害　93
過呼吸発作　96
火事による煙吸引　126
過食症　76
家族性低身長　52, 53
片腎　87
学校　44
学校健診　26
過敏性腸症候群(IBS)　83
カフェオレ斑　115
下部尿路感染症　82
花粉症　120
鎌状赤血球症　27, 88, 102, 106, 107
鎌状赤血球ヘモグロビン(HbS)　107
下葉性肺炎　74
ガラクトース血症　108, 109
カルシウム拮抗薬　95
カルシポトリオール　118
カルバマゼピン　99
川崎病　62, 65, 118
肝炎　64, 82, 108
感音性難聴　142
眼球運動　10
観察　4, 5
カンジダ性おむつかぶれ　114
肝疾患　73
　　新生児　109
患者-医師関係　4
かんしゃく　42, 43
顔色不良　106
汗疹　114
肝性脳症　130

和文索引　**157**

眼精疲労　94
関節，診察　11
関節炎　102, 103
関節可動域　11
関節腫脹　102
乾癬　102, 118
感染症　76, 108
感染性胃腸炎　79
乾癬性おむつかぶれ　114
感染性心内膜炎　64, 65
眼底検査　10
嵌頓包茎　87
カンピロバクター　79
肝不全　109, 130
顔面，診察　9
顔面蒼白　122
緩和ケア　154

き

気管奇形　68
気管支炎　122
気管支拡張症　72
　　CT像　23
気管支拡張薬　120
気管支鏡検査　66, 68
気管支喘息　70, 121, 喘息もみよ
　　長期管理　71
気胸　37, 38
奇形　34, 58, 87, 92
キサンチン酸化酵素阻害薬　111
寄生虫　81
偽性停留精巣　91
喫煙　149
気道確保　126
気道閉塞　37
機能障害(impairment)　138
機能性便秘　84
虐待　93, 144, 145
キャッチダウン　50, 51
吸気性喘鳴(stridor)　68, 69
吸収障害　73
吸収不良　51
球状赤血球症　20, 29
丘疹　112
急性胃腸炎　77
急性炎症　121
急性仮死状態　130
急性肝不全　109
急性下痢　78, 79
急性喉頭蓋炎　67
急性喉頭気管気管支炎　67
急性重症疾患　122
急性上気道閉塞　124
急性腎不全　88, 89
急性喘息発作　70
急性中耳炎　63
急性虫垂炎　74, 75
急性尿細管壊死　89

急性白血病　111
急性腹痛　74, 75
急性リンパ性白血病(ALL)　106, 110,
　　111
牛乳蛋白不耐症　80, 81
救命救急医療，倫理　152
教育　44
教育相談員　138
凝固検査　20
胸骨陥没　122
狭窄病変　61
強心薬　123
協調運動　9
協調運動障害　45
強直間代発作　99
胸部X線検査　22
　　心疾患　58
胸部感染症　73
共優性遺伝　29
起立性蛋白尿　88
筋骨格系，診察　11
筋ジストロフィー　138
緊張型頭痛　94, 95
筋トーヌス　9
　　――の異常　100
筋力　9
筋力低下　123

く

空気浣腸　74
ぐずり　43
クラミジア　149
クリック音　7, 35, 60
グリセリン座薬　85
クリンダマイシン　124
グルタミン酸ナトリウム　120
くる病　105
クループ　66〜68, 122〜124
クロモグリク酸ナトリウム　120, 121
群発頭痛　95

け

傾斜台(tilt table)テスト　97
系統的診察　6
頸部腫大　69
頸部リンパ節炎　69
けいれん　98, 122, 130, 132, 133
けが，事故によらない――　144
血圧，収縮期　7
血液ガス検査　21
血液像　20
血液培養　24
結核　49, 64, 66
血管炎　89, 130
血管性浮腫　121
血管性母斑　115
血管迷走神経反射　96, 126
血管輪　68

月経　149
血腫　23, 108, 130, 144
血小板検査　20
血小板減少症　106
欠神発作　96, 98
結節性硬化症　92, 93
血栓症　130
血尿　88
結膜炎　120, 121
血友病　102
ケトアシドーシス　21, 123, 130
　　糖尿病性――　56
下痢　80
健康増進　44, 46, 47
健康問題，性に関連する――　149
言語療法，脳性麻痺　101
言語療法士　138
原始反射の残存　100
ゲンタマイシン　89

こ

誤飲　135
高K血症　21
高Na血症　21, 79
抗うつ薬　135
口蓋裂　34, 35
抗核抗体　102, 103
交換輸血　108, 109
抗菌薬　117, 123
口腔アレルギー症候群　121
攻撃的行動　43, 45
高血圧(症)　54, 94, 130
膠原病　64
咬傷　144
甲状腺炎　69
甲状腺機能低下症　53, 108
甲状腺ホルモン　93
抗真菌薬　117
口唇口蓋裂　35
口唇ヘルペス　117
光線療法　109
好中球減少症，発熱性――　111
交通事故　134
後天性甲状腺機能低下症　52
後天性免疫不全　65
喉頭異常　68
喉頭蓋炎　68, 123, 124
行動上の問題　42, 47
喉頭軟化症　68
行動療法　90
紅斑　116
抗ヒスタミン薬　120, 121
高ビリルビン血症　109
項部硬直　122
後部尿道弁　87
硬膜外血腫　130
　　CT像　23
硬膜下血腫　130

抗リウマチ薬　103
抗利尿ホルモン（ADH）　90
呼気性喘鳴（wheeze）　70
呼吸器系，診察　6
呼吸器症状　66
呼吸窮迫症候群　38, 39
呼吸困難　122
呼吸障害　58
　　　　出生時の――　36
呼吸数，安静時　6
呼吸性アシドーシス　21
呼吸性アルカローシス　21
呼吸不全　122～124
呼吸抑制　122
呼吸理学療法　72
国際抗てんかん連盟（ILAE）　98
黒色表皮腫　54
子育て支援　47
骨格異常　105
骨腫瘍　110
骨髄炎　64, 65, 104
骨髄不全　106
骨髄抑制　111
骨性疼痛　94
骨折　145
骨年齢　52, 53
子どもの発達支援チーム　138, 141
コホート研究　153
コミュニケーション障害　140
コールタール　118
根拠に基づいた治療（EBM）　153
昏睡　130, 131
コンピュータ断層撮影（CT）検査　23

さ

細気管支炎　66, 67, 123
細菌性胃腸炎　78, 79
細菌性関節炎　62
細菌性髄膜炎　25, 131
臍帯　32, 33
最大呼気流量率（PEFR）　71
臍帯・皮膚疾患　36
臍帯ヘルニア　34, 36
サイトメガロウイルス　93
催乳反射　40
作業療法士　138
作為症　146
鎖肛　38
詐熱　64
サーモンピンク疹　103
サラセミア　107
サラセミア形質　106
サリチル酸　117
サルブタモール　71
サルモネラ　79
酸塩基平衡　21
酸素飽和度　58

し

ジアゼパム　99, 133
死因，子どもの――　2
耳音響放射（OAE）検査　142
視覚系，診察　10
視覚障害　140
視覚誘発反応　142
磁気共鳴画像（MRI）検査　22
色素性母斑　115
色素脱失　115
色素沈着疾患　115
糸球体腎炎　89
子宮内感染　93
子宮内発育遅延（IUGR）　33, 50, 51, 52
　　　　成長曲線　17
シクロスポリン　118
事故　134
　　　　予防　47
自己免疫性肝炎　109
自殺　2, 3
脂質異常症　54
四肢末端，診察　9
四肢麻痺　100
思春期　18
　　　　スクリーニング質問法　149
　　　　成長　16
　　　　問題　148
自傷行為　149
視神経膠腫　23
システマティックレビュー　153
持続性発熱　64, 65
疾患修飾性抗リウマチ薬　103
失神　96, 97, 126
湿疹　118, 120, 121
失調型脳性麻痺　100
紫斑　102, 107
ジフテリア　49
自閉症　140, 141
自閉スペクトラム症　141
死別　155
脂肪性下痢　72
死亡統計，新生児　32
社会的問題，学習困難の――　45
若年性特発性関節炎（JIA）　25, 102, 103
斜視，評価　10
斜頭症　105
臭化イプラトロピウム　71
就学前教育　44
周産期障害　92
収縮期駆出性雑音　60
重症外傷　126
重症細菌感染症　62
重症心不全，肺水腫を伴う――　123
重症大動脈弁狭窄　59
重症反復性感染症　65
重症発作　71
終末期医療　154

絨毛採取　26
宿便　85
出血　20, 33, 106, 123
出血後水頭症　38, 39
出血斑　112
出生時仮死　126, 130
出生体重　32
出生前検査　30
受動喫煙　47
守秘義務　152
腫瘍性疾患　104
腫瘍崩壊症候群　111
循環不全　122, 123
障害児　138, 139, 141, 142
消化性潰瘍　74
上気道閉塞　68, 123, 126
小球性低色素性貧血　106
猩紅熱　116
小水疱　112
常染色体優性　29
常染色体優性多発性囊胞腎（ADPKD）　87
常染色体劣性　29
常染色体劣性多発性囊胞腎（ARPKD）　87
小腸閉鎖　76
焦点性発作　98, 122
小頭症　140
小児がん　110
小児期の突然の予期せぬ死亡（SUDIC）　151
小児欠神てんかん　99
小児神経科医　138
小発作　99
静脈コマ音　60
症例対照研究　153
食事　42, 43, 55
食物アレルギー　120, 121
食物不耐症　120
食欲不振　62, 79～82
ショック　58, 59, 122, 123
徐脈　94
徐脈発作　38
自律尊重　152
視力障害　142
脂漏性おむつかぶれ　114
脂漏性皮膚炎　118
心因性腹痛　83
腎盂腎炎　82
腎盂尿管移行部狭窄　87
腎エコー（USS）　87
腎外傷　88
腎芽腫　110
腎奇形　87
呻吟　122
心筋炎　61, 126
神経学的検査法，乳幼児の――　10
神経学的巣症状　94

神経学的評価　9
神経芽腫　110
神経管閉鎖不全　35
神経線維腫症　92, 93, 115
神経皮膚症候群　92, 93
神経変性疾患　92, 93
心血管系, 診察　7
腎結石　75, 88
人工換気　126
診察　4
　　　系統的——　6
心雑音　58, 60
心疾患　122
　　　先天性——　58
　　　年長児　60
心室中隔欠損(症)　59, 60, 61
腎腫瘍　88
尋常性疣贅　117
腎静脈血栓症　89
新生児
　　　遺伝学的検査　26, 31
　　　診察　26, 28, 34
　　　正常——　32
　　　両親の不安/うつ　36
新生児一過性多呼吸(TTN)　37
新生児黄疸　108, 109
新生児仮死　33
新生児肝炎　108
新生児集中治療室(NICU)　39
新生児中毒性紅斑　114
新生児肺疾患　123
新生児発疹　114
新生児ろ紙血スクリーニング　27, 73
腎臓, 超音波検査所見　23
心臓カテーテル　58
心臓マッサージ　126
身体障害　138, 139
身体的虐待　145
身長　16
身長増加不良　52
心停止　122
心電図　58
心内膜炎　64, 65
心肺蘇生法(CPR)　128
心肺停止　126
心不全　59, 66, 123, 126
腎不全　130
心房中隔欠損(症)　60, 61
じんま疹　118, 121
心理的虐待　144, 145

す

髄液, 検査　24, 25
膵機能不全　72
水腎症, 超音波検査所見　23
水痘　49, 116
水頭症　38, 92
　　　成長曲線　17

髄膜炎　25, 92, 123, 130, 131, 132
髄膜炎菌 C 群　49
髄膜炎菌性敗血症　116, 123, 124
髄膜炎菌ワクチン　124
髄膜瘤　35
睡眠時無呼吸　54
睡眠の問題　42, 43
スクリーニング　26, 27
　　　出生前——　58
　　　小児期後期　28
　　　新生児聴覚——　26, 28
頭痛　94
ステロイド　103, 107, 118, 120
　　　吸入　71
ステロイド抵抗性ネフローゼ症候群　89
スピリチュアルなケア　155
スマトリプタン　95

せ

生化学検査　21
性感染症　149
正期産　32
正球性正色素性貧血　106
整形外科的手術, 脳性麻痺　101
性交渉, 安全でない——　149
制酸薬　83
脆弱 X 症候群　92, 93, 141
成熟の遅れ　52, 53
精神的なケア　155
精神発達遅滞　93
性腺機能低下症　54
精巣, 非触知——　91
精巣捻転　91
声帯麻痺　68
成長曲線　16, 17
成長障害　50, 51, 140, 144, 145
　　　小児がん経験者の——　53
成長痛　104
成長ホルモン分泌不全　52
　　　成長曲線　17
性的虐待　144, 145
制吐薬　95
声門下狭窄　68
生理的黄疸　108, 109
咳　70
　　　呼吸窮迫を伴わない——　66
脊髄疾患　138
脊髄髄膜瘤　35
赤沈(赤血球沈降速度)　24
脊椎関節炎　103
脊椎側弯症　105
赤痢菌　79
赤血球　20
赤血球の小球化(microcytosis)　107
摂食障害　140
接触性皮膚炎　118, 120
セフォタキシム　131
セフトリアキソン　131

セリアック病　50, 80, 81
　　　成長曲線　17
セロトニン受容体作動薬　95
潜在性二分脊椎　35
潜在性膿瘍　64
染色体異常　92
染色体疾患　30
全身性けいれん　133
喘息　54, 66, 120, 122, 123
　　　コントロール不良の——　70
尖足歩行　105
疝痛　43
先天異常　26, 34
先天性ウイルス感染症　108
先天性甲状腺機能低下症　27, 92, 93
先天性股関節脱臼(CDH)　35, 105
先天性心疾患　58, 59
先天性代謝異常(症)　93, 108, 130
先天性内反足　105
先天性二分脊椎症　105
先天性肺形成異常　37
先天性白内障　28, 142
先天性病変　114
先天性免疫不全症　65
先天肺炎　37
センナ　85
全般性強直間代けいれん　98
全般性ミオクロニー発作　98
全般発作　98
喘鳴　68

そ

早産　32
　　　成長曲線　17
早産児の呼吸窮迫症候群(RDS)　153
喪失水分量　79
巣状分節性糸球体硬化症(FSGS)　89
総胆管嚢腫　108
早発型敗血症　36, 37
側頭葉てんかん　98
側弯症　11
鼠径ヘルニア　38, 91
鼠径リンパ節腫脹　91
ソーシャルワーカー　138
蘇生　32, 126, 150, 155
粗大運動　12
卒倒　97, 126

た

第 1 呼吸　32
体液喪失　122, 123
体外式心臓マッサージ　127
大血管転位症(TGA)　59
対光反射　10, 130
胎脂　32
胎児アルコール症候群　92, 93
胎児超音波　58
体質性低身長　52, 53

胎児ヘモグロビン(HbF)　106, 107
代謝異常　96, 97, 130
代謝性アシドーシス　21, 79
代謝性アルカローシス　21, 79
体重　16
体重減少，新生児　36, 37
体重増加不良　50, 51, 72
大泉門膨隆　122
大腿骨頭すべり症　104
大腸菌　79, 86
多遺伝子(多因子)疾患　29
大動脈縮窄　59, 60
大動脈弁狭窄(症)　60, 61
胎内感染　92
胎便　32
胎便吸引　36, 37
タイムアウト　42, 43
タクロリムス　118
脱水　62, 78, 79, 84, 123
多動　45
多尿　78
多嚢胞腎　88
多嚢胞性異形成腎　87
多嚢胞性卵巣症候群(PCOS)　54, 149
樽状胸　70
胆管結石　75
炭酸水素ナトリウム　127
胆汁うっ滞　108
単純型熱性けいれん　133
男性不妊　72
胆道閉鎖症　108, 109
蛋白尿　88

ち

チアノーゼ　58, 97
チオペンタール　133
窒息　126, 127, 134
　　　治療アルゴリズム　128
知的障害　93, 140, 141
遅発型敗血症，新生児　36, 37
恥毛の発育　18
着床前検査　30
注意欠如・多動(症)　45, 140
昼間遺尿　90
中鎖アシルCoA脱水素酵素欠損症
　(MCAD)　27
中耳炎　62
虫垂炎　74, 75
中枢神経系の奇形　92
中毒　122, 134, 135
超音波検査　23, 58
聴覚障害　140
聴覚スクリーニング，新生児　26, 28
腸管閉塞　77
腸管壁内ガス像　39
腸間膜リンパ節炎　74, 75
腸軸捻転　75
腸重積　74, 75

聴性脳幹反応　142
腸閉塞　74, 84
聴力障害　142

て

低Ca血症　38, 132
低K血症　21
低Na血症　21, 79, 132
啼泣　43
低血圧　38
低血糖　56, 96, 97, 126, 130, 132
低酸素障害　132
低酸素性虚血性脳症(HIE)　33
低色素化(hypochromia)　107
低受胎　73
低身長　52, 72
ディスレクシア　45
停留精巣　91
定量噴霧器(MDI)　71
溺水　126, 134
鉄キレート剤　107
鉄欠乏性貧血　106, 107
テトラサイクリン系抗菌薬　118
デフェロキサミン　107
伝音性難聴　142
電解質　21
電解質異常　38, 132
てんかん　96, 98, 126, 132, 140
てんかん重積　122, 133
てんかん発作型分類　98
点状出血　107, 112
伝染性紅斑　116
伝染性単核球症　63, 64, 69
伝染性軟属腫　117
点頭てんかん　96〜98
転倒発作　96
転落　134

と

頭囲　16
同意　4, 152
頭蓋骨癒合症　105
頭蓋内圧亢進　76, 77, 94, 95, 122, 123,
　130
動静脈奇形　130
疼痛　155
糖尿病　56, 57, 73, 74
糖尿病性ケトアシドーシス(DKA)　21,
　56, 123, 130
頭部外傷　123, 126, 130, 132
動脈管開存(症)　38, 59
トキシックショック症候群　123
トキソプラズマ　93
読字障害　45
特殊教育　139
　　　——の必要性に関する報告書　141
特発性血小板減少性紫斑病(ITP)　107,
　112

特発性反復性腹痛　82, 83
特発性便秘　85
毒物摂取　76
突然死　150, 151
突発的な生命に関わる事態(ALTE)
　96, 130, 150, 151, BRUEもみよ
トリソミー　26, 27, 30, 31, 34, 35
トリフェキシフェニジル　101
トリプタン製剤　95

な

ナイスタチン軟膏　114
内反膝　105
内分泌機能不全　50
泣き入りひきつけ　96, 97
鉛中毒　20, 106
軟骨異栄養症　52
難聴　142

に

にきび　118
二次性乳糖不耐症　80
二次性便秘　84
二次性夜尿症　90
二分脊椎　35, 92
乳児期
　　　死因　2
　　　発熱　63
乳児疝痛　43
乳児突然死　150
乳児突然死症候群(SIDS)　150
乳児肥満　55
乳糖不耐症　80, 81
乳房発育　18
乳幼児，神経学的検査法　10
乳様突起炎　69
尿管結石　75
尿検査　25
尿道下裂　87
尿毒症　130
尿量減少　122
尿路感染症(UTI)　62, 64, 74, 86〜88
尿路奇形　87
尿路結石　74
妊娠　149
　　　健康増進　46
　　　スクリーニング　27

ね

ネグレクト　92, 93, 144, 145
猫鳴き症候群　30
熱傷　123, 134
熱性けいれん　96, 132, 133
ネブライザー　71
ネフローゼ症候群　88, 89, 122
粘血便　74, 75

和文索引　**161**

の

脳炎　130, 131
膿痂疹　117
脳幹ヘルニア　126
脳血管病変　130
脳室周囲白質軟化症(PVL)　38, 39
脳室内出血(IVH)　38, 39
脳腫瘍　110
脳障害　39
脳神経　9
膿性痰　72
脳性麻痺　38, 93, 100, 138
脳損傷　98, 100, 140, 145
脳白質ジストロフィー　92
脳浮腫　126
囊胞性線維症(CF)　27, 50, 72, 80, 108, 123

は

把握反射　10
肺炎　62, 66, 67, 72, 122, 123
肺炎球菌　48, 66
肺炎球菌感染症　49
肺炎球菌ワクチン　107
敗血症　77
敗血症性関節炎　102, 104
敗血症性ショック　122〜124
肺血流音　60
肺高血圧症　7, 59, 60
胚細胞腫瘍　110
肺動脈弁狭窄(症)　60, 61
排尿時膀胱尿道造影(MCUG)　87
バクロフェン　101
白癬　117
跛行　104
破傷風　48, 49
ばち指　72
発育不良　72
白血球検査　20
白血球増多　24
白血病　102, 106, 110, 112, 153
発語と言語発達　13
発達　5
　　社会性の――　13
　　注意すべき徴候　14
　　――の問題　45, 47
　　評価　12
発達試験　9
発達指標　12, 14, 92, 93
発達性股関節形成異常(DDH)　35
発達遅滞　92
発熱　63
　　急な――　62
発熱性好中球減少症　111
鳩胸　105
鼻ポリープ　72, 121
歯の健康管理　47

パラインフルエンザウイルス　67
パラレル・プランニング　154
バリウム浣腸　74, 75
パリビズマブ　67
パルスオキシメータ　58
バルプロ酸　99
パルボウイルス B19　116
バルーン弁形成術　59
斑　112
バンコマイシン　89
反射　9, 10
反射性無酸素発作　97
斑状丘疹　112
ハンディキャップ(handicap)　138
反復性下痢　80
反復性発熱　64
反復性腹痛　82, 83

ひ

非 Hodgkin リンパ腫(NHL)　110
鼻炎, アレルギー性――　120
皮下出血　107, 145
引き起こし反応　12
ひきつけ　96
脾機能低下　65
肥厚性幽門狭窄(症)　21, 76, 77
ピコスルファートナトリウム　85
微細運動　13
ビサコジル　85
微小変化型ネフローゼ症候群　89
非触知精巣　91
ヒスタミン　120
非ステロイド性抗炎症薬(NSAID)　94, 95
微生物学　24
肥大型心筋症　97
非対称性緊張性頸反射　10
ビタミン D 欠乏症　105
ビタミン D 類似物質　118
ビタミン K　32, 33
左 - 右シャント　61
非定型抗酸菌　69
脾摘(脾臓摘出)　65
非特異的下痢症　80
ヒトパピローマウイルス(HPV)　48, 49
ヒト免疫不全ウイルス(HIV)感染　153
ヒドロコルチゾン　114, 121, 123
避妊　149
皮膚炎　114, 118, 120
皮膚ツルゴール低下　122
皮膚病変　112
皮膚落屑　112
鼻閉　94
非抱合型高ビリルビン血症　108
肥満　54, 55
肥満細胞　120, 121
びまん性軸索損傷　130
百日咳　49, 66, 67, 76

病歴の聴取　5
鼻翼呼吸　122
ピラミッドケア　2
稗粒腫　114
貧血　106
　　検査　20
頻呼吸　122
頻脈　122

ふ

風疹　49, 116
フェニトイン　99, 133
フェニルケトン尿症　27, 92, 93
フェノバルビタール　99
腹臥位　12
複雑型熱性けいれん　133
複雑部分発作　96
副腎皮質ステロイド　89, 114, 120
腹痛
　　急性――　74, 75
　　反復性　82
副鼻腔炎　72, 94
腹部圧迫　127
腹部膨満　72
腹膜炎　75
不整脈　61, 96, 97, 126
ブドウ球菌　117
ブドウ球菌性トキシックショック症候群　124
ブドウ球菌皮膚熱傷様症候群　116
不当軽量児　32, 33
不登校　45
ブドウ膜炎　121
部分発作　96, 98
不明熱　65
ブラインディズム　142
プレドニゾロン　89
プロスタグランジン合成阻害薬　149
プロプラノロール　115
プロブレムリスト　5

へ

平滑筋弛緩薬　83
平均赤血球ヘモグロビン濃度　20
平均赤血球容積　20
閉塞性黄疸, 新生児期の――　72
閉塞性尿路疾患　86
ペニシリン　107, 116
ヘモグロビン　20
ヘモシデローシス　107
ヘリコバクター・ピロリ　74, 83
ヘルペスウイルス　149
片親性ダイソミー　30
片頭痛　76, 94, 95
ベンゾジアゼピン系薬　133
扁桃炎　62, 63
扁桃膿瘍　68
便秘　74, 76, 84, 85

扁平足　105
片麻痺　100

ほ

保育　44
包茎　87
抱合型ビリルビン血症　108
膀胱尿管逆流(VUR)　86, 87
房室中隔欠損(症)　61
放射線診断　22
放射線療法　111
膨疹　112
暴力　45
歩行　11, 12
ホスピス　155
母体血液検査　26
発疹　112, 118
　　乳児期　114
　　── を伴うウイルス性疾患　62
ボツリヌス療法　101
母乳栄養　32, 40, 41
哺乳過剰　76
哺乳障害　36, 37
母乳性黄疸　108, 109
母斑　34, 35, 112, 115
ポリエチレングリコール製剤　85
ポリオ　49
ポリメラーゼ連鎖反応(PCR)　24
ホルモン異常　53

ま

マイコプラズマ肺炎　66, 67
麻疹　49, 116
慢性肝疾患　109
慢性下痢　80, 81
慢性疾患　51, 53, 136
　　家族に与える影響　137
慢性腎不全　89
慢性肺疾患　38
慢性緑膿菌　72

み

ミオクロニーてんかん　96
未熟児骨減少症　38
未熟児貧血　38
未熟児網膜症(ROP)　38, 39
未熟性に伴う神経発達合併症　39
ミダゾラム　99, 133
ミトコンドリア遺伝　29
ミルク誤嚥　37

む

無月経　149

無呼吸発作　38
無作為化比較対照研究(RCT)　153
無侵襲的出生前遺伝学的検査　26
無脳症　35

め

メタ分析　153
メトトレキサート(MTX)　103, 111
メトロニダゾール　83
眼の視診　10
メフェナム酸　149
免疫学的検査　25
免疫グロブリンG(IgG)抗体　109
免疫グロブリン製剤　107, 116, 118
免疫蛍光法　24
免疫反応性トリプシン　27, 31, 73
免疫不全(症)　50, 65
免疫抑制　111
免疫抑制薬　103, 118

も

蒙古斑　115
毛細血管奇形　115
毛細血管再充満時間(CRT)延長　123
毛細血管腫　115
毛細血管漏出　122
網膜芽腫　110
網膜出血　131, 144
モルヒネ　134

や

夜驚症　43
薬物摂取　126, 132
薬物中毒　135
薬物乱用　149
やけど　145
夜尿　90

ゆ

揺さぶられっ子症候群　145
指しゃぶり　42, 43

よ

溶血性尿毒症症候群(HUS)　89
溶血性貧血　106, 109
溶血性レンサ球菌(溶連菌)　116, 117
養護教諭　46
幼児期, 死因　2
幼児下痢症　80, 81
羊水穿刺　26
腰椎穿刺　24
溶連菌感染後急性糸球体腎炎(PSAGN)
　　88, 89

予防接種　47, 48, 62, 153
　　ガイドライン　48
　　── 歴　5

ら

ラクトフェリン　107
ラスブリカーゼ　111
ラニチジン　83
卵巣嚢腫　75
ランブル鞭毛虫　80, 83

り

リウマトイド因子　102, 103
理学療法, 脳性麻痺　101
理学療法士　138
罹患率　2
離乳　40
離乳食　41
リファンピシン　124, 131
流産　149
両麻痺　100
淋菌　149
臨床研究　153
臨床心理士　138
リンパ腫　69
リンパ節炎　69, 74, 75
倫理　152, 153

れ

レジストリ研究　153
レノグラム　87

ろ・わ

ロイコトリエン受容体拮抗薬　70, 71
漏斗胸　105
漏便　85
ロタウイルス　48, 49, 79
ロラゼパム　133

ワクチン　48, 49

数字索引

1型糖尿病　56, 57
2型糖尿病　57
3種混合ワクチン　48
4種混合ワクチン　48
5種混合ワクチン　48
13トリソミー　34, 35
18トリソミー　34, 35
21トリソミー　34, 35, 141
22q11欠失症候群　59

欧文索引

A

α サラセミア　107
A 型肝炎　108, 109
ABO 不適合　108
ADHD（注意欠如・多動症）　45
AIDS　65
air trapping　22, 71
Apgar スコア　32, 33
Asperger 症候群　141

B

β サラセミア　107
β 遮断薬　95
β₂ 刺激薬　71
B 型肝炎　49, 108, 109
B 型髄膜炎菌　116
B 群溶連菌敗血症，新生児　37
"Back to Sleep" キャンペーン　150
Barker 仮説　3
Barlow テスト　35, 105
basal bolus 法　57
BCG（bacille Calmette-Guérin）　48
body mass index（BMI）　55
Bordetella pertussis　66
Bristol 便性状スケール　84
BRUE（brief resolved unexplained events）　151

C

C 型肝炎　108
C 型髄膜炎菌　116
C 反応性蛋白　24
Campylobacter　79
CFTR 遺伝子　73
CHARGE 連合　35
Child Development Team　141
Coombs 試験　20
corticotrophin　97
Crohn 病　80, 81, 102
CT 検査　23
Cushing 症候群　52

D

DMSA シンチグラフィー　87
docusate sodium　85
Down 症候群　30, 34, 35, 92, 93, 141
　　スクリーニング　26, 27
DTPA シンチグラフィー　87

E

Edward 症候群　34, 35
Eisenmenger 症候群　59
Escherichia coli　79, 86
Ewing 肉腫　110

F

failure to thrive　140, 144, 145
Fallot 四徴症　59
flucloxacillin　117, 124

G

Giardia lamblia　80, 83
Gillick competence　152

H

Harrison 溝　6, 70
Heimlich 法　127
Helicobacter pylori　74, 83
Henoch-Schönlein 紫斑病（HSP）　74, 102, 112
Hib ワクチン　67
Hirschsprung 病　84, 85
HIV 感染症　64, 65
Hodgkin リンパ腫　110
HPV（ヒトパピローマウイルス）　48, 49

I

IgE　121
IgG 抗体　24, 109
IgM 抗体　24
isotretinoin　118

J・K

jaw-thrust 法　126

Kernig 徴候　131
Klinefelter 症候群　30
Koplik 斑　116

L・M

Legg-Calvé-Perthes 病　104

MAG-3 シンチグラフィー　87
McCune-Albright 症候群　115
MenACWY　48
MenB　48
MenC　48
MMR　48
Moro 反射　10, 34, 100
mouth-to-mouth 法　126
MRI 検査　22
Mycobacterium avium intracellulare 感染　69

N

N-アセチルシステイン　135
near-miss cot death　150
NIPT（non-invasive prenatal testing）　26
Noonan 症候群　34, 35

O

O157　89
O 脚　105
Ortolani テスト　35

P

Patau 症候群　34, 35
PCR 法　24
Pediculus humanus capitis　117
Pierre-Robin シークエンス　34
pizotifen　95
Prader-Willi 症候群　30
Pseudomonas aeruginosa　72

R

recovery position　97, 99, 133
reflex anoxic seizure　97
reflex anoxic spell　96
Reye 症候群　109, 130, 131
Rh 不適合　108
ring worm　117
rotavirus　79
RS ウイルス　24, 66, 67, 151

S

Salmonella　79
Shigella　79
sniffing position　126, 127
Staphylococcus aureus　66, 102
Statement of Special Educational Needs　141
Still 病　103
Streptococcus pneumoniae　66
Sturge-Weber 症候群　92, 93

T

TORCH 症候群　92
Turner 症候群　30, 34, 35, 52, 53
　　成長曲線　17

V

VACTERL 連合　34, 35
VATER 連合　34

W

West 症候群　97, 98, 99
Wilms 腫瘍　110
Wilson 病　109
Wolff-Parkinson-White（WPW）症候群　97

X

X 脚　105
X 連鎖性優性　29
X 連鎖性劣性　29

一目でわかる小児科学
　　第3版　　　　　　　　　　　　定価：本体4,200円＋税

2004年3月24日発行　第1版第1刷
2008年9月25日発行　第2版第1刷
2018年9月8日発行　第3版第1刷©

著　者　ローレンス マイアル　　メアリー ルドルフ

　　　　ドミニク スミス

監訳者　岡　明
　　　　おか　あきら

発行者　株式会社　メディカル・サイエンス・インターナショナル

　　　　代表取締役　金子　浩平
　　　　東京都文京区本郷 1-28-36
　　　　郵便番号 113-0033　電話 (03) 5804-6050

　　　　　　　　　　　印刷：アイワード／表紙装丁：トライアンス

ISBN 978-4-8157-0136-9　C3047

本書の複製権・翻訳権・上映権・譲渡権・貸与権・公衆送信権(送信可能化権
を含む)は(株)メディカル・サイエンス・インターナショナルが保有します。
本書を無断で複製する行為(複写，スキャン，デジタルデータ化など)は，「私
的使用のための複製」など著作権法上の限られた例外を除き禁じられていま
す。大学，病院，診療所，企業などにおいて，業務上使用する目的(診療，研
究活動を含む)で上記の行為を行うことは，その使用範囲が内部的であっても，
私的使用には該当せず，違法です。また私的使用に該当する場合であっても，
代行業者等の第三者に依頼して上記の行為を行うことは違法となります。

JCOPY 〈(社)出版者著作権管理機構 委託出版物〉
本書の無断複写は著作権法上での例外を除き禁じられています。
複写される場合は，そのつど事前に，(社)出版者著作権管理機構
(電話 03-3513-6969, FAX 03-3513-6979, info@jcopy.or.jp)
の許諾を得てください。